Reproduktive Freiheit

free for what?

Reproduktive Freiheit

free for what?

Dr.med.vet. Edith Breburda

1. AUFLAGE
JUNI 2015
© EDITH BREBURDA

ALLE RECHTE,
AUCH DIE DES TEILABDRUCKES,
VORBEHALTEN
ILLUSTRATIONEN UND UMSCHLAG
COPYRIGHT EDITH BREBURDA

SCIVIAS VERLAG
PO BOX 45931
MADISON, 53744
WISCONSIN, USA

ISBN ISBN-13: 978-0692447260

ISBN-10: 0692447261

WEITERE BÜCHER VON EDITH BREBURDA

Globale Chemisierung, vernichten wir uns selbst?

Promises of New Biotechnologies

Verheißungen der neuesten Biotechnologien

Felix, der Wallfahrtskater in Paris, Chartres und Rom

Felix, der Wallfahrtskater

WIDMUNG

Ich möchte dieses Buch allen Müttern widmen,

besonders aber Lyn F. Benavides,
(1948-2015)

eine Mutter, die neben ihrem Studium der Musik, Anglistik und
Jura, 9 Kinder großgezogen hat. Am 22. Mai 2015 starb die
erfolgreiche Anwältin, die sich neben ihrer Familie und ihrer
Karriere noch liebevoll um ihren durch einen Unfall gelähmten Sohn
Zacharias kümmerte.

Durch ihr unerschütterliches Vertrauen auf Gottes Hilfe wurde sie
uns allen zum Vorbild.

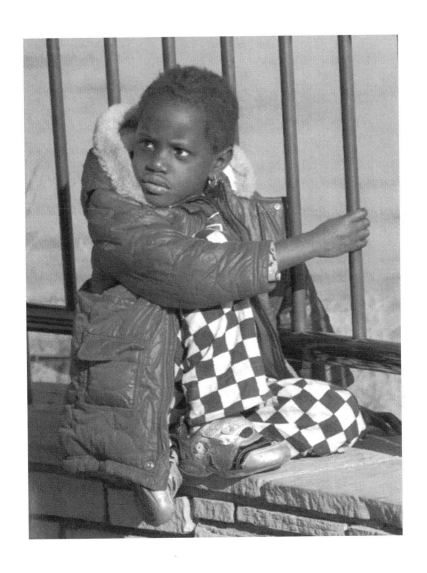

INHALTSVERZEICHNIS

1.INZEST IM APFELBAUM

Mathilde kann sich vor Lachen kaum halten. "Was?", sagt sie und schaut Leonhard ungläubig an.

Das alberne Verhalten von Mathilde macht ihre Tante Emily Vague sehr betreten. Sie wagt es kaum aufzuschauen. Vielleicht war es doch nicht so eine gut Idee, Mathilde mitzubringen. Eigentlich hat Leonhard auch ganz andere Sorgen. Dass er trotzdem zu der Verabredung gekommen ist, um endlich mit dem Interview für sein Buch zu beginnen, rechnete ihm Emily hoch an. Frau Vague ahnt nicht, wie froh Leonhard ist, für ein paar Stunden seinem Alltag zu entfliehen.

Leonhard schaut etwas verlegen. Mathilde schien ihm sehr selbstbewusst und forsch. Dann schüttelt sich Leonhard. Ganz so wie ein junges Pferd, welches zu lange auf einer warmen Sommerwiese gelegen hatte. Er räuspert sich.

„Überlegen Sie", sagt er mahnend, aber doch wohlwollend zugleich. „Womit verbindet man Inzest?" Mathilde ist erstaunt. Meint er es wirklich ernst? Sie wartet nicht lange mit ihrer Antwort. Als frischgebackene Ernährungswissenschaftlerin muss sie eigentlich überhaupt nicht lange überlegen.

„Inzest ist gleichbedeutend mit Inzucht. Der einzige Unterschied ist, man macht es bei Pflanzen oder beim Tier, um gewünschte genetische Merkmale zu verstärken.

Inzest kommt aus dem Lateinischen. Es heißt *Incestus*, unkeusch. Man bezeichnet es als Blutschande, wenn zwei eng verwandte Menschen eine sexuelle Beziehung haben. Obwohl früher, ich meine im europäischen Hochadel, waren Eheschließungen zwischen nahen Blutsverwandten üblich. Nur, die meisten Erbkrankheiten werden dann weitervererbt, je höher der Prozentsatz der kranken Gene ist. Ich will damit sagen, der Vater und die Mutter bringen ihre Gene zu 50 Prozent ein. Somit besitzt die Hälfte der Kinder ein erbkrankes Gen. Wenn es nun zu einer Geschwisterehe kommen würde, ist die Wahrscheinlichkeit ihrer Kinder, krank zu werden, schon auf 75%

11

angestiegen. Das hat alles mit Genen zu tun. Kennen sie sich als Journalist denn damit aus?"

Emily Vague wird unruhig. Sie hat sich vorgenommen, für Leonhard zu antworten. „Liebes Kind", sagt sie, „das ist es doch, es trifft doch genau ins Schwarze. Herr Leonhard möchte über alle Praktiken berichten, die mit moderner Reproduktion zu tun haben.

Er wird über Erbkrankheiten, künstliche Befruchtung, Eizellspende, Pränataldiagnostik, Leihmütter, Samenzellspende und und und... ein spannendes Buch schreiben. All das, was wir in unserer Fertilisationsklinik anbieten. Er möchte es denjenigen erklären, die sich darunter nichts vorstellen können. Das habe ich Dir doch erklärt Mathilde. Warum tust Du jetzt so erstaunt?"

Mathilde wird rot - sie ist nicht mehr das kleine Mädchen, das Tante Emily in ihr sieht.

Aufmüpfig wirft sie ihre Haare aus dem Gesicht. „Tantchen - Du magst Recht haben. Nur, was hat das alles mit dem Apfelbaum zu tun?"

„Ok, ich gebe zu, diese Verknüpfung kam mir, weil ich der liebe Sohn eines evangelischen Bischofs bin. Und so liegt es in meinen Genen, die Theologie, die mir mit der Muttermilch eingeflößt wurde, nicht ganz außer Acht zu lassen. Von unseren Ureltern Adam und Eva ging alles aus. Ich meine die Geschichte der Menschheit."

„Wollen Sie darüber schreiben?", fragt Mathilde.

„Ja auch". „Wieso nur auch?", fällt Frau Vague ins Wort, die nun voller Eifer ist.

„Zugegeben, Sie haben schon recht mit Adam und Eva. Mit dem Schöpfungsauftrag - *seid fruchtbar und mehret euch*. Diesen Satz benutzt mein Vater bei jeder Eheschließung als Pointe.

Mein Vater meint immer, es sei ein Uranliegen des Menschen, Leben zu schaffen. Seit Adam und Eva. Wie sagte schon die Schlange im Paradies: <<Wenn ihr von dem Baum der Erkenntnis esset, werdet ihr sein wie Gott>>. Einige Stammzellforscher lieben diesen Vergleich. Sie bringen ihn in jedem Vortrag, den sie über ihre Forschung halten. Sie werfen Diabilder an die Wand mit diesem Baum der Erkenntnis. Die Früchte, erklären sie, sind Stammzellen. Die unreifen seien diejenigen, die noch nicht differenziert sind, d.h. sie sind noch pluripotent und verfügen damit über das Potential, sich in alle Organe zu differenzieren, die man haben will. Je mehr man in der Forschung voranschreitet, desto mehr gelangt man zu der Erkenntnis, wie man reife Früchte ernten kann, das heißt, wie der *Pathway der Differenzierung* ist. Genießt man dann die reifen Früchte, würde man die Schlüssel zum ewigen Leben besitzen (1st Annual Stem Cell Meeting 2006 in Madison, WI)."

„Deshalb der Apfelbaum. Jetzt verstehe ich", antwortet Mathilde. „Obwohl, so ganz korrekt ist das ja nicht, es gab den Baum des Lebens und den Baum der Erkenntnis. Die christliche Kunst hat die Früchte des Baumes der Erkenntnis als Äpfel dargestellt. Mit der Vertreibung aus dem Paradies hatten unsere Ureltern auch keinen Zugang mehr zum Baum des Lebens", prahlt die junge Dame.

„Ja, leider scheint Stammzellforschern entgangen zu sein, was Adam und Eva passierte, als sie von der Frucht des Baumes der Erkenntnis aßen. Als Eva im Ungehorsam Adam den Apfel zum Essen gab, verspielte sie uns allen das ewige Leben"

„Meinen Sie die ganze embryonale Stammzellforschung bringt nichts? Es ist nur ein Herumexperimentieren? Vor allem, weil man das Immunsystem umgehen muss, um patienteneigene Stammzellen durch Klonen von Menschen herzustellen? Am Ende bekämen wir Schwachköpfe heraus? So wie es auch im Hochadel durch Inzest passierte. Stammzellforscher tun also etwas Verbotenes? Mehr noch, sie sind fasziniert und meinen, sie können sein wie Gott, also selber Leben erschaffen? Derweil haben sie keine Ahnung, was sie machen und greifen in ein fein abgestimmtes System ein. Sie verändern etwas. Sie haben zwar die gute Intention, alle Krankheiten zu heilen, den Tod zu überwinden, nur letztendlich schaffen sie Tod und Verderben? Der Zweck heiligt also nicht die Mittel. Ist es das, was Sie indirekt sagen wollen mit *Inzest im Apfelbaum*?

Sie meinen genau genommen, dass der Mensch die Schöpfung für seine Zwecke eher missbraucht?" Leonhard strahlt. Er fühlt sich verstanden.

„Meine lieben Kinder", fällt Frau Vague ins Wort. „Es ist wirklich eine ausgezeichnete Idee, darüber zu schreiben."

„Und uns diesbezüglich zu interviewen", unterbricht Mathilde die Tante. „Tantchen weiß wirklich viel über das Thema. Sie bekommt ja alles hautnah mit."

„Nun Mathilde, du bist nicht auf den Kopf gefallen, das mit den Schwachköpfen im Hochadel, der Vergleich trifft es. Eine ganz neue schwedische Studie verbindet wirklich bestimmte Techniken der künstlichen Befruchtung mit einer gewissen Unterbelichtung der Kinder. 51 Prozent der so empfangenen Kinder sollen einen IQ von nur 70 haben. Autismus kann bei Zwillingen oder Drillingen damit verbunden sein. Es kommt auch zu Frühgeburten, und sogar zu Todesfällen nach der Geburt. *Congenitale Abnormalitäten* werden beobachtet, sagt das *Journal of American Medical Association*.

Im Oktober 2012 fanden Wissenschaftler aus Kalifornien, dass Kinder, die durch In-Vitro-Fertilisation empfangen wurden, eine 1,25 höhere Wahrscheinlichkeit haben, an einer genetischen Abnormalie zu leiden, als Kinder, die auf natürliche Weise empfangen wurden[1].

Einige behaupten, Inzest sei eigentlich nur illegal, weil man Erbkrankheiten verhindern will. Doch selbst dieses Argument fällt heute nach Auffassung des australischen Richters Garry Neilson weg. Im Sommer 2014 wurde der Richter vorerst seines Amtes enthoben. Er vertrat die Meinung, Inzest sei nicht länger tabu in einem Zeitalter, in dem Verhütungsmittel und Abtreibung zur Verfügung stehen. Der sexuelle Kontakt zwischen Geschwistern, Erwachsenen und Kindern könne nicht mehr als unnatürlich angesehen werden, da auch homosexuelles Handeln akzeptiert wird.

Nach Auffassung des Richters war es in den 50iger Jahren unnatürlich, wenn ein Mann mit einem andern Mann oder Jungen ein Verhältnis hatte. Diese Vorstellungen existieren heute nicht mehr.

Bereits im November 2011 sprach Neilson ein mildes Urteil über einen Mann, der wiederholt seine Nichte vergewaltigte[2]. Da kein Kind bei der Vergewaltigung der damals 15-jährigen Nichte entstand und auch keine sexuellen Geschlechtskrankheiten übertragen wurden, handelte es sich, laut Neilson, nur um eine geringe Straftat.

Der Generalstaatsanwalt von New South Wales, Brad Hazzard, überwies seinen Kollegen an einen richterlichen Ausschuss. Sein Kommentar lautete:

<<In meinen Augen wird die Kommission zurecht über Neilsons Aussagen erschüttert sein. Inzest ist vollkommen verwerflich, unakzeptabel, abartig und kriminell>>.

Weiterhin forderte der Staatsanwalt, dass Neilson vorerst seines Amtes enthoben wird. Eine Forderung, in welche die Interessensgemeinschaft für misshandelte Kinder einstimmte[3]."

„Sehen Sie Leonhard, Tantchen weiß alles." Frau Vague errötet. „Inzest im Reagenzglas nenne ich das", bemerkt Leonhard lachend. „Der Schöpfer der Dinge ist eben nicht der Mensch und der Apfel von Eva hat ihn auch nicht zu dem gemacht, was die Schlange versprach. Verstehen sie jetzt meinen Titel?"

2. BIOMEDIZIN VERSUS SCHÖPFUNG

2.1 Man against Creation

Leonhard überlegt für eine kurze Weile. Dann fragt er unerwartet: „Kennen Sie das Buch Jesaja, Kapitel 65, Vers 18?"

Mathilde schaut ihr Gegenüber entgeistert an. Sie wusste zwar sehr viel, aber die Bibel? Nein bei aller Liebe, die kannte sie doch nicht auswendig.

Leonhard wartet keine Antwort ab. „In Jesaja Kapitel 65, Vers 18. heißt es:

<<Nein, ihr sollt euch ohne Ende freuen und jubeln/über das, was ich erschaffe. Denn ich mache aus Jerusalem Jubel/und aus seinen Einwohnern Freude. >>

Haben Sie beobachtet, wie sich Tiere freuen können?"

„Worauf wollen Sie hinaus?" fragt Frau Vague. „Meinen Sie, die *Schöpfer* der modernen Biotechnologien sind der Meinung, der

15

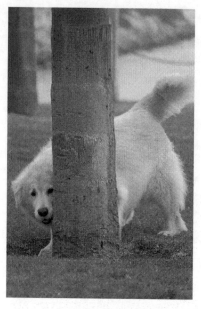

Menschheit einen besseren Dienst zu erweisen als Gottvater selber? Das ist doch ein Trugschluss, denn der Mensch kann gar nichts neu erschaffen, er kann nur die bereits von Gott erschaffene Materie manipulieren. Sicherlich, man kann schon behaupten, technischer Fortschritt erhebt von jeher den Anspruch, unser Leben angenehmer zu machen. So formulieren es auch die Wissenschaftler Peter Diamandis und Steven Kotler in einem Interview am 07.01.2013: <<Der technische Fortschritt bietet uns die Möglichkeit, den Lebensstandard jedes Menschen auf der Erde deutlich zu verbessern. In 100 Jahren soll alles besser und schöner werden>>, hören wir immer wieder aus dem Mund von Forschern. Der Grundstein dazu sei zweifelsfrei die moderne Biotechnologie. Es wird behauptet, nur durch sie könne man die gesamte Menschheit ernähren, die Menschen 100 Jahre alt werden lassen und sie von allen Krankheiten und Leiden erlösen. Die biogenetische Forschung bietet enorme Möglichkeiten bezüglich genetischer Manipulation von Pflanzen, Tieren und Menschen. Trotz allem kann sie uns, unverantwortlich und skrupellos eingesetzt, auch zerstören, wenn fundamentale ethische Normen missachtet werden[4].

Erinnern wir uns doch nur daran, als Wissenschaftler die Rohfassung der Humangenomsequenz der Öffentlichkeit vorstellten. Man sprach davon die *Handschrift Gottes* entziffert zu haben. Wir sind uns der Risiken nicht bewusst, die mit der neuartigen Technologie einhergehen. Wir schauen nur auf die Chancen und nicht auf den Schutz von natürlichen Ressourcen. Prinz Charles ist nicht der Einzige, der vor den größten Umweltkatastrophen aller Zeiten warnt, die wir durch genmanipulierte Lebensmittel verursacht haben. Viele reden von

16

einem gentechnischen Experiment, dessen Ausgang wir nicht kennen. Wir alle, die ganze Menschheit, ist daran beteiligt.

Alles, was wir hören, sind nicht haltbare Versprechen. Egal, ob wir uns in der grünen, roten oder weißen Gentechnik befinden. Als rückständig bezeichnen wir diejenigen, die Vorbehalte haben und eher auf eine wissensbasierte Technologie pochen. Es handelt sich um irreversible Methoden, welche die Fundamente der Natur verändern. Die Erbsubstanz wird dahingehend manipuliert, dass wir Laien wirklich annehmen müssen, dass sich die Forscher als die besseren Schöpfer betrachten. In Wahrheit handelt es sich um einen ganz willkürlichen Eingriff[5].

Der Mensch ist abhängig von der Schöpfung. Von Regen, Sonne und Wind. Das Klima kann er nicht machen. Die biomedizinischen *Schöpfer* tun eigentlich nicht viel anderes, als die Gegebenheiten der Natur in ihrem Interesse zu manipulieren. So gesehen, sind sie das krasse Gegenstück zum Göttlichen Schöpfer, weil sie unbewusst der Natur schaden.

Die Wissenschaftler stehen schon lange unter dem Druck, gesunde Babies im Labor mit Hilfe der In-Vitro-Befruchtung zu erzeugen. Die In-Vitro-Fertilisation bewirkt allerdings Leihmütter-Schwangerschaften, tiefgefrorene Embryos, Donorkinder mit unzähligen Halbgeschwistern, humane embryonale Stammzellforschung und Pränatal-Diagnostik (PID).

Künstlich befruchtete Embryos werden vor und nach der Implantation qualitätsgeprüft, um ganz sicher zu sein. Aber was, wenn man dabei feststellt, dass eine genetische Unvereinbarkeit zwischen der Schwangeren und dem Embryo besteht und man damit nicht mehr Mutter, sondern nur Leihmutter ist. So wie es bei einer vertauschten Implantation am 4. Dezember 2013 in der Fruchtbarkeitsklinik des Sandro-Pertini-Krankenhauses in Rom passierte?

Man will bestimmen, wann und wo man schwanger wird. Sonst gäbe es nicht Bewegungen wie die *Single-Mothers-By-Choice*. Eine Gesellschaft, die 1981 von der Psychotherapeutin Jane Mattes in den USA gegründet wurde, um Frauen zu helfen, auch ohne Mann ein Kind zu bekommen. Unbeachtet des wachsenden Unmutes der In-Vitro-Kinder, die ein Recht darauf haben zu wissen, wer ihr Vater ist und unbeachtet der Skandalmeldungen, dass damit ein Mann theoretisch und auch schon praktisch mehrere hundert Nachkommen haben kann.

Vielleicht gibt uns die Studie: *Traces of Trauma in Sperm RNA*, aus Nature Neuroscience vom 13. April 2014, zu denken, die herausfand, dass traumatische Erlebnisse über die microRNAs der Spermien weitervererbt werden können. Über extreme und stressreiche Erlebnisse, die ein Samenspender hatte, steht nichts in den einschlägigen Spenderkatalogen, die man legal oder auch illegal sichtet, wenn man einen Samenspender für sein Kind sucht, und so hat man am Ende eventuell ein Wunschkind mit Verhaltensauffälligkeiten.

Es handelt sich hierbei um molekulare Vererbungsprozesse des männlichen Wesens. Johanita H. Williams beschreibt in ihrem Buch *Psychology of Women* die Frau, die am engsten mit der Schöpfung verbunden ist. Ihr Zyklus steht in einer Beziehung zu den Umlaufstadien des Mondes[6].

Wen wundert es, wenn Wissenschaftler neuerdings versuchen, Eizellen im Labor zu züchten. Das bisherige, allgemein anerkannte und in jedem Biologie-Buch enthaltene Faktum, dass die Anzahl der Eizellen bei Säugern beschränkt und bereits bei der Geburt festgelegt ist, versuchen jetzt Wissenschaftler wie Jonathan Tilly vom Massachusetts General Hospital in Boston und der Biologe Ji Wu von der Shanghai Jiao Tong Universität in China zu widerlegen.

In ihren wissenschaftlichen Veröffentlichungen sprechen sie davon, in Mäusen eine sehr kleine Population von Eierstockstammzellen entdeckt zu haben, die auch noch bei erwachsenen weiblichen Säugetieren Eizellen bilden können. Andere Wissenschaftler widersprechen und behaupten, Wu und Tilly hätten einfach nur falsche Schlüsse gezogen. In den Eierstöcken befänden sich nur Eizellen und keine Eistammzellen[7].

Immer wieder wird von Wissenschaftlern berichtet, die versuchen, Eizellen oder Samenzellen, z. B. durch Rückzüchtung von Hautzellen, zu gewinnen. Im September 2011 berichtete das Magazin *Nature Methods* von Wissenschaftlern der La Jolla Universität in Kalifornien, die aus Hautzellen des Weißen Nashorns und des Drills, einer seltenen Affenart, induzierte pluripotente Stammzellen herstellen konnten.

Wenn es gelingt, diese iPS-Zellen, die embryonale Stammzell-Eigenschaften haben, in Keimzellen umzuwandeln, wäre die Möglichkeit gegeben, kleine Tierpopulationen vor dem Aussterben zu bewahren. Durch künstliche Befruchtung könnte man für Nachwuchs sorgen[8].

Eizellen sind vor allem in der modernen Reproduktionsmedizin der limitierende Faktor. Für einige U.S. Wissenschaftler ist es sogar unethisch, dass Frauen für gespendete Eizellen kein Entgelt bekommen. Zunehmend diskutiert man, ob eine Ei - oder Samenzellspende unter die gleiche Rubrik fallen sollte, wie jede andere Organspende, unabhängig davon, ob man die davon gewonnenen Embryos für die Stammzellforschung oder die Reproduktionsmedizin verwendet[9].

Über moralische Bedenken, welche die In-Vitro-Fertilisation beinhaltet, schweigt man sich aus, schrieb Francis Phillips in einem Artikel: *No one wants to talk about the morality of IVF*, im CatholiHerald.co.uk, vom 13. Juni 2012.

Gleichgeschlechtliche Partner sehen in der IVF den einzigen Weg, um Kinder zu bekommen. Bei der Pränataldiagnostik (PID), die bereits im Juli 2011 vom Deutschen Bundestag erlaubt wurde, werden für einen Transfer in die Gebärmutter der Frau nur künstlich befruchtete Embryonen ausgewählt, die keine unerwünschten Gene tragen.

Der Bioethiker Michael Handby warnt vor der mit der Reproduktionsmedizin verbundenen Gewalt, die den Eltern und dem so entstandenen Kind schadet. Die Gemeinsamkeiten, die künstliche Befruchtung und Benutzung von Kontrazeptiva aufweisen, sind, dass die Prokreation von der Sexualität abgekoppelt wird. Sigmund Freud sagte in einem Vortrag über das menschliche Sexualleben: <<Die Abkehr von der reproduktiven Funktion ist das gemeinsame Merkmal aller Perversion[10]>>.

Bereits Margaret Sanger und Mahatma Gandhi weisen darauf hin, dass Leute, die Verhütungsmittel benutzen, einem unausweichlich verderblichen Werdegang unterliegen. Mit der Zeit werden sie rücksichtslos und rachsüchtig[11].

Ziel der künstlichen Befruchtung ist es, mit der Verschmelzung von Ei- und Samenzelle *neues Leben zu erzeugen*. Konträr dazu steht die Kontrazeption. Hierbei soll die Vereinigung von Samen- und Eizelle verhindert werden. Wegen des geringen Hormongehalts der Pille kommt es trotzdem vielfach zu einer Befruchtung der Eizelle. Der so erzeugte Embryo kann sich nicht in der Gebärmutter einnisten und stirbt ab.

Jede Pille kann eine abtreibende Wirkung haben. Ein Tatbestand, den die Befürworter von Kontrazeptiva schon immer zugegeben haben. Mittlerweile geht man davon aus, dass eine Frau nach zehn Jahren Pillen-Einnahme 10 bis 20 Embryos *abgetrieben* hat (man spricht auch von einer *Stillen Abtreibung*), erläutert die Amerikanische Life League im 97. Kapitel der Pro-Life *Activist's Encyclopedia*. Der Artikel schlussfolgert, dass mit der Verhütungs-Mentalität Abtreibung und Euthanasie gefördert werden, weil man dadurch den Respekt vor dem Leben verliert. So wundert es mich nicht, dass bereits um 2000 vor Christus auf einer Keilschrifttext aus *Ur of the Chaldeans* geschrieben steht: <<Unsere Jugend ist heruntergekommen und zuchtlos... das Ende der Welt ist nahe>>. Historiker sind nach wie vor der Meinung, dass der Untergang des Römischen Reiches und anderer Imperien ihrem Werteverlust und Sittenverfall zuzuschreiben ist[12].

Wie dem auch sei. Zunehmend beobachten wir, dass der biomedizinische Fortschritt Frauen ermöglicht, ihre sogenannten reproduktiven Freiheiten auszuleben.

2.2 In der Petrischale gezeugt

Eine von acht Familien in den USA haben Schwierigkeiten Kinder zu bekommen. 7,4 Millionen Frauen, das sind 12 Prozent, haben in ihrem Leben irgendwann einmal eine Fruchtbarkeitsbehandlung erhalten. Die Amerikanischen Gesellschaft für Reproduktionsmedizin, die Nationale

Unfruchtbarkeit's Gesellschaft und das U.S.-Zentrum für Disease-Control fassen Unfruchtbarkeit wie folgt zusammen: Zu einem Drittel ist die Unfruchtbarkeit auf die Frau zurückzuführen. Der männliche Partner hält den gleichen Anteil. Das restliche Drittel ist durch die Kombination von Problemen bei beiden Partnern oder unbekannte Ursachen bedingt.

In einer Untersuchung von 2006 bis 2010 fanden die oben genannten Einrichtungen, dass 1,5 Millionen Frauen (d.s. sechs Prozent) in den USA unfruchtbar sind.

44 Prozent der unfruchtbaren Frauen suchten medizinische Hilfe auf, wobei 65 Prozent von ihnen danach ein Kind bekamen.

Die 20iger Lebensjahre sind für eine Frau die beste Zeit, ein Kind zu empfangen. Mit 40 Jahren hat eine Frau nur noch eine Wahrscheinlichkeit von fünf Prozent, während eines Zyklus schwanger zu werden. 85 Prozent der Unfruchtbarkeit können medikamentell behandelt werden. Weniger als drei Prozent benötigen eine weiterführende Therapie, wie z.B. eine In-Vitro-Fertilisation.

Krankenkassen übernehmen in den USA diese Kosten nicht. Oder anders ausgedrückt, der viel diskutierte *Affordable Care Act* verlangt nicht, Fruchtbarkeitsbehandlung zu übernehmen.

Das erste Kind aus einer In-Vitro-Fertilisation war Louise Joy Brown, die in Great Britain 1978 durch diese Technik geboren wurde. Ihre Eltern haben viele Jahre versucht, ein Kind zu bekommen. Doch die Eileiter der Mutter waren blockiert, was sie unfruchtbar machte. Louise Brown war die erste Frau, an der erfolgreich eine In-Vitro-Fertilisation durchgeführt wurde. Eine Methode, die für viele Leute der damaligen Zeit wie Science Fiction anmutete. Die Geburt des Retortenbabies wurde zum Hoffnungsschimmer für viele. Die In-Vitro-Fertilisation revolutionierte die Fortpflanzungsmedizin. Auch heute noch ist es die Methode, auf die Eltern zurückgreifen, die unfruchtbar sind. Wenn man über ein Jahr lang erfolglos versucht, Kinder zu bekommen, ist man per Definition unfruchtbar. Die Welt-Gesundheitsorganisation, die Amerikanische Gesellschaft für Fortpflanzungsmedizin und die Amerikanischen Gynäkologen betrachten Unfruchtbarkeit als eine Krankheit. Die Nationale Unfruchtbarkeits-Vereinigung RESOLVE berichtet über dieses einsame und herzzerreißende Schicksal. Paare leiden sehr, keine Kinder bekommen zu können. Fehlgeburten, hohe Kosten, die oft keine Krankenkasse übernimmt, addieren sich zu ihrem emotionalen Schmerz.

Die 40-jährige Kimberly Downey aus Kalifornien, Irvine, kennt die Schwierigkeiten zu gut. Sie starb fast, als sie endlich mit ihren heute vierjährigen Zwillingen schwanger wurde. Downey heiratete, als sie 31 Jahre alt war. Seit dem versuchte das Ehepaar Kinder zu bekommen. Nach zwei Jahren wurde Kimberly zwar schwanger, verlor das Kind jedoch im ersten Trimester. Danach folgten drei weitere Fehlgeburten. Jede Schwangerschaft ließ sie mehr und mehr daran zweifeln, jemals ein Kind auszutragen. Sie wollte eine Antwort. Dann konsultierte sie einen Spezialisten. <<Keine Möglichkeit ließen wir unversucht. Der Erfolg blieb aus. Zu jener Zeit wagten wir eine In-Vitro-Fertilisation, die endlich klappte>>. Downey war damals schon fast 35. Von 17 entnommenen Eizellen befruchtete man zehn. Aus ihnen selektierte man zwei Embryos. Alle anderen Embryos hatten einen veränderten Chromosomensatz.

Die Schwangerschaft mit den Zwillingen war alles andere als normal. Gleich nach der ganzen Prozedur verbrachte die Mutter zwei Wochen im Krankenhaus. Ihre Organe hatten zu viel Wasser eingelagert und arbeiteten nicht. Es handelte sich um eine Komplikation der Hyperstimulation, die auftritt, wenn man mehrere Eizellen gewinnen will und deren Reifung mit Hormonen anregt.

Downey wurde zwar entlassen, musste jedoch auch zuhause für weitere zweieinhalb Monate im Bett liegen. Sie nahm Morphin, um ihre Schmerzen erträglicher zu machen. Sie konnte weder essen noch trinken, außer einer Elektrolytflüssigkeit. Trotz allem bezeichnet Downey ihre In-Vitro-Fertilisation als einen Erfolg, weil sie gesunde Zwillinge auf die Welt brachte.

Die langwierigen Versuche, schwanger zu werden, die vielen Fehlgeburten und die lebensbedrohliche Krankheit setzten ihrer Psyche zu. Sie sagte:

<<Es war schwer, weil ich wirklich gesund bin. Ich treibe jeden Tag Sport. Trotzdem wurde ich so krank. Ich verstehe nicht, warum andere Leute auf diesem Planeten nicht solche Probleme haben? Ich dachte, meine Ehe würde an meiner Unfruchtbarkeit zugrunde gehen>>.

Viele Jahre kein Baby zu bekommen und dann eine Fehlgeburt zu haben, war auch das Schicksal von Noel Besuzzi aus Aliso Viejo. Sie versuchte, schwanger zu werden. Ihre Freundinnen sagten ihr, sie solle das ganze einfach vergessen. <<Sie meinten es sicherlich gut, obwohl sie wahrscheinlich nicht wussten, was sie sonst hätten sagen sollen>>, erläutert Besuzzi.

Damals diagnostizierte man ein polyzystisches Ovarialsyndrom. Eine Krankheit, die durch Hormonstörungen bedingt ist und die mit einer Unfruchtbarkeit einhergeht. Der Hausarzt verordnete die Pille:

<<Er gab mir ein ganzes Paket mit Anti-Baby-Pillen für meine Hormone. Ich bin nachhause gekommen und sagte mir selber, dass kann ich nicht machen>>, erläutert Besuzzi.

Schließlich bekam sie ein Kind, auch ohne medizinische Hilfe. Zwei Jahre danach versuchte sie wieder, ein Baby zu bekommen. Nach drei Fehlgeburten probierte sie es mit Akkupunktur, nur um danach doch wieder einen Spezialisten aufzusuchen. Nach drei ergebnislosen künstlichen Befruchtungen wurde sie doch wieder auf natürlichem Weg schwanger. Erst als sie 40 Jahre alt war, fanden Ärzte die Ursache für die vielen Fehlgeburten. Ihr Körper attackierte ihre eigenen Embryos.

Mit dem relativ neuen genetischen Präimplantations Screening (PGS) und der Präimplantations Diagnose will man herausfinden, welcher Embryo aufgrund von ausgesuchten genetischen Analysen gesund ist. Embryos mit zu vielen oder fehlerhaft gebildeten Chromosomen werden auf diese Weise heraus selektiert, bevor man sie in die Gebärmutter einbringt.

<<Die meisten Embryos haben zu viele Chromosomen, einige auch zu wenige. Diese Tests sollen vor allem Frauen helfen, die bereits einige Fehlgeburten hatten. Bei älteren Frauen verhindert man dadurch

die Geburt eines behinderten Kindes>>, sagt Dr. Lawrence B. Werlin, ein berühmter Fortpflanzungsmediziner der Universität Irvine:

<<Medizinische Technologien werden immer besser. Weiterhin gewinnt die Konservierung von Eizellen in der Fortpflanzungsmedizin an Bedeutung. Früher kamen dafür nur Krebspatienten in Frage, die sich ihre Eizellen entnehmen ließen, um sie nach der Chemotherapie zu gebrauchen. Heut lassen sich viele junge Frauen, welche einfach noch nicht *reif* sind, ein eigenes Kind zu bekommen, ihre Eizellen entnehmen. Manchmal fehlt ihnen auch nur der Partner, und so warten sie, getrennt von ihren Eizellen, auf eine bessere Zukunft>>.

Werlin ist der Meinung, diese gefrorenen Eizellen seien sogar besser, als die einer älteren Frau. Auch ganze Embryos kann man mittlerweile einfrieren. In seiner Praxis hatten Frauen ihre Embryos erst nach 13 Jahren wieder auftauen lassen, um gesunde Kinder zu bekommen. <<Je älter die Frau wird, desto schlechter sind auch ihre Eizellen. Eine In-Vitro-Fertilisation wirkt am besten bei Frauen, die jünger als 35 Jahre alt sind. Mit 40 kann es schon zu spät sein>>, sagt er.

Ein 13-jähriges Mädchen in Belgien brauchte eine Chemotherapie, welche die Eierstöcke schädigt. Vorsorglich wurde Eierstockgewebe dem Kind entnommen und tiefgefroren. Im Alter von 25 Jahren wurden Teile des Eierstockes wieder eingesetzt. Zwei Jahre später wurde die Frau schwanger und brachte einen gesunden Jungen zur Welt. <<Das ist ein wichtiger Durchbruch in diesem Bereich, denn Kinder sind die Patienten, die in Zukunft am meisten von dem Verfahren profitieren können>>, sagte die Reproduktionsmedizinerin Prof. Isabelle Demeestere vom Erasmus Hosptial in Brüssel[13].

Wissenschaftler fanden heraus, dass Frauen, die unter Unfruchtbarkeit leiden, ähnliche psychische Probleme aufweisen wie Krebs-, Aidskranke oder Herzpatienten.

Mitarbeiter oder Freunde der Betroffenen scheinen hingegen keine Schwierigkeiten zu haben, Kinder zu bekommen. Das erzeugt Stress, erklären die Experten. Unfruchtbarkeit beeinflusst das Miteinander, die

Psyche, ja selbst eine Ehe kann darunter leiden. Frauen erzählen oft, sie hätten den Rat bekommen, nicht mehr über ihre Situation nachzudenken. Sie werden beschuldigt, ganz von der Idee besessen zu sein, schwanger zu werden. Ein anderer Kommentar, den sie zu hören bekommen, ist: <<Warum adoptierst Du nicht einfach ein Kind?>>

Viele Frauen fragen sich immer wieder, warum ausgerechnet sie unfruchtbar sind. Experten raten ihnen, sich mit Joga und Meditationen zu beschäftigen oder einfach nur ein Tagebuch zu führen. Sie sollten ihre Erwartungen herunterschrauben und wissen, es sei ok zu trauern oder auch mal zu weinen.

Ein Psychiater sollte den Frauen zur Seite stehen. Auch wird Akkupunktur empfohlen. Prof. Werlin bietet den Frauen ein freies Seminar an, wo sie alles über In-Vitro-Fertilisation lernen können. Es ist ihm sehr wichtig, seine Patientinnen über die Möglichkeiten aufzuklären, welche die moderne Reproduktionsmedizin bietet. Das einzig Unerfreuliche sind die Kosten. Die Paare müssen sie oft alleine tragen. Durchschnittlich sind das für eine Induktion in den USA, 12.400 US-Dollars. Wobei Gentests nicht einberechnet sind. Die Amerikanische Gesellschaft für Fortpflanzungsmedizin rechnet mit mehr als einem Versuch, um eine Schwangerschaft zu erlangen[14].

Reproduktionsmedizinische Technologien wurden mit der Anti-Baby-Pille 1960 eingeführt. In den letzten 55 Jahren wurde Familienplanung mit Verhütungsmitteln, Sterilisationen, Abtreibungen, aber auch In-Vitro-Fertilisation durchgeführt. <<Es handelt sich um eine Familienplanung, die der Geburtenkontrolle diente>>, sagt Dr. Hilgers. Die Anwendung einer künstlichen Befruchtung ist oft die einzige Möglichkeit, die man Frauen mit gynäkologischen Gebrechen anbietet. Ärzte haben aufgehört nach den Ursachen von Ovarialzysten, Endometritis, Menstruationsbeschwerden, Unfruchtbarkeit und irregulären Zyklen zu suchen. Letztendlich behandeln wir mit der Pille nur die Symptome und beseitigen nicht die Ursachen.

Der amerikanische Gynäkologe, Dr. Hilgers, verurteilt sehr scharf, dass die Pille als Allheilmittel verordnet wird. Egal was die Frau hat.

<<Man diagnostiziert kaum noch individuell der Frau und ihrem Partner angepasst, seitdem die Pille auf den Markt kam. Wobei die In-Vitro-Fertilisation in vielen Fällen abortiv wirkt>>, schreibt der Experte Dr. Hilgers auf seiner Homepage[15] vom Fertility-Care™ und ProTechnologie Zentrum in Omaha, Nebraska. Der Professor hat die *NaPro-Technology* ins Leben gerufen. Sein Institut widmet sich dem Studium der menschlichen Fortpflanzung und der Frauengesundheit. Reproduktionsmedizin ist heutzutage fast eine Herausforderung. Er will Ehepaaren helfen, ihre eigene Familie auf natürlichem Weg zu gründen, in dem er den Naturgesetzen besondere Aufmerksamkeit schenkt.

Hilgers betrachtet Unfruchtbarkeit nicht als eine Krankheit, sondern sieht in ihr die Nebenwirkungen anderer Krankheiten, die man nie diagnostiziert hat.

Hilgers lehrt das Creighton Model Fertility-Care™ System. Eine standardisierte Methode, die Paaren hilft, eine Schwangerschaft zu ermöglichen oder zu verhindern. Die *Natural-prokreative-Technology* ist eine wissenschaftlich untermauerte Methode, die im Einklang mit dem weiblichen Zyklus steht und die Ursachen einer ausbleibenden Schwangerschaft erforscht. Eine gezielte und richtige medizinische Therapie schließt auch den Mann mit ein. Mit einer Fertility-Care Beraterin lernt die Frau ihren eigenen Zyklus zu beobachten und auf spezifische Biomarker zu achten. Nach einigen Zyklen nimmt ein *NaPro-Arzt* die *NaPro-Technology* Behandlung auf. Durch eine präzise, umfangreiche und fachübergreifende Diagnostik wird eine individuell auf die Patientin abgestimmte Behandlung, die der Frau auf natürlichem Weg hilft, schwanger zu werden, erstellt.

Ewa und Darek Tomiak aus Deutschland litten jahrelang an einem unerfüllten Kinderwunsch. Viele Gynäkologen und Spezialisten waren überzeugt, dass sie niemals eigene Kinder bekommen können. Ihre einzige Chance bestand in einer extrakorporalen Befruchtung. Das Paar war sehr überrascht, dass keine weitern Untersuchungen nach möglichen Ursachen der ausbleibenden Schwangerschaft stattfanden. Es wurde sofort die In-Vitro-Fertilisation angeboten. Das Paar wollte keine *unmenschliche Behandlung* über sich ergehen lassen, die nicht zuletzt überzählige Kinder erzeugt und eventuell noch eine selektive Abtreibung im Mutterschoß bei Mehrlingen mit sich bringt. Ewa und Darek waren froh, von der *NaPro-Technology* erfahren zu haben. Nach vier Monaten wurde Ewa schwanger. Sie war so begeistert, dass sie sich zur Fertility Care-Beraterin ausbilden ließ.

Zusammen mit *NaPro-Ärzten* konnte sie nun anderen Paaren eine konkrete Hilfe bei unerfülltem Kinderwunsch anbieten. <<Das Beste ist, dass Fertility-Care^{TM} und *NaPro-Technology* eine verhältnismäßig hohe Erfolgsquote haben. Sie ist eigentlich noch höher als bei der In-Vitro-Fertilisation>>, meint Ewa[16].

Victoria Miles aus Wales hat mit ihrer eigenen Therapie auf ihrer *Baby-Farm* bisher 300 Paaren geholfen, Kinder zu bekommen. Sie bezieht sich auf eine Mixtur aus natürlichen Heilmitteln und einer Reflextherapie, die sie erlernte. Bei der sehr alten Chinesischen Fussreflexzonenmassage muss sie einen spezifischen Punkt, etwas unterhalb des Knöchels finden, der in Verbindung mit Schwangerschaft steht. Erst war es mehr ein Hobby. Doch als sie ihren Freundinnen helfen konnte, schwanger zu werden, quittierte sie ihren Job als Autoverkäuferin.

Viele ihrer Kunden hatten jahrelang erfolglos versucht, Kinder zu bekommen. Victoria bemerkt: <<Wir sind eine Nation von gescheiten, hart arbeitenden Menschen. In unserem durchorganisierten Leben denken wir oft erst zu spät daran, Kinder haben zu wollen. Probleme sind unter solchen Bedingungen vorprogrammiert. Unser Leben ist so angefüllt, manchmal feiern wir abends Partys, nur um am nächsten Tag wieder in aller Frühe zu unserer Arbeit zu gehen. Oft sind wir so unter Druck, Kinder bekommen zu wollen, dass wir uns am Ende damit abfinden, niemals dazu fähig zu sein.

Es ist wie ein Circulus vitiosus. Wenn Kunden mich aufsuchen, versuche ich den Kreis zu durchbrechen und erkläre ihnen, sie können durchaus Kinder bekommen, wenn ich sie behandeln darf.

Sind allerdings die Eileiter blockiert, kann ich auch nichts tun. Erfolgreich war ich bei Frauen, die unter einer Endometritis litten. *Baby-Farm* Kunden sind 100 prozentig mehr positiv. Sie schlafen besser, sind entspannter und gesünder. Mit den meisten meiner Patienten habe ich mich angefreundet. Meine Therapie besteht aus 50% Coachen und 50% Reflexzonenmassage. Auch eigens eingestellte Psychologen stehen zur Verfügung, um emotionale Probleme zu behandeln. Ich finde die Kombination hilft die Hormone zu balancieren. Ich arbeite mit Paaren oder auch nur Singles. Eine Patientin von mir war angeblich zu dick. Man wollte sie nicht behandeln, es sei denn, sie hätte Gewicht abgenommen. Bei mir wurde sie nach einem Monat und drei Sitzungen schwanger>>.

Rebecca Jones, eine Kundin, berichtet, dass eine Endometriose diagnostiziert wurde, als sie 25 Jahre alt war. Man sagte ihr, sie müsse die Pille, die ihre Krankheit kurieren sollte, weglassen, um schwanger zu werden. Nach einigen Jahren, in denen nichts passierte, sollten andere Reproduktionstechniken zur Anwendung kommen. Auch sie schlugen fehl. Durch die vielen Hormone fühlte sich Rebecca ganz elend. Ihre Endometriose kam zurück. Der Arzt musste Rebecca einen Eileiter herausoperieren. Die Behandlungen nahmen so viel Zeit in Anspruch, dass sie ihre Arbeitsstelle verlor. Dann entdeckte Frau Jones die Vorteile der Reflexzonenmassage. Sie hatte nur noch eine 50 prozentige Chance, schwanger zu werden. Doch dann wurde sie auf natürlichem Weg Mutter. Ganz ohne Vitamine, spezielle Nahrungsergänzungen oder teure Fruchtbarkeitsbehandlungen[17]."

3. REAGENZGLAS-GYNÄKOLOGIE

3.1 Gefrierschrank Kinder

„Liebe Tante", sagt Mathilde. „Natürlich gibt es Frauen, die voller Verzweiflung sind, weil sie keinen Nachwuchs haben. Manchmal klappt es dann aber doch, wie bei der Fernsehmoderatorin der Sendung *Good Morning Britain*, Charlotte Hawkins. Sie wollte über In-Vitro-Fertilisation ein Kind bekommen, als sie unerwartet auf natürlichem Weg schwanger wurde. <<Es dauerte lange, bis ich das glauben konnte, da wir es so lange versucht haben. Wir gaben es schon auf>>, berichtete Charlotte[18].

Wenn jedoch eine *fertile Eizelle* fehlt, besteht seit 2014 nun auch in Deutschland die Möglichkeit, *übrig gebliebene* Embryonen eines anderen Kinderwunschpaares zu übernehmen. Davon abgesehen, sollte es eigentlich in Deutschland keine 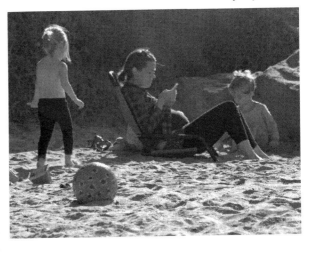 *leftover* geben, die tiefgefroren darauf warten, Adoptiveltern zu finden, die sich bereit erklären, sie auszutragen.

In Tschechien oder dem EU-Land Spanien bietet man selbst Frauen jenseits des gebärfähigen Alters eine, wie man es ironischerweise nennt, *Jungfräulichen Geburt*, an. Mit dem nötigen Kleingeld ist alles möglich. Bis zu 5000 Frauen nehmen diesen *Reproduktions-Dienst* im Jahr in Anspruch.

In Deutschland gibt es schätzungsweise sechs Millionen Paare, die kein eigenes Kind zeugen können, weil die Fertilität (Fruchtbarkeit) der Frau dazu nicht im Stande ist. Hier spielen immer mehr Umweltfaktoren oder auch die lange Einnahme von Verhütungsmitteln eine Rolle. Das ist mittlerweile kein Geheimnis mehr.

Für Frauen besteht in den USA seit 20 Jahren die Möglichkeit, Kinder mit einem völlig fremden Erbgut zu bekommen. Nun sollen die sogenannten *Snowflake Children* (Schneeflocken-Kinder) mit Hilfe des *Netzwerkes Embryonenspende* auch deutschen Eltern zur Verfügung stehen.

Die in Deutschland lebenden drei bis vier Prozent onkologisch behandelten oder auch erbkranken Frauen, die selber keine fruchtbaren Eizellen produzieren, können sich auf eine Warteliste für Embryonen anderer Paare setzten lassen. Hans-Peter Eiden, der Gründer eines extra dafür eingerichteten Vereins, will Frauen zu einem erfüllten Leben verhelfen. Es sei alles andere als *Menschenhandel*, betont er.

In Bayern und im württembergischen Aalen haben sich bereits 17 Kinderwunschzentren zum *Netzwerk Embryonenspende* zusammengetan. Vermittelt wird zwischen Paaren, die bereits erfolgreich eine Kinderwunschbehandlung abgeschlossen haben und jenen, bei denen keine In-Vitro-Fertilisation mit eigenen Eizellen möglich ist.

In Deutschland ist zwar eine Eizellspende oder der *Handel* mit Embryonen verboten. Weil im Fall der Kinderwunschzentren die Beteiligten keinen Gewinn machen, wird aber das Gesetz nicht tangiert.

Das Embryonenschutzgesetz verlangt, dass der Arzt nicht mehr als drei Embryonen in die Gebärmutter einbringt. Mit 50% ist die Befruchtungsrate dieser Reproduktionstechnik nicht sehr hoch. Angelika Eder vom Profertilita-Kinderwunschzentrum in Regensburg befürwortet, sechs Eizellen zu befruchten, um aus ihnen die zwei *schönsten* Embryonen einpflanzen zu können:

<<Was aber soll mit jenen mühsam unter Hormonstimulation generierten Embryonen geschehen, die nicht ausgetragen werden?>>

Das Bundesland Bayern hat in seinen 16 Kinderwunschkliniken rund 28.000 Embryos erzeugt. Tiefgefroren warten sie darauf, aufgetaut zu werden und nach Reifung zum Blastozysten-Stadium in einem In-Vitro-Kulturmedium in den Uterus der Frau eingebracht zu werden. Meist werden die Embryos als eine Art *Reserve* auf Eis gelegt, um der weiteren Familienplanung des Spenderpaares zu dienen.

Erst wenn die Familienplanung abgeschlossen ist, wird an eine *Weitergabe* der Embryos gedacht. Ein Geschäft mit den Embryos gibt es nicht. Sie werden nicht erschaffen, um nachher an andere Frauen *vermittelt* zu werden. Eine Entschädigung für die Spenderpaare gibt es auch nicht.

Die Lagerungsgebühr im Stickstofftank beträgt mehrere hundert Euro pro Jahr. Um sie zu sparen, könnte das Spenderpaar ihren *übriggebliebenen* Embryo sofort *weitergeben*. Das Netzwerk wünscht im gegebenen Fall eine externe Beratung, die auf die Konsequenzen der Abgabe eines *Geschwisterchens* aufklärt. Die Eltern müssen sich bewusst werden, dass ihr Kind in eine fremde Familie hineingeboren wird. Und ganz nebenbei: Stammzellforscher der USA behaupten, Eltern lehnen die Freigabe ihrer Embryonen ab. Ihre tiefgefrorenen Embryos sollten der Forschung zur Verfügung stehen.

Vor der Freigabe des Embryos wird ein HIV-Test durchgeführt, um die austragende Frau zu schützen. Das Netzwerk ist bemüht, das Aussehen des Kindes mit dem der Empfängerin in Einklang zu bringen.

Grobe äußere Übereinstimmungen wie Haar- und Hautfarbe zwischen Spender und Empfänger sollten vorhanden sein, damit das Kind nicht unnützen Nachfragen ausgesetzt wird. Das Risiko, möglicherweise ein behindertes Kind auszutragen, liegt allein beim Empfänger.

Die Paare werden sich niemals kennen lernen. Die Daten der Spender bleiben unter Verschluss. Nach dem 18. Geburtstag des Kindes sind sie auf Wunsch zugänglich. In den USA und in Spanien können auch alleinstehende oder lesbische Frauen gefrorene Embryos adoptieren. In Deutschland geht das nicht. Hier darf die Empfängerin nicht älter als 45 Jahre alt sein.

Die Frage bleibt, wieso es vor allem in Süddeutschland möglich ist, auf diese Weise ein Kind zu empfangen.

Das Embryonenschutzgesetz von 1990 wird in Deutschland streng gehandhabt. Juristen halfen dem Netzwerk, seine Aktionen rechtlich anzuerkennen. Die anderen Bundesländer wollen noch warten, bis die Rechtslage eindeutig ist.

Die Staatsanwaltschaft München stellte Ermittlungen gegen mehrere Reproduktionsmediziner ein. Reproduktionsmediziner aus dem Ausland hatten geklagt, weil mehr als drei Eizellen befruchtet wurden.

In vielen europäischen Staaten ist die Embryonenspende bereits erlaubt. Meist ist die Spende anonym. In Tschechien wird dem Kind die genetische Information verwehrt. Durch einen entsprechenden finanziellen Beitrag bekommt man Embryos, welche die gewünschten Eigenschaften besitzen.

Kirchliche Einrichtungen betrachten eine Embryonenspende nicht als Lösung für die *übrig gebliebenen Embryos.* Mitglieder des Deutschen

31

Ethikrates, wie der Weihbischof von Augsburg, Anton Losinger, warnen vor den Gefahren der Selektion.

Länderübergreifende Umfragen ergaben, dass Wissenschaftler eine Embryonenspende begrüßen. Eltern, die sich ihren Kinderwunsch durch In-Vitro-Fertilisation erfüllen wollen, sehen das schon wieder anders. Einerseits befürworten sie es, dass ihre Kinder nicht im Stickstoff gefroren bleiben, andererseits widerstrebt es ihnen, jegliches Mitspracherecht über das weitere Leben ihre Kindes abzutreten. Die Frau, die das Kind empfangen hat, bleibt vor dem Gesetz immer die *Mutter.* Zu akzeptieren, dass ihr Kind keines ihrer Gene trägt, fällt trotzdem schwer.

Das *Netzwerk Embryonenspende* hofft, dass sich die deutsche Embryonenspende bewährt und bald so selbstverständlich in Anspruch genommen wird, wie die künstliche Befruchtung im Labor. Man hofft, dass ein *ausländischer Schwangerschaftsservice* bald zu mühsam wird für Paare mit Kinderwunsch[19]."

3.2 Ihrer Naturrechte beraubt

"Das ist sehr interessant", gibt Leonhard zu bedenken. "Besonders wenn ich mir eine Studie vor Augen führe.

Bruce Feiler schrieb 2013 einen Artikel in der *New York Times*, worin er sich über das schlechte Miteinander in seiner Familie bei Familienfeiern

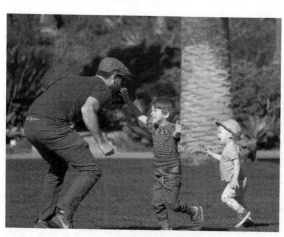

beschwert. Nach einer Zusammenkunft fragt sich Bruce immer, wie lange seine Familie noch zusammenhalten wird und nicht doch bald auseinander fällt.

Er fing an nachzuforschen, was eine glückliche Familie ausmacht und fand die Studie: *Do you know?* des

Psychologen Marshall Duke von der Emory-Universität, der Kindern 20 Fragen über ihre Familie vorlegte. Sie wurden unter anderem gefragt, ob sie wüssten, wo ihre Eltern zur Schule gegangen sind, wo ihre Grosseltern aufgewachsen waren und wem sie in ihrer Familie am ähnlichsten sehen.

Eine gute emotionale Gesundheit und eine glückliche Kindheit hatten jene Kinder, die die Fragen am besten beantworteten, stellte Duke überrascht fest: <<Je besser die Kinder ihre Familienverhältnisse kannten, desto selbstbewusster und erfolgreicher waren sie. Sie hatten ihr Leben unter Kontrolle, wenn ihre Familie funktionierte>>.

Diese Ergebnisse sind nicht verwunderlich, wenn man sieht, wie populär in Amerika die Webseite *Ancestry.com* ist. Auf dieser Seite werden die Benutzer eingeladen, ihre Herkunft zu erforschen. Der Satz <<Wer denkst Du, wer du bist>> zeigt, dass unsere Identität in unseren Vorfahren verwurzelt ist.

So gesehen ist es unverständlich, dass die heutige Gesellschaft eine Technologie als ganz selbstverständlich annimmt, die Kindern absichtlich ihre Vorfahren, ihre Familiengeschichte und einen Teil ihrer Familie vorenthält.

Donor-Samen oder -Eizellen von anonymen Spendern für die künstliche Befruchtung eines Wunschkindes in Anspruch zu nehmen, ist heute gang und gäbe.

Die Reproduktionsmedizin kann bei der sogenannten *Third-Party-Reproduktion* nur durch Spendergameten, die bei der künstlichen Befruchtung, der In-Vitro-Fertilisation und bei Leihmüttern angewendet wird, ein Kind *erzeugen*.

Viele dieser *Third-Party-Reproduktions-Kinder* sind heute erwachsen und äußern sich entsetzt darüber, was ihnen widerfahren ist. Sie fühlen sich schrecklich, weil ihnen mit Absicht verweigert wird, was den Schlüssel für eine erfüllte, wohlbehütete und frohe Kindheit darstellt: das Wissen um seine Familiengeschichte, wie Dr. Duke es ausdrückte.

Die Öffentlichkeit erkennt oft nicht die Ungerechtigkeit und ist der Meinung, diese Kinder sollten eher froh sein, überhaupt am Leben zu sein, anstatt sinnlos über ihren Stammbaum nachzuforschen.

Man denke nur an die Kinder von Soldaten im Zweiten Weltkrieg, die von ihren Vätern gezeugt wurden, als sie auf Heimaturlaub waren. Nicht wenige der heute 70 bis 75-Jährigen fragen sich noch Jahrzehnte nach ihrer Geburt, ob es wirklich ihr Vater war, den sie erst nach dem Krieg kennen gelernt haben. Kann man es ihnen verdenken zu zweifeln?

Wir versuchen, für die Kriegskinder Verständnis aufzubringen, obwohl die heutigen Donor-Kinder oft hören: <<Seid still und froh über euer Leben>>. – Dies sind die Standardworte, die *Third-Party-Kinder* erhalten, wenn sie versuchen, über ihren Schmerz und ihre Trauer zu berichten.

Alana New, das Kind eines anonymen Samenzellspenders, gründete das *Anonymous-US-Project.* Sie beabsichtigt, ehrliche und sichere Informationen über die *Third-Party-Reproduction* zu vermitteln und sammelt Berichte von Eltern, Spendern und Leihmüttern. Jede Geschichte beleuchtet spürbar die Empfindungen der Kinder: <<Danke vielmals, dass Du mir ermöglicht hast zu leben, anonymer Vater. Auch für die Technik, die Dir ermöglichte, anonym zu bleiben. Ich fühlte mich niemals so sehr meiner Rechte beraubt und über den Tisch gezogen>>, schreibt eine Betroffene.

<<Ich verabscheue die Frage, woher ich komme. Welche Nationalität ich habe, oder warum ich ein Einzelkind bin? Das Wunschkind mit Hilfe eines Samenspenders zu sein, macht meine Situation nicht leichter. Im Gegenteil, die Frage, woher ich komme, wird immer bohrender>>.

Das *California Assembly Committee on Health* ist überzeugt: es handelt sich um einen Verstoß gegen die Menschenrechte, wenn Kindern aus der *Third-Party-Reproduction* die Beziehung zu mindestens einem ihrer biologischen Eltern vorenthalten wird.

Anonymous-US ist nicht die einzige Webseite, auf der Kinder, die durch eine Samen- oder Eizellspende empfangen wurden, auf ihre Situation aufmerksam machen können.

Jo Rose gehört zu ihnen. Sie ist empört, wie unsensibel die englische Zeitung *The Guardian* war, die ihren Bericht, ein Kind eines anonymen Spenders zu sein, einfach abgewiesen hatte:

<<Was mich bei der ganzen Angelegenheit, wie ich erzeugt wurde, am meisten erschüttert, ist die offenkundige doppelte Moral. Meiner Mutter wurde zugestanden, einen Einblick in das genetische Erbe des Samenspenders zu erhalten. Ich hingegen werde niemals erfahren, wer mein Vater ist, dessen Gene ich in mir trage>>.

Keiner kann mehr daran zweifeln, dass Kinder einer *Third-Party-Reproduktion* zu dem Schluss kommen, dass sie um ihre Naturrechte beraubt wurden. Unglücklicherweise sieht das die Gesellschaft nicht so. Sie tut sich schwer, die Perspektiven dieser Kinder nachzuvollziehen.

Die Geschichte von Gracie Cane, einem Teenager aus Großbritannien, verdeutlicht die Situation am besten. Gracie hatte Angst. Es handelte sich bei ihr aber nicht um die Verzweiflung, die jeder Teenager in seinem Stadium durchmachen muss. Nein, sie wurde als Embryo adoptiert, weil sie aus einer In-Vitro-Fertilisation *übrig* geblieben war. Sie fühlte den Verlust ihrer genetischen Wurzeln besonders deutlich. Aufgrund der Gesetze ihres Staates wird sie niemals in Erfahrung bringen können, wer ihre biologischen Eltern sind.

<<Mein Schmerz darüber ist so akut, dass ich mir oft wünsche, ich wäre niemals geboren worden>>, sagt sie. Leute, die von Gracies Geschichte hörten, bezeichneten sie als egoistisch. Sie schimpften, sie solle doch dankbar sein, Eltern zu haben, die sie lieben. Viele verglichen ihre Situation mit der einer Adoption eines neugeborenen Babies und betrachteten Gracies Kommentare als widerlich.

Es handelt sich in ihrem Fall jedoch nicht um eine klassische Adoption. Trotzdem musste sie versuchen, das Beste aus einer nicht optimalen Situation zu machen. Doch muss man in Betracht ziehen: Gracie war eigentlich kein Wunschkind. Sie wurde nicht absichtlich im Labor *gezeugt*. Sie war ein Extrakind, auf das man zurückgegriffen hätte, falls ihre Geschwister nicht die Prozedur der In-Vitro-Fertilisation überstanden hätten.

Das war eigentlich die einzige Chance, die sie ursprünglich hatte, um ihr Leben zu erlangen. Sie weiß, irgendwo da draußen ist die perfekte Familie, die in ihren Brüdern und Schwestern ihre

Wunschkinder sehen. Aber sie hat da nicht hineingepasst, obwohl alles in ihr danach verlangt, ihre Eltern und Geschwister kennen und lieben zu lernen.

Gracie hat wundervolle Adoptiveltern. Doch man sollte wahrnehmen, wie sehr sie den Schmerz fühlt, als *Restposten* oder *Leftover* geschaffen worden zu sein. Als eine Art Versicherung, falls ihre Brüder oder Schwestern sich nicht im Uterus ihrer Mutter eingenistet hätten.

Können wir nachvollziehen, was es heißt, im Stich gelassen worden zu sein? Eingefroren darauf zu warten, dass eine Frau kommt, die sie aus dem Gefrierschrank rettet und austrägt?

Wir müssen in Betracht ziehen, dass sie absichtlich verstoßen wurde. Mit einbegriffen ist auch ihr Familien-Stammbaum, der ihr vorenthalten wird.

Die katholische Kirche sieht den Schaden, den eine *Third-Party-Reproduktion* anrichtet. Sie betont die Rechte der Kinder auf ihre biologischen Eltern und betrachtet die Ehe als den Ort, wo Kinder durch die Liebe der Eltern hervorgebracht werden sollten.

Der *Katechismus der Katholischen Kirche* hebt hervor, wie schädlich und unmoralisch es ist, wenn eine dritte Person in die natürliche Zeugung von Mann und Frau involviert ist. Künstliche Befruchtung oder eine Inseminierung führen dazu, dass das Kind seinen wahren Erzeuger niemals kennen lernt.

Es ist nicht die Absicht der Kirche, unfruchtbare Ehepaare zu belehren. Es geht ihr vielmehr darum, dass Kindern bei der *Third-Party-Reproduction* das fundamentale Recht genommen wird, glücklich und wohlbehalten in einer Familie aufwachsen zu können. Wir können den so entstandenen Kindern kein Stillschweigen über ihre Herkunft auferlegen. Im Gegenteil, sie sind die Personen per se, die uns über die Nebenwirkungen der modernen Reproduktionsmedizin aufklären sollten[20]."

„2011 hatten fünf Prozent aller Kinder in den USA ihr Dasein einem Samenspender zu verdanken", erklärt Frau Vague. "Künstliche Besamung bei allen möglichen Tierarten gekonnt auszuüben, bereitet so manchem Tiermedizinstudenten Kopfzerbrechen und benötigt viel Fingerspitzengefühl. Künstliche Befruchtung ist jedoch schon lange nicht mehr eine rein veterinärmedizinische Angelegenheit. Frauen die ohne Partner ein Kind wollen, wenden sich meist an Samenbanken, Samen-Agenturen (*Sperm-Agency's*) oder suchen im Internet.

Spender für Samenbanken im Alter zwischen 21 und 39 haben einen Vertrag und spenden für etwa zwei Jahre ihren Samen. Samen-Agenturen rekrutieren ihre Spender über das Internet, sie lassen sie wissen, zu welchem Zeitpunkt sie ihren Samen bereitstellen müssen. Die Versendung erfolgt über einen Kurierdienst damit Anonymität gewahrt bleibt.

Kinder in den USA, die ihr Dasein einem Samenspender zu verdanken haben, wissen meist nichts über ihn, da er die Rechte auf seine Vaterschaft abgegeben hat. In den USA werden nur die nötigsten Daten des Samenspenders festgehalten wie Blutgruppe, Hautfarbe und eine geforderte Gesundheitsinformation. <<Wir haben mehr Regeln, um einen Gebrauchtwagen zu kaufen als eine Samenspende zu erwerben>>, bemerkte Debora L. Spar, Präsidentin des Barnard Colleges[21].

Da es keine Information über die Väter gibt, sondern eventuell nur seine *Kennzeichen-Nummer*, gründeten im Jahr 2000 Wendy Kramer und ihr Sohn Ryan, sowie weitere Kinder von Spender-Vätern, das *Donor-Sibling-Registry.*

8894 Halbgeschwister fanden bereits zueinander. Registriert sind 34560 Mitglieder. Die Webseite wird täglich von Tausenden besucht. Der Focus der Organisation will Ei-, Samen- und Embryospender ausfindig machen. Anrufe werden getätigt, vor allem vor Weihnachten, damit Geldspender gefunden werden, um die Organisation zu finanzieren.

Beth Gardner und Partnerin Nicole suchen schon seit langem einen Samenspender, berichten sie einem Reporter der U.S. Zeitung *Newsweek* vom Oktober 2011 in der Rubrik Gesundheit und Fruchtbarkeit (Health-Fertility). Zuerst wendeten sie sich an die üblichen Samenbanken, wo man Spender mit allem nur vorstellbaren Hintergrund finden kann: adelig, intellektuell... einfach alles.

Nur der Preis für die Angelegenheit war den beiden Frauen zu hoch. Außerdem war der Vater anonym. Sie wollten, dass ihre Kinder später die Möglichkeit hätten, etwas über ihren Vater zu erfahren. Ein paar Mausklicks und die Suchenden befanden sich im *Internetuntergrund*, der aus einem Mischmasch von Anzeigen und nur für Mitglieder-Webseiten bestand, die alle das gleiche Ziel hatten: Samenspender anzupreisen.

Die meisten Spender behaupten, sie hätten keine Erbkrankheiten und seien gesund. Des Weiteren verzichten sie auf ihre Elternrechte. Im Unterschied zu ihren offiziellen Konkurrenten wollten sie kein Geld für ihre Spende und gaben ihre Identität preis. Ihre Kinder können sie so später kontaktieren. Einige Männer gaben unverblümt zu, damit ihren Genpool verbreitern zu wollen. Beth und ihre Lebenspartnerin, die in der Nähe von San Diego wohnen, wägten die Spender sorgsam ab. <<Viele waren sehr gebildet>>, erklärte die 35 jährige Beth. Wie so viele Frauen, die sich in Ihrer Situation befinden, zogen sie die künstliche Befruchtung, im Gegensatz zu der auch angebotenen natürlichen Befruchtung, vor.

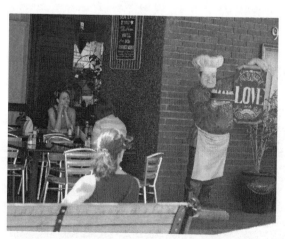

Beth und Nicole trafen sich in einem Café. Der Spender verschwand in der Herrentoilette, um danach den beiden Frauen sein kleines Latex Gefäß zu übergeben. Danach saß man noch zu einer Tasse Café beieinander. Schwanger wurden die Frauen diesmal nicht.

Sie versuchten es weiter mit einer *Free Donor Registry Website*, die so ähnlich wie eine Partnerschaftsvermittlungs-Agentur funktioniert und sehr verbraucherfreundlich ist, behauptete Beth. Die Agentur verfügt über 400 Spender und hat bereits zwölf Schwangerschaften erzielt. Frische Samenzellen, kostenfrei erhältlich, können nun, dank der modernen Reproduktionsmedizin, weltweit versendet werden. Frauen, egal in welchem Stand, können jederzeit (anonym) schwanger werden, ohne dem Vater jemals begegnet zu sein. Viele Frauen sind der Meinung, dass ihr Kind seinen Vater kennen sollte. Spermienbanken verweigern jedoch die Preisgabe der Identität der Väter. Somit sind Webseiten usw. für dieses Geschäft beliebter.

Die Annahme, dass nur Lesben, die sich ein Kind wünschen, diesen Weg der Reproduktion gehen, ist falsch. Geschiedene, Alleinstehende, die eine Abtreibung hinter sich haben oder Karrierefrauen, die nun im reiferen Alter ein Kind wollen, aber auch Ehepaare, die natürlicherweise kein Kind bekommen, sind unter den *Usern* ausfindig zu machen. Wendy identifizierte sich auf einer Webseite als Ehefrau. Ihr Mann ist zeugungsunfähig. Er suchte zusammen mit Wendy ein Kind. Allerdings sollte es durch künstliche Befruchtung erzeugt werden. Das fühle sich eher als sein eigenes Kind an, gibt der Ehemann zu bedenken. Ray, der seinen wahren Namen nicht preisgibt und 2009 seine eigene Donor-Webseite gründete, behauptet, der natürliche Weg sei erfolgreicher. Er selber habe bereits zwei Kinder über *one-night stands* gezeugt.

Mütter geben an, nur das Beste für ihr Kind zu wollen, der beste Vater soll es sein, wenn sie sich ihren Traum vom Kind erfüllen. Ein Mann behauptete, er habe einen überdurchschnittlich hohen IQ, berichteten Beth und Nicole. Er wolle den Frauen helfen, hochintelligente Kinder zu bekommen und damit die Gesellschaft verändern.

Und doch waren U.S. Amerikaner entsetzt, als im September 2011 darüber berichtet wurde, dass ein Vater durch seinen Samen 150 Kindern das Leben ermöglicht hatte. Mediziner warnen, weil sich seltene Erbkrankheiten auf solche Weise schneller ausbreiten sowie Halbgeschwister unwissentlich untereinander heiraten könnten. In den Niederlanden wurde bereits folgender Fall bekannt: ein Mann litt unter dem Asperger's Syndrome (eine milde Form von Autismus), verschwieg seine Krankheit und wurde mittels Samenspende Vater von 22 Kindern. Samenspendern und Banken wird oft Geldgier vorgeworfen. U.S.-College-Schüler können im Jahr bis zu $12.000 durch ihre Samenspende verdienen. Viele Kinder in Schulen der USA sind Donor-Kinder. Internetseiten sind mit Berichten von unglücklichen Kindern gefüllt, die ihre Geschichte der Welt kundtun. Sie sind frustriert, verängstigt und deprimiert. Jeder könnte ihr Vater sein. Sie fühlen sich halb adoptiert. <<Das ganze System ist angeschlagen>>, sagte Wendy, Gründerin des *Donor-Sibling-Registry*, die auf ihre Weise hilft, Halbgeschwister ausfindig zu machen[22]."

3.3 Last Chance Babies

„Nach dem Gehörten mag man verstehen, wieso einige gegen die künstliche Befruchtung sind", bemerkt Mathilde.

„Neulich sah ich einen Bericht, den muss ich hier einbringen. In den USA konnte man Anfang 2015 in einer Seniorenzeitung lesen, dass eine über 50-jährige Frau mit Hilfe der In-Vitro-Technologien noch Kinder bekommen hat[23].

Die 59-jährige Sarajean Grainson lebte in ihrer zweiten Ehe mit einem evangelischen Pastor zusammen. Ihr Mann, David Grainson, ist 46 Jahre alt. Als sie heirateten war Sarajean über 50. Sie hatte schon drei Kinder aus ihrer ersten Ehe. Dass sie noch Kinder haben wollte, lag daran, dass sie ihrem Mann die Gelegenheit geben wollte, selber Vater werden zu können, weil er vorher noch nicht verheiratet war.

Sie wollte ein Kind von ihm. Genetisch gesehen wollte sie seine Kinder, weil sie selber eine Eizellspenderin in Anspruch nehmen musste. Die Familie Grainson ist sich sicher, die richtige Entscheidung getroffen zu haben. Den Stress, den alle neuen Eltern mitmachen, fürchtete sie trotz ihres Alters nicht.

Sarajean hatte allerdings vergessen, wie anstrengend es war, Mutter von kleinen Kindern zu sein. Sie bedauerte nichts und würde alles wieder genauso machen. <<Mit Gott und der Technologie kann man

sogar die Menopause überwinden>>, strahlte die junge und doch auch alte Mutter.

In den USA nehmen die über 50-jährigen Mütter zu. Es ist mittlerweile fast ein Trend. 2013 hatte jedes 13. Kind, das in den USA geboren wurde, eine Mutter, die 50 Jahre und älter war. Die meisten wurden durch künstliche Befruchtung schwanger.

Grainson berichtet über ihren Mann, der sich um ihre Gesundheit sorgte und das Thema Kind in ihrem Alter gar nicht erst ansprechen wollte. <<Wir haben 2001 geheiratet und dachten erst gar nicht an Kinder>>. Sarajean sah eine Frau im Fernsehen, die dieses Thema behandelte.

<<Das ist meine letzte Chance>>. So bekam sie mit 51 und 53 Jahren noch Kinder. Es ist eigentlich gar nicht so unmöglich, meint die alte Mutter. 2008 gebar die 70-jährige Rajo Devi Lohan ein Kind in Indien. Sie wurde die bisher älteste Mutter.

Die Geburten bei Frauen im Alter zwischen 50 und 54 Jahren verdreifachten sich. 2000 waren es noch 255 Geburten in dieser Altersklasse. 2013 hatten 677 Kinder eine alte Mutter. Die Geburtenrate ist mit der In-Vitro-Fertilisation verbunden.

Die gesellschaftliche Einstellung gegenüber Technologien, die so etwas ermöglichen, ist gespalten. Eine Umfrage im Jahr 2014 mit 2000 Probanden in Groß-Britannien zeigte, dass 75 Prozent der Befragten es unakzeptabel finden, wenn Frauen jenseits des gebärfähigen Alters noch Kinder bekommen. US-Bürger wurden diesbezüglich noch nicht interviewt. Experten vermuten aber, dass auch in den USA keine andere Meinung vorherrscht.

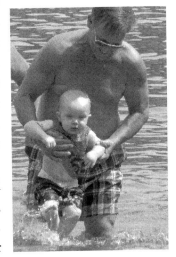

Skeptiker fragen sich, wie lange wohl eine über 50-jährige Mutter fähig sein wird, sich um ihren Nachwuchs zu kümmern. Bonnie Steinbock, eine Bioethikerin der

Universität in Albany im Staat New York, fürchtet, eine Mutter diesen Alters verfügt nicht über die dazu notwendige Kondition:

<<Wie wird sie einen bockigen Zweijährigen behandeln? Vor allem aber, wie fühlt sich das Kind, Eltern zu haben, die so alt sind wie die Grosseltern ihrer Spielgefährten?>>

Andere Menschen glauben schlichtweg, es sei unnatürlich im Alter noch eine In-Vitro-Fertilisation in *Anspruch* zu nehmen.

Prof. Steinbock sieht bei den älteren Damen, die sich noch zu einem Kind entschließen, eine Zunahme der *prokreativen Freiheit*:

<<Die Leute sollen ihre eigenen Entscheidungen treffen. Auch wenn ihre Mitmenschen das beanstanden sollten. Es ist zuletzt keine Angelegenheit von Nörglern>>, behauptet Dr. Steinbock. Es gibt einige, welche die Meinung der Bioethikerin teilen.

<<Es handelt sich doch um intelligente Frauen. Sie sind nicht dumm oder leichtsinnig>>, sagt Dr. Mark Sauer, Direktor der Gynäkologie und Geburtshilfe der Universitätsklinik von New York. Er ist ein Befürworter der IVF bei älteren Damen.

<<Die Frauen sind gesund. Sie verstehen das Risiko, das eine späte Schwangerschaft mit sich bringt. Sie können dadurch auch sterben>>.

Die Schauspielerin Laura Leggett Linney wurde mit 49 Jahren schwanger, Halle Berry mit 47, Kelly Peterson war auch schon 48, als sie ein Kind austrug. Die meisten der über 50-Jährigen verdanken ihre Schwangerschaft einer Eizelldonation. Die Fruchtbarkeit der Frau nimmt schon im Alter von 30 Jahren ab, sagen Medizinexperten.

Auch Sarajean nahm eine Eizelle einer viel jüngeren, anonymen Frau in Anspruch. Die Universitätsklinik von Columbia bietet Spenderinnen 8000 Dollars für eine Eizellenspende.

Für die schwierige Entscheidung, eine Risikoschwangerschaft auf sich zu nehmen, stehen Experten zur Seite. Medizinische Tests geben letztendlich Aufschluss darüber, ob es für die über 50-Jährigen mit Kinderwunsch sicher ist, diesen Schritt zu wagen.

<<Ich würde sagen, bei weniger als zehn Prozent der über 50-jährigen Frauen, die zu uns kommen, ist es keine gute Idee, schwanger

zu werden. Das liegt meist an einem hohen Blutdruck. Auch ein fibröser Tumor des Uterus ist ein Hinderungsgrund>>.

Eine Studie von 2012 ergab, dass die Gesundheitsrisiken einer Schwangerschaft bei über 50-Jährigen, die eine Spendereizelle benötigen, kaum von denen bei einer jungen Mutter abweichen.

Allerdings ist eine gute medizinische Betreuung notwendig, die noch lange nach der Geburt anhält. Trotzdem existieren medizinische Risiken. Im Alter ist die Möglichkeit von Bluthochdruck, Diabetes oder einer Präeklampsie gegeben. Die Ursachen der Präeklampsie, d.h. erhöhter Blutdruck, vermehrte Eiweissausscheidung im Urin, sind unbekannt. Der Bluthochdruck kann zu einer Schädigung anderer Organe führen.

Manchmal kann man der Schwangeren und dem Kind nur durch einen sofortigen Notkaiserschnitt helfen. Auch sind Fehlgeburten, Frühgeburten oder Mehrlingsschwangerschaften mit einer In-Vitro-Fertilisation verbunden.

Deshalb sollte jede Frau über 50, die noch ein Kind haben will, zuallererst einen Maternal-Fötal Mediziner aufsuchen. Danach steht der Fortpflanzungs-Endokrinologe auf der Liste, empfiehlt Irina Burd von der John Hopkins School of Medicine.

<<Sie können die Gesundheits-Risiken benennen, die eine Schwangerschaft mit sich bringt. Manchmal sind die *Schäden* irreversibel. Ein hoher Blutdruck, oder ein sich entwickelnder Diabetes Mellitus könnte bis ans Lebensende bestehen bleiben>>, sagt Burd.

Krankheiten die das Kind betreffen, wie Down Syndrom oder genetische Anomalitäten, werden durch eine Spendereizelle von einer jungen Frau reduziert. Manchmal lassen junge Frauen deswegen ihre Eizellen einfrieren, um sie später zu *nutzen*.

Mehrlingsgeburten sind durchaus eine Folge der In-Vitro-Fertilisation, da die Ärzte empfehlen, bei Frauen über 40 bis zu vier Embryos einzupflanzen, um die Möglichkeit einer erfolgreichen Schwangerschaft zu erhöhen.

Eine unter diesen Bedingungen induzierte Schwangerschaft für über 50-Jährige ist nicht billig. Sie kann pro Versuch bzw. Zyklus zwischen 25.000 bis 30.000 US-Dollars kosten. Zusätzlich entstehen Aufwendungen für die Eizellenspende.

Versicherungen in den USA tragen meist nicht die Kosten. Trotzdem spielen für einige Paare die Kosten keine Rolle, wenn ihr Ziel darin besteht, noch im hohen Alter Kinder bekommen zu können.

Elisabeth Gregory, Autorin der Zeitung *Ready*, geht der Frage nach: <<Warum begrüßen Frauen den neuen Trend zu einer späten Mutterschaft?>>

Gregory, Direktorin der Gender und Sexual Studien-Programme, ist der Meinung, dass Frauen, die spät im Leben schwanger werden, sehr optimistisch, körperbewusst und fit sind. <<Diese Leute sind sehr energiegeladen und meinen, sie hätten die entsprechende Ausdauer, eine Schwangerschaft durchzuziehen>>, sagt Gregory, die selber im Alter von 48 Jahren ein Kind adoptiert hat. <<Ein Baby zu haben, hält einen fit>>, ist ihre Auffassung.

Einige der älteren Frauen sind zum ersten Mal Mütter. Sie hatten sich entweder auf ihre Karrieren konzentriert oder sind gerade eine neue Partnerschaft eingegangen. Einige bleiben weiterhin Single. Auch gleichgeschlechtliche Partnerschaften sind unter den älteren Müttern zu finden. Alle wollen die biologische Mutter sein und nicht Kinder adoptieren, wenn sie älter als 50 sind.

Eigentlich ist diese Behauptung so nicht richtig. Denn, ihre Gene sind in dem Kind, welches sie austragen, ja oft nicht vorhanden. Sie greifen meist auf Eizellen einer viel jüngeren Spenderin zurück. Es handelt sich im besten Falle nur um die Gene ihres Partners. Er ist der biologische Vater. Einige Paare wollen eine neue Familie gründen, nachdem ihre Kinder aus erster Ehe oder aus der gleichen Partnerschaft schon lange erwachsen sind. <<Ältere Ehepaare möchten einfach kein leeres Nest haben>>, bemerkt Dr. Sauer. Im Grunde wollen sie permanent Eltern bleiben.

<<Nicht jede ältere Mutter möchte über ihre Erfahrungen sprechen, weil die Leute so viele Vorurteile haben. Sie fragen sich, warum tut diese Frau so etwas? Sie ist zu alt. Sie könnte doch leicht die

Grossmutter des Kindes sein>>, sagte die Psychologin Susan Newman aus New York.

Cyma Shapiro, Schreiber des Blogs: *Motheringinthemiddle.com*, der speziell Eltern in der Mitte ihres Lebens anspricht, weiß über die vielen Gründe, die ältere Mütter bewegt, nicht in die Öffentlichkeit zu gehen.

Cyma hat viele von ihnen überall in den USA, aufgesucht, um sie zu interviewen. Jedes Mal baten sich die älteren Damen höchste Diskretion aus. Sie fürchteten, ihre Arbeitgeber, Freunde oder Verwandte könnten ihnen Schwierigkeiten bereiten.

<<In zehn Jahren wird man anders über alte Frauen reden, denen die modernen Technologien ein so spätes Mutterglück bescherten. Dann wird so etwas das Normalste von der Welt sein>>, glaubt Shapiro[24]."

3.4 Spätes Mutterglück

„Da misst man doch mit zweierlei Maß", fällt Emily Vague ein. „Wenn zu uns eine über 50-Jährige kommt, die auf natürlichem Weg schwanger ist, rät man fast automatisch zur Abtreibung. Die Chance ein Kind zu bekommen, schwindet ab dem Alter von 25, sagen die Experten. Mit 45 Jahren haben gesunde Frauen, bei denen niemals eine Unfruchtbarkeit diagnostizier wurde, nur noch eine Wahrscheinlichkeit von fünf Prozent, ein Kind zu bekommen. Ich weiß von drei Damen, die weit über 40 waren, als sie schwanger wurden. Eine späte Schwangerschaft birgt Gesundheitsrisiken. Trotzdem waren die Frauen begeistert, noch ein Kind zu erwarten.

Lilly hatte bereits sechs Fehlgeburten, als sie mit 47 Jahren ihr letztes Kind bekam. Ihr Mann und ihre vier lebenden Kindern trauerten um alle Totgeburten. Die Beerdigung ihres perfekt geformten Jungen raubte ihr die Hoffnung auf ein weiteres eigenes Kind. Sie nahmen zwei behinderte Kinder auf. Doch als auch diese in eine andere Familie zur Adoption kamen, wurde ihr Leben einsam. Es war ein weiterer schmerzhafter Verlust. Damals erfuhr sie, wieder schwanger zu sein. Es war eine große Freude für die ganze Familie. All die Schmerzen über die vergangenen Fehlgeburten existierten plötzlich nicht mehr.

Es bestanden medizinische Ungewissheiten, wie ihre Gluten-Unverträglichkeit. Trotzdem gebar sie ohne große Komplikationen auf natürlichem Weg.

Als Mary mit ihrem vierten Kind schwanger wurde, war sie auch schon 45. Ihr Blutdruck schoss in die Höhe. Sie suchte die besten Ärzte Bostons auf. Sie hatten ihr schon zuvor geraten, niemals wieder zu versuchen, schwanger zu werden. Falls sie nicht hörte, würde das für sie und ihr Kind tödlich ausgehen. Als es dann doch *passierte*, sagte der Arzt, sie sei seine älteste Patientin. Er prophezeite ihr eine lange Bettruhe während der Schwangerschaft. Doch das trat nicht ganz so ein. Eine Woche musste sie liegen, bevor sie nach einer leichten Geburt einen gesunden Jungen zur Welt brachte. Mary war erstaunt, wie gut es ihr während ihrer fünften Schwangerschaft ging. Zuvor, als sie noch jünger war, hatte sie viel mehr Probleme.

Heute, mit 54, ist ihr jüngster Sohn acht Jahre alt. <<Ich kenne viele Frauen meines Alters, die schon lange keine Kinder mehr im Haus haben. Durch kleine Kinder fühle ich mich selber jung, obwohl mein Ältester schon 24 ist und ich auch schon Grossmutter bin. Ich nehme mich zumindest nicht mehr so wichtig und bin weniger egoistisch>>.

Die Freunde von Nancy glaubten ihr nicht wirklich, dass sie Probleme mit ihrer Fruchtbarkeit hätte. Obwohl sie nach ihren vier gesunden Kindern sieben Jahre lang kein Baby mehr bekam. Sie führte eine glückliche Ehe. Verhütungsmittel hatten da keinen Platz. Im Alter von 39 wurde sie nach einer langen Pause mit ihrem fünften Kind schwanger. Als sie mit 41 nochmal ein Kind erwartete, war die Freude der Familie groß.

Nancy's Mann, Mark, war bereits 46. So fing die Mutter an auszurechnen, wie alt er sein wird, wenn ihr Kind mit der Schule fertig ist. <<Lassen wir lieber die Mathematik beiseite>>, ermunterte Mark seine Frau.

Jedes Mal, wenn Nancy bei ihrem Arzt war, versuchte er, sie einzuschüchtern. Sie verstand die Ängste der Mediziner, die sich Sorgen um ihr Leben machten. Die Strapazen einer Schwangerschaft, selbst das medizinische Risiko, nahm sie gerne in Kauf. Ihr Blutdruck war etwas hoch. Das war die einzige Unannehmlichkeit ihrer ansonsten fast beschwerdefreien neun Monate. Nancy's gesunde sechs Kinder sind 19, 17, 12, 10, 3 und 1 Jahre alt. Sie gibt zu, schneller müde zu werden als früher. <<Meine älteren Kinder helfen mir sehr. Sie lieben alle das Baby. Viele Leute sind der Meinung, meine 19-jährige Tochter sei die Mutter>>. Wenn sie die Verhältnisse erklärt, bekommt sie manchmal komische Bemerkungen zu hören. <<Es sei gefährlich, in so einem Alter noch ein Kind zu haben>>, befürchtete neulich eine Kassiererin. Nancy fragt sich, ob sie die gleichen Kommentare zu hören bekommen hätte, wenn ihr Einjähriges ihr erstes Kind gewesen wäre. <<Ich habe mich daran gewöhnt, kritisiert zu werden, nicht zuletzt, weil ich sechs Kinder habe>>, sagte Nancy mit einem Lächeln auf dem Gesicht. <<Die Leute wissen nichts über die vielen unverhofften Freuden, wenn man offen für Kinder ist>>, fuhr sie fort[25].

Eine andere Nancy hatte zwei chinesische Adoptivkinder. Jahrelang hatten sie versucht, selber ein Kind zu bekommen. Viele In-Vitro-Fertilisationen führten nicht zum Erfolg. Eine Adoption älterer Kleinkinder war genau das, was ihre Familie perfekt machte.

Einige Zeit nach der Adoption ihrer beiden Mädchen fand sie plötzlich heraus, doch schwanger geworden zu sein. Ihr Gynäkologe war voller Freude. Er sprach von einem Wunder und wollte Champagner bringen.

Nancy teilte keineswegs die Ansicht ihres Arztes. Ein eigenes Kind mit 42 Jahren, jetzt, wo sie die Hoffnung längst begraben hatte? Ihre zweijährige Bea wachte immer noch mehrere Male mitten in der Nacht auf. <<Wenn ich mich aus dem Bett quäle, um zu ihr zu gehen, denke ich mir immer, wie anstrengend es wohl sein wird, ein Neugeborenes zu haben. Wie will mein älter werdender Körper jemals in der Lage sein, für ein Baby zu sorgen>>.

Nancys Mann John teilte ihre Ansichten. Beide fühlten, ihre Familie sei komplett. Ein biologisches Kind erwies sich wie ein

Eindringling. Nancy war überzeugt, es käme nur eine Abtreibung in Frage. Als sie bei ihren Freundinnen, die alle eine Abtreibung hinter sich hatten, Unterstützung suchte, merkte sie, dass diese eher zögerten. Doch dann kam das Beratungsgespräch in der Abtreibungsklinik. Nach zwei Minuten wusste Nancy, dass sie es nicht über ihr Herz brachte, ihr Kind abzutreiben. Sie schaute auf das Ultraschallbild und war geschockt. <<Mein Kind hatte Arme und Beine. Vier Wochen zuvor, bei ihrem Arzt, sah das Baby doch eher aus wie ein Reiskorn>>. Nancy verließ die Klinik. Draußen im Sonnenschein wurde ihr bewusst, dass sie ein Kind bekommen würde.

Zwei Wochen später packte sie gerade alte Kleider weg, als ihre Tochter Roma anfing zu protestieren. Wir brauchen einige Dinge für das Baby, sagte sie. Nancy hatte ihrer Tochter bis dahin noch nichts von ihrer Schwangerschaft erzählt. <<Alles wird gut gehen. Mehr als gut gehen. Ob ich glücklich bin? Ich glaube schon>>, bemerkte sie[26].

Überraschungen gibt es immer wieder. Neulich sagten Ärzte einer Frau, sie könne nur anhand einer In-Vitro-Fertilisation schwanger werden. Der Grund läge daran, dass ihre Geschlechtsorgane doppelt ausgebildet waren. Der Befund eines *Uterus Didelphys* wurde bei einer Routine-Untersuchung festgestellt. Der Traum von Jane Woodhead aus Barry, South Wales, war zerplatzt. Niemals wird sie auf natürlichem Weg ein Kind haben können. Die damals 40-jährige Jane war verzweifelt. Sie wusste, dass selbst eine In-Vitro-Fertilisation zu 75 bis 85 Prozent vergebens war. Mit einem Alter über 40 war ihre Chance noch geringer. Dazu kamen die hohen Kosten, die vielen Versuche, denen sie sich hätte unterziehen müssen. Eigene Eizellen kamen für sie auch nicht mehr in Frage. Zudem starben unweigerlich mehrere Embryos bei dem Versuch, Kinder zu bekommen. Zuviel hergestellte Embryos wurden entsorgt oder für einen evtl. späteren Gebrauch eingefroren.

Als Jane bald darauf ihren Arzt wegen Übelkeit aufsuchte, hörte sie, dass sie keine In-Vitro-Fertilisation benötigte. Sie sei in der siebten Woche schwanger.

<<Das war unglaublich. Ich fühlte mich seit einigen Wochen nicht sehr wohl. Meine Ärztin wollte einen Urintest. Ich lehnte ab, denn auf natürliche Weise konnte ich absolut nicht schwanger werden. Die Ärztin verkündete, dass ich dennoch in anderen Umständen sei. Das war ein fast unreelles, jedoch sehr erhabenes Gefühl>, erläuterte Jane.

Ihre Schwangerschaft wurde streng überwacht. Die Mediziner sorgten sich um ihre Gesundheit. In 39 Wochen wurden 17 Ultraschalluntersuchungen durchgeführt. Dann gebar Jane ihre Tochter, Grace Violett. <<Ein Gewitter suchte sie sich aus, um auf natürlichem Weg auf die Welt zu kommen. Der Sturm startete, als man mir sagte, ich solle pressen. Nach zehn Minuten kam mein Kind. Das Donnern hörte abrupt auf. Dieses Geschehen machte meinen Mann und die Hebamme sehr betroffen. Sie fingen an zu schweigen. Unsere Grace ist ein Wunder. Ich kann sie nur immer wieder anschauen und es immer noch nicht glauben, dass sie mein Kind ist>>, sagte Jane[27].

Es gibt dennoch den extrem seltenen Befund, gar keinen Uterus zu haben. Man bezeichnet es als das *Mayer-von-Rokitansky-Küster-Hauser-Syndrom*, weder einen Uterus noch eine Vagina zu besitzen. Bei einem 14-jährigen Mädchen fand man unauffällige Eierstöcke, doch der Rest der inneren Geschlechtsorgane fehlte[28].

So ähnlich ging es wohl auch Hayley Haynes. Als sie 19 Jahre alt war, stellten Ärzte fest, dass alle ihre inneren Geschlechtsorgane fehlten. Ihr wurde gesagt, sie hätte ein *Androgen-Insensitivity-Syndrome*. Vom Genotyp sei sie mit XY Chromosomen ein Mann.

<<Als man mir sagte, dass ich keine Gebärmutter hätte, fühlte ich mich krank und verwirrt. Meine größte Angst war, dass ich niemals Kinder haben könnte. Plötzlich fehlte ein großer Teil meines Lebens. Ich erlebte mich wie nur noch eine halbe Frau und habe mich geschämt. Wie sollte ich jemals einem Freund, der an mir interessiert ist, sagen, dass ich genetisch selber ein Mann bin>>, erklärte sie im Gespräch mit dem britischen *The Mirror Newsmagazine.*

Ihr Freund Sam, mit dem sie seit ihrem 16. Lebensjahr beisammen war, war ihr einziger Vertrauter. Er war nicht nur ihr treuester Freund, sondern wurde ihr Ehemann.

Neun Jahre später bekam sie trotz allem Zwillinge. Es war nicht nur für die Eltern ein Wunder. Ein Spezialist vom *Royal Derby Hospital*, den sie 2007 aufsuchte, meinte, er könne Hayley behandeln. Er fand eine winzig kleine Gebärmutter, die sich durch Hormongabe vergrößern ließ. Auf natürlichem Weg konnte sie nicht schwanger werden. Das Paar zahlte 10.500 britische Pfund für eine künstliche Befruchtung. Ihre Krankenkasse zahlte nichts. <<Erst sagt man mir, ich könne keine Kinder haben, dann bestätigt man mir, es sei doch möglich. Und nun verweigert man uns die nötige Hilfe>>. Das Ehepaar wollte nicht aufgeben. Mehr als die Hälfte von ihren Ersparnissen zahlten sie für eine In-Vitro-Fertilisation an der *Cyprus Klinik* im April 2014. Es wurden 13 Eizellen entnommen, von denen nur zwei für eine Befruchtung in Frage kamen. Hayley Haynes wollte unbedingt Mutter werden. Sie hoffte, sie würde schwanger werden. Zehn Tage musste Haynes nach der künstlichen Befruchtung liegen. Ärzte sagten ihr, sie hätte eine 60-prozentige Chance. Nach 10 Tagen machte sie einen Schwangerschaftstest, der positiv war. Sie bekam Zwillinge. <<Mutter zu werden, war der wundervollste Moment in meinem Leben. Darcey und Avery sind die süßesten kleinen Mädchen auf der ganzen Welt. Die beiden Babies haben uns so viel gekostet. Nicht nur unser Portmonee ist leer, wir sind auch emotional ausgelaugt: aber ich würde es ohne zu zögern wieder tun, nur um ein Mal mit meinen Mädchen zu kuscheln>>.

Dr. Geetha Venkat von der *Harley Street Fertility Clinic* in London ist sehr beeindruckt. <<Normalerweise sorgt das weibliche Hormon Östrogen dafür, dass die Geschlechts-Organe reifen. Hayley fehlte dieses Hormon. So gaben wir es ihr. Sie hatte Glück, dass wir ihr mithilfe der modernen Technologie helfen konnten. Es ist wirklich eine erstaunliche Geschichte>>[29]."

3.5 Konstellation des Kinderkriegens

„Warum", fragt Mathilde. „Warum zahlt die Krankenkasse nicht? Die Gründe eines horrenden Embryonenverbrauchs leuchten mir ein. Doch handelt es sich dabei nicht um eine mittelalterliche Sicht, die oft von sehr konservativen Kreisen vertreten wird? Wenn ich nicht irre, sind es vor allem die Katholiken, die meinen, Sex gehört in die Ehe und müsse offen sein für Nachkommen? Eine Trennung der Reproduktion von Sex und Vergnügen, wie es uns die moderne Biotechnologie ermöglicht, wird von vornherein abgelehnt."

„Meine Schwester", fällt Leonhard ein. „Sorgte neulich mit genau dieser Frage für reichlich Gesprächsstoff. Jessica berichtete von ihrer ehemaligen Schulfreundin, mit der sie sich in einem Lokal traf. Es war fast schwer, einen gemeinsamen Termin zu finden, denn ihre Freundin ist eine viel beschäftigte Single Karrierefrau.

Jessica ist glücklich verheiratet. Sie hat ihren Beruf als Akademikern an den Nagel gehängt. Sie widmet sich nun ganz der Kindererziehung. Sie kamen auf die katholische Kirche zu sprechen. Die Frage war, warum die katholische Kirche so auf ihre Sexuallehre fixiert ist. Meine Schwester war auf all diese Fragen durch meinen Vater gewappnet, der in diesem Punkt die Lehre seiner *Kollegen* teilt.

Genau genommen verbietet die jüdische Tradition vorehelichen Geschlechtsverkehr, wie auch Sex außerhalb der Ehe. Die ersten Christen waren Juden. In der heidnischen Kultur, in der sie lebten, gab es unzählige Sexpraktiken. Die Tempel der antiken Götter wurden als Bordelle gebraucht. Tempel-Prostitution war üblich.

Damals, bei den orgiastischen Riten des Dionysos Bacchus (Rufer), dem Gott des Weines, der Freude, der Trauben, der Fruchtbarkeit, des Wahnsinns und der Ekstase, wurden wilde Tiere verspeist und die *freie Liebe* zwischen den Geschlechtern genossen.
In dem Drama *Die Bakchen* werden die Absurditäten der heidnischen Kulte geschildert. Die Bakchantinnen haben nicht nur kleine Rehböcke zerrissen und gegessen, sondern auch Pentheus, den König von Theben. Seine Mutter zerriss ihn, zusammen mit ihren Schwestern. Pentheus rief:

<<Mutter, töte ..... nicht dein Kind. Die aber, Schaum vorm Mund, die Augen hin und her wild rollend...hörte nicht auf ihn. Und packend mit den Händen ihm den linken Arm, Gegen die Rippen tretend des Unseligen, Riss sie heraus die Schulter... Ino war auf der anderen Seite tätig>>. Die Mutter erwachte erst aus ihrer dionysischen Raserei, als sie schon den abgerissenen Kopf ihres Sohnes in der Hand hat[30].

Dieser kleine Exkurs soll zeigen, wie sehr Juden besorgt waren, sich nicht mit den Heiden zu identifizieren. Dazu gehörten sexuell übertragbare Krankheiten, die man damals nicht heilen konnte. Die Leute starben in den Straßen der Städte.

Der einzige Weg, dem zu entkommen und zu überleben, war Enthaltsamkeit. Disziplin und Treue in der Ehe hat die Kulte überwunden. Dass Römer ungeliebte Babies aussetzten, damit sie sterben, verdeutlichte ihre Einstellung zum Leben. Die *Weltanschauung* der Christen, keinen Sex vor oder außerhalb der Ehe zu haben, bildete den Grundstein von Familien.

58 Prozent der Amerikaner meinen, eine Ehe sei die öffentliche Anerkennung einer Beziehung, von der beide Partner profitieren. Eine Ehe wird durch das Gesetz definiert.

Es ist in Wirklichkeit viel mehr als nur eine finanziell vorteilhafte Partnerschaft. Es verbindet nicht nur Mann und Frau, sondern bezieht jedes Kind ein, das die Eltern bekommen. Es ist eine Gemeinschaft des Lebens und der Liebe. Nicht jedes Ehepaar kann Kinder bekommen, aber jedes Kind hat einen Vater und eine Mutter. Eine Ehe ist die einzige zivile Institution, die speziell darauf ausgerichtet ist, Kinder mit ihren Mütter und Vätern zu vereinen.

Viele Missverständnisse über die Ehe sind entstanden, weil wir heute gerne Sexualität von der Prokreation trennen. Wir sehen die Ehe nicht mehr als ein Bündnis an, welches dem Glück eines liebenden Paares dient.

Kinder sind nicht mehr der Grund, warum Leute heiraten. Man diskutiert diesen Punkt kaum noch, wenn man heiraten will. Ein Kind sieht die Ehe mit anderen Augen. Ein Kind sieht die Familie als einen Platz, der ihm Geborgenheit bietet, als einen einmaligen Ort, wo es von den Eltern bedingungslos geliebt wird. In der Ehe entscheiden sich der Mann und die Frau frei füreinander. Die Ehepartner können nicht durch beliebige andere Menschen ersetzt werden. Ihr Kind wird zum Geschenk. Es hat den gleichen Wert und die gleiche Würde vor beiden Eltern. Es wird für sie unersetzbar. So wie das Kind seine Eltern nicht austauschen kann.

Unsere Eltern sind ein Teil von dem, was wir sind. Ein Teil unserer Identität. Unsere Kinder und Enkelkinder verdienen es, eine Familie zu haben. Auch wenn das Kind adoptiert wurde. In den USA leben nur 46 Prozent der Kinder in einer Familie mit ihrer Mutter und ihrem Vater. Ein Zusammenbruch der Ehe hat soziale und humane Konsequenzen.

Ron Haskins und seine nach links tendierende *Brookings-Institution* dachte sogar an eine eigene TV-Sendungen, um das Verhalten junger Leute zu beeinflussen. So wie die Reklame gegen das Rauchen, den Alkohol oder gegen Fettleibigkeit fast überall zu sehen ist. Das Ziel besteht darin, Menschen zu animieren, erst zu heiraten, bevor sie Kinder bekommen. Es ist ein fundamentales Menschenrecht der Kinder zu wissen, wer seine Eltern sind, um von ihnen geliebt zu werden. Keinem sollte das Recht gegeben werden, ein Kind zu kreieren, mit der Intention, ihm einen Teil seiner Identität zu nehmen[31].

Wir alle kennen die vielzitierten Reproduktions-Rechte der Frau. Meist bezieht man das nicht auf die In-Vitro-Fertilisation oder Samenspender. Man versteht eher darunter, dass Mütter ihr Kind nur dann austragen, wenn es ihnen passt.

Man hat heute ein Recht, ungewollte Kinder abzutreiben. Das Leben vor der Geburt wird nicht mehr geschätzt. So wie Alte, Gebrechliche und Behinderte in unserer aufgeklärten Sicht ein Recht auf Sterben haben sollen, weil man keinen Wert im Leid sieht. In Belgien ist es erlaubt, behinderte Kinder zu töten. Gesetze, die Kinder und Schwache schützen, gibt es nicht mehr.

Oft hört man, Teenager haben ein Recht auf geschützten Sex. Man versteht darunter, sie sollen nicht schwanger werden. Wer schützt sie, ausgenutzt oder missbraucht zu werden? Auch behütet sie keiner davor, als eine Art Handelsware in der Sexindustrie zu dienen. Bedeutet Reproduktive-Freiheit, frei davon zu sein, gebraucht oder ausgebeutet zu werden? Wird der freie Wille der Frau geachtet? Werden Frauen geschätzt und geliebt bis zu ihrem Tod? Oder sieht man sie nur als Objekt.

Und ältere Frauen? Wie viele von ihnen haben es aufgegeben, nach ihrem Traummann zu suchen? Bisher schlitterten sie nur von einer missglückten Beziehung in eine andere. Sie wurden einmal mehr hintergangen und ausgenutzt. Es wird ihnen vorgehalten, es sei ihre Schuld, dass sie versagten, obwohl sie doch nur dem Diktat der modernen Gesellschaft folgten.

Schauen wir uns das Leben einer 40-Jährigen an. Sie hat von der Reproduktiven-Freiheit Gebrauch gemacht. Nur reproduziert hat sie sich nicht. Jetzt ist sie alleine. Ihre Familie will nichts mehr von ihr wissen. Vielleicht hat sie ein Kind, doch oft fehlt ihr der Mann, der sie beschützt und für die Familie sorgt. Wir alle kennen Single Mom's, die sich abmühen, ein Einkommen, den Haushalt und die Kindererziehung unter einen Hut zu bekommen. Kinder, denen der Vater fehlt, entwickeln sich längst nicht so gut wie Kinder, die eine geborgene Familie haben[32].

Die ganze Wirtschaft leidet mittlerweile darunter. Häuser und Wohnungen werden knapp, weil nur noch Singles darin wohnen.

The lone motherhood, ist vor allem eine amerikanische Spezialität. 1960 begann der Trend, gefördert durch die sexuelle Revolution, die Pille und die einflussreichen Anti-Ehe propagierenden Feministinnen. Vor allem der amerikanische Individualismus sorgte für Kinder, die mit einem Elternteil aufwuchsen.

Andrew Cherlin schreibt in seinem 2009 erschienen Buch: *The Marriage-Go-Round,* dass amerikanische Frauen um die 30 bereits Jahre als alleinerziehende Mutter hinter sich haben. Die *single-mother-revolution* ist eine ökonomische Katastrophe für Frauen. Armut herrschte 2012 bei 8,8 Prozent der Bevölkerung bei Familien, jedoch 40 Prozent der Single Mutter Haushalte sind in Amerika arm[33].

Das Konzept der Familie hat sich bisher am besten durchgesetzt. Christen und Juden, die sich strikt an die Regeln ihrer Religion halten, überleben selbst die modernen Zeiten. Sei es auch nur, dass sie sich nicht über den *natürlichen Weg* an Aids oder sexuell übertragbaren Krankheiten anstecken.

So lebten sie lange genug, um ihren Glauben an ihre Kinder weiterzugeben. Einige gehen sogar so weit zu sagen, die menschliche Gesellschaft betrachtet Sex auf zweierlei Weise. Wenn er nur als eine Beschäftigung gesehen wird, die dem Vergnügen dient, stirbt die Menschheit aus. Wenn er jedoch der Reproduktion dient und damit der Familie selbst, überlebt die Gesellschaft.

Singles haben die Wahl, ob sie eine Frau wollen, mit der sie eine Familie gründen und so das 2000 Jahre alte Konzept weiterleben. Manchmal entscheiden sie sich für ein ungebundenes Leben, in dem alles möglich zu sein scheint. Doch wenn man hinter die Kulissen schaut, erschrickt man oft, wie feindselig diese Lebensform gegenüber den Rechten der Frau ist.

Das war jetzt eine lange Einführung", sagt Leonhard. „Die Freundin meiner Schwester Jessica berichtete von ihrem Freund James. Sie waren einige Monate zusammen. Dann wurde die Freundin schwanger. James Antwort auf die Neuigkeiten war: <<Entweder er oder das Baby>>. Meine Schwester versuchte ihre Freundin, so gut es ging, zu trösten. Es wäre doch wichtig, das zu tun, was die Mutter glücklich macht. 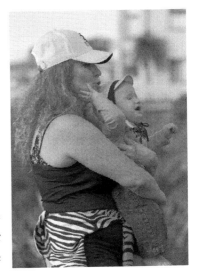 <<Glücklich>>, fragte die Freundin ungläubig zurück. <<Ich war glücklich mit meinem Freund. Ich wollte immer einen Freund, aber kein Baby, wenn er es nicht will. Und nun muss ich mein Kind wegen ihm abtreiben>>, sagte sie unter Tränen.

<<Du musst niemanden abtreiben, vor allem nicht Dein Kind. Warum ärgerst Du Dich über James und seine rauen Worte. Er scheint sich nicht um das Produkt seines Handelns zu kümmern. Er sagt ganz klar, er will Dich nicht mehr, wenn Du ein Kind von ihm bekommst. Würdest Du ihn denn nicht mehr wollen, wenn er ein Kind hätte, Dein Kind>>, konterte meine Schwester. Die Freundin verneinte, räumte aber ein, irgendwann ein Kind haben zu wollen.

<<Was meinst Du, was passiert, wenn Du Dein Kind jetzt abtreibst. Könntest Du einfach so in Dein altes Leben zurückkehren? So, als ob nichts passiert wäre. Wahrscheinlich nicht. Männer haben sich in Sachen Sex nicht geändert. Sie wollen keine Verantwortung übernehmen. Irgendwann willst Du ein Kind, wenn der Mann auch dafür ist. Wenn die Situation anders wäre als jetzt. Momentan hast Du aber ein Kind und keinen Mann. Du fragst Dich, ob Du alleine ein Kind großziehen kannst? Ich finde, Du hast ein Recht, dieses Kind zu haben. Du verdienst es, vom Vater des Kindes respektvoll behandelt zu werden und auch von Deiner Familie. Auch wenn Deine Eltern und Deine Schwestern nicht zu Dir stehen sollten. Es ist Dein Kind, auch wenn es Deine Familie ablehnt. Es sollte Deine Entscheidung nicht beeinträchtigen. Du glaubst, dass Frauen Rechte haben. Ist denn nicht das grundlegendste Recht einer Frau, ihr Kind zu behalten? Es ist Dein Kind und Dein Leben. Vielleicht trennt sich Dein Freund von Dir, wenn Du es behältst.

Deine Familie wird eventuell Deine Entscheidung anerkennen und wenn nicht – sicher es ist schwer, ein Kind alleine zu erziehen, aber es ist nicht unmöglich. Viele versuchen schwanger zu werden. Vielleicht bekommst Du nie mehr die Chance ein anderes Kind zu haben.

Deine Erwartungen an einen Ehemann haben sich geändert. Zumindest weißt Du jetzt, dass es nicht einer sein wird, der keine Verantwortung übernehmen will und nur ein sexuelles Vergnügen sucht. Dagegen ist die katholische Kirche eigentlich schon seit 2000 Jahren[34]>>."

3.6 Fertile Emanzipation

„Kommen wir wieder auf die In-Vitro-Fertilisation", sagt Emily. „Da gibt es noch viel zu sagen. Sie wird bei Frauen jeden Alters als kontrovers angesehen. Der passende Zeitpunkt für den Nachwuchs ist für viele nicht so einfach zu finden. Auf das Studium folgt bei vielen die Karriere. Die moderne Reproduktionsmedizin will mit *Social Freezing* Abhilfe schaffen. Die Möglichkeit, Eizellen zu entnehmen, einzufrieren und bei Bedarf wieder aufzutauen, gibt es schon seit längerer Zeit. Das Verfahren, welches man sich heute zunutze macht, wurde weiterentwickelt. Eine Schock-Frostung sollte eigentlich krebskranken Frauen helfen, noch nach einer Chemotherapie Kinder bekommen zu können. Ihre Eizellen wurden für den späteren *Gebrauch* entnommen.

Das Verfahren besteht darin, Frauen mit einer Hormongabe zu stimulieren, mehrere Eizellen heranzubilden. Die Eizellen werden unter Narkose mit Hilfe spezieller Geräte entnommen und danach in flüssigem Stickstoff gelagert. Bei Bedarf werden sie aufgetaut und befruchtet. Nicht alle Eizellen überstehen den Auftauprozess.

Wenn Frauen diesen Weg der Reproduktion einschlagen wollen, sollten sie zum Zeitpunkt der Eizellgewinnung nicht älter als 35 Jahre sein. Die geschätzte Erfolgsrate pro Stimulation liegt bei etwa 40 Prozent. Bei 39-Jährigen sind es nur noch 30 Prozent und bei den 40 bis 44 Jahre alten Frauen liegt die sogenannte *baby take home rate* nur noch bei ungefähr zehn Prozent.

Selbst Experten haben keinerlei Erkenntnisse darüber, inwieweit epigenetische Veränderungen der Erbinformation in den so gewonnenen Eizellen auftreten können. Man erhofft sich mit dieser Methode das Auftreten von Trisomie 21 verringern zu können, weil die Eizellen jünger sind. Einige Deutsche Reproduktionsmediziner meinen, beim *Social Freezing* handle es ich um eine sinnvolle Reproduktion. Sie liebäugeln mit Israel, wo diese Art der Fortpflanzung als präventive Medizin angesehen wird und rechtlich eindeutig geregelt ist. Allerdings sollten die letztendlich so entstandenen Embryos bis zum 55igsten Lebensjahr der *Mutter* eingesetzt werden.

Nur einige Mitglieder des Deutschen Ethikrats haben bisher Stellung zu *Social Freezing* genommen. Die Vorsitzende des Deutschen Ethikrates, Frau Prof. Dr. Christiane Woopen, äußert sich kritisch. <<Für manche Frauen in speziellen Situationen mag *Social Freezing* eine gute Möglichkeit eröffnen, zu einem späteren Zeitpunkt noch Kinder bekommen zu können. Ich sehe aber auch das große Problem, dass das ohnehin problematische Phasendenken - erst Karriere, dann Kinder, dann wieder Beruf - sich verfestigt und Frauen sich mit Erwartungshaltungen konfrontiert sehen, ihren Kinderwunsch um der Karriere oder wegen anderer Dinge zu verschieben. Wir sollten das Miteinander von Familie und Beruf auf vielfältige Weise fördern. Aber nicht soziale Aufgaben durch medizinische Eingriffe umgehen>>.

Die Deutsche Gesellschaft für Gynäkologie und Geburtshilfe sieht die Altersgrenze der Frau, die nun bis 55 Jahre Mutter werden soll, als medizinisch nicht ideal an. <<Wenn Eizellen jenseits des 45. bis 50. Lebensjahres befruchtet und wieder in die Gebärmutter eingesetzt werden, sinkt die Chance, dass die Schwangerschaft ohne Komplikationen und mit der Geburt eines gesunden Kindes endet.

Das Risiko für Frühgeburten, niedriges Geburtsgewicht, Schwangerschaftsdiabetes und Bluthochdruck der Mutter steigt - auch ohne künstliche Befruchtung – mit zunehmendem Alter>>.

Ungeachtet dessen sind Experten davon überzeugt, dass die Fortschritte der Reproduktionsmedizin die Biologische Uhr der Frauen um zehn bis 15 Jahre erweitern.

Social Freezing wird von den meisten Medizinern anerkannt. Bereits 2012 empfahl die Europäische Gesellschaft für menschliche Reproduktion und Embryologie diese Technik. Auch sie sehen die besten Erfolgschancen bei Frauen, die noch nicht 38 Jahre alt sind. Interessierte Frauen sollten umfassend über diese Technik aufgeklärt werden, fordert das Beratungsnetzwerk Kinderwunsch in Deutschland.

Die Pharmafirma *Ferring Arzneimittel* sowie *MSD Sharpe* und *Dohme* unterstützen die 2006 gegründeten Zentren, die sich zum *FertiPROTEKT-Netzw*erk zusammengeschlossen haben. An mehr als 90 universitären und privaten Kinderwunschzentren aus Deutschland,

Österreich und der Schweiz werden Behandlungen dokumentiert. Die dadurch gewonnenen Resultate will man anwenden, um das Verfahren der Kryokonservierung in Zukunft zu verbessern.

Die amerikanische Zeitschrift *Bloomberg Business* veröffentlichte im April 2014 einen Artikel mit dem Titel: *Freeze your eggs, free your career.* In den USA wurde *egg-cell-freezing* längst nicht so vehement diskutiert wie in Deutschland. Die Einstellung: <<lieber Eizellen auf Eis zu legen, als die Karriere zu unterbrechen>>, wird eher als Privatsache der Frau angesehen, über die man nicht spricht. Man solle lieber nicht zu hohe Erwartungen an *Social Freezing* setzen, betont die *American Society for Reproductive Medicine.*

Robert Edwards, der Erfinder der In-Vitro-Fertilisation, erhielt 2010 den Nobelpreis der Medizin. Damals, 1978, als das erste Retortenbaby geboren wurde, waren viele skeptisch. Die medizinischen, soziologischen, juristischen und ethischen Fragen der In-Vitro-Fertilisation sind bis heute nicht beantwortet. Im Gegenteil, es war der Anfang der fertilen Emanzipation[35].

Aufsehen erregte die Lehrerin Emily Herx, deren Lehrvertrag an einer amerikanischen katholischen Schule nicht verlängert wurde, nachdem sie bekannt gab, sich zum dritten Mal einer In-Vitro-Fertilisation zu unterziehen, um ein eigenes biologisches Kind zu bekommen. Die Lehrerin zog vor Gericht. Die Kirche argumentierte, eine künstliche Befruchtung ist eine erniedrigende, menschenunwürdige, unmoralische Technik, unter der viele Embryos getötet werden. Eine konfessionelle Schule darf von ihren Bediensteten erwarten, die Lehre der Kirche zu respektieren und anzuerkennen. Eine Lehrerin kann nicht verlangen, dass ihre Gesundheitsversicherung, die sie als kirchliche Angestellte über die Diözese bekommt, die Kosten für eine IVF deckt. Derartige Kosten werden in den USA überhaupt sehr selten von Krankenkassen übernommen. Abgesehen davon, dass der Tod von vielen ihrer Embryos in Kauf genommen wird, um ein biologisches Kind zu bekommen.

Die Kirche versteht, wie sehr manche Paare darunter leiden, keine eignen Kinder zu haben. Dass sie sich ausgegrenzt fühlen, weil ihnen der wichtigste Teil in ihrer Ehe fehlt[36].

Die Kirche ist der Meinung, alles sollte getan werden, um eine Zeugung auf natürlichem Weg zu ermöglichen. Dazu gehört z.B. auch die hormonelle Therapie, Operationen, um geblockte Eileiter usw. wieder herzustellen[37]. Techniken wie *Creighton Model Fertility Care*[TM] oder die Natural prokreative Technology, *NaPro-Technology*, weisen meist sogar eine höhere Erfolgsrate auf, ein Kind zu bekommen, als die In-Vitro-Fertilisation. In den Augen der Kirche entmenschlichen moderne Reproduktionstechniken den ehelichen Akt. Er wird zu einem rein technischen Vorgang im Labor degradiert. Kinder werden absichtlich erschaffen. Das ernährende Umfeld, welches der mütterliche Körper bietet, wird gegen ein Kulturmedium in der Petrischale vertauscht, in dem viele der Embryos am Ende sterben. Paare geben Unsummen an Geldern, ja ihre ganzen Ersparnisse aus, für den eventuell erfolglosen Versuch, ein Kind zu erhalten[38].

Eine konfessionelle Schule darf erwarten, dass sich ihr Lehrpersonal vorbildlich gegenüber den moralischen Erwartungen verhält. Das Lehrpersonal unterzeichnete bei seiner Einstellung einen Vertrag, der aussagt, die religiöse und moralische Anschauung ihres Arbeitgebers zu akzeptieren und ihr Lebensweise dementsprechend anzupassen, selbst wenn sie andere Fächer als Religion lehren. Es liegt im Interesse einer Institution, und sei es nur eine weltliche Firma, zu entscheiden, nur den einzustellen, der sich treu zu ihrer Mission verhält.

Jede Pharmafirma hat zum Beispiel ihren Pharmavertreten einen Kleiderkode auferlegt. Jede U.S. Kompanie wird streng hierarchisch und fast militärisch geführt. Diskussionen oder Widerreden, und seien es auch nur Vorschläge, werden überhaupt nicht toleriert. Trotz des viel gerühmten *Freedom of Speech* besteht eine feste Struktur. Jeder, der dagegen angeht, verliert sofort seinen Job.

Im Falle der Lehrerin vertrat die U.S. Kommission für Anwälte für Gleichberechtigung der Angestellten, *Attorneys for the Equal Employment Opportunity Commission* die Meinung, dass nur Vorsteher einer Gemeinde verpflichtet werden sollten, nach der Lehre ihrer Konfession zu handeln. Alles andere bezeichneten sie als Diskriminierung. Sie orientierten sich an der 2012 definierten Auslegung des Hosanna-Tabor Evangelical Lutheran Church and School (EEOC).

Der oberste Gerichtshof der USA war im Fall Herx der Meinung, es läge im Interesse der Gesellschaft, Angestellte nicht zu diskriminieren. Jede Institution habe jedoch das gleiche Recht, nur ihre Getreuen einzustellen und in diesem Fall von allen ihren Lehrern zu erwarten, sich an die Lehren ihrer Institution zu halten.

Das Ansinnen von Frau Herx, die Krankenkasse ihrer Institution solle für die Kosten ihrer dritten In-Vitro-Fertilisation aufkommen, verletze nicht nur die Lehre ihrer Kirche, sie verlange auch noch, dass diese mit dem, was sie als unmoralisch ansieht, einverstanden sein soll.

Frau Herx hat bereits zwei erfolglose In-Vitro-Fertilisationen hinter sich. Jedes Mal werden mehrere Eizellen entnommen und befruchtet, um die Erfolgschancen zu erhöhen. Reproduktionskliniken reden von mindestens zehn Eizellen, die über eine Hyperstimulation gewonnen werden müssen. Besser sind mehr, so dass man am Ende zumindest zehn Embryos hat. In Fall von Frau Herx wurde bisher kein Kind geboren. Ihre geschaffenen Embryos wurden entweder ausselektiert oder starben im Laufe des Verfahrens.

2011 informierte Frau Herx ihren Pfarrer über ihr Vorhaben einer weiteren In-Vitro-Fertilisation. Dieser, aber auch der Bischof erklärten ihr die Gründe, wieso die Kirche diesen Schritt als moralisch falsch ansieht und baten sie, das Vorhaben zu überdenken.

Die Eltern einer konfessionellen Schule hätten ein Recht darauf, von den Erziehern ihrer Kinder zu erwarten, dass diese in ihrem Sinne unterrichtet werden und nicht von Leuten, die ein schlechtes Beispiel geben, ihre Mitmenschen durch ihre Handlungen verwirren oder sogar andere mit ihren Taten beeinflussen. Da die Lehrerin nicht einsah, dass ihr Handeln skandalös war, blieb der Schule nichts anderes übrig, als ihren Vertrag im folgenden Jahr nicht zu erneuern[39]."

„Fast konträr wirkt demgegenüber der Satz von Mary Eberstadt[40]: <<Die Kirche solle endlich den Bann, der auf der Benutzung von Verhütungsmittel liegt, lösen. Wir brauchen keine Babies mehr auf dieser Welt>>", bemerkt Leonhard. „Die moderne Kultur ist der Ansicht, dass das Gebot Gottes aus Genesis 1:28: *Seid fruchtbar und mehret euch*, schon lange im Zeitalter der Überpopulation überholt ist. Gott gerät mehr und mehr ins Abseits der modernen Gesellschaft. Selbst das Amerikanische *Time Magazine* erklärte 1966 in einer Aufschrift: *Gott als Tot*. Menschen verloren dadurch immer mehr ihren Glauben und ihre Hoffnung. Papst Johannes Paul II., schrieb in Evangelium Vitae, 21-24, von *der Verfinsterung der Sinne für Gott und den Menschen*. Das menschliche Leben verliert seinen Wert.

Die westliche Kultur sieht heute Sex als Freizeitbeschäftigung an. Moralische Bedenken darüber haben schon 1968 die Beatles in ihrem *White Album* abgeschafft. Paul McCartney singt darin <<Why don't we do it in the road>>.

Im gleichen Jahr wendet sich Papst Paul VI. in Humane Vitae an die Menschen guten Willens. Der göttliche Schöpfungsplan drückt sich in den biologischen Gesetzen aus. Die personale Begegnung zwischen Mann und Frau als ganzheitliches Miteinander wird in der Ehe verwirklicht. Es handelt sich dabei um eine sinnlich-geistige Liebesgemeinschaft, welche den Fruchtbarkeitsauftrag aufgrund der biologischen Gesetze erfüllen soll[41]. Kontrazeption ist so gesehen gegen das Leben gerichtet.

Humane Vitae bestreitet nicht die Vorteile, die uns moderne Technologien bieten. Im Gegenteil, Papst Paul VI. spricht von einer beachtlichen Entwicklung, die uns den biblischen Auftrag <Macht euch die Erde untertan>, verdeutlicht. Er sieht die große Verantwortung, die Schöpfung zu bewahren. Der Mensch hat jedoch nicht die absolute Herrschaft über seinen Körper und seine natürlichen Funktionen. Verantwortungsbewusste Elternschaft bei der Aufgabe, das Leben weiterzugeben, darf nicht willkürlich erfolgen. Eltern sind verpflichtet, ihr Verhalten auf den göttlichen Schöpfungsplan auszurichten[42].

Humane Vitae wurde weltweit kaum beachtet. Ehepaare verachteten das Grundanliegen der Enzyklika und trafen ihre eigenen Entscheidungen, die meist zugunsten der künstlichen Kontrazeption getroffen wurden.

Gäbe es keine Separation von Fortpflanzung und Sex, hätten wir keine moralischen Herausforderungen wie Homosexualität, In-Vitro-Fertilisation, Stammzellforschung usw. Das erste Retortenbaby, Louise Joy Brown, wurde auf den Tag genau zehn Jahre nach der Veröffentlichung von Human Vitae geboren. In der heutigen Gesellschaft wird die künstliche Befruchtung als ein moralisch akzeptabler Vorgang einer Baby-Making Technologie angesehen. Es ist *einfach* nur ein anderer Weg, unfruchtbaren Paaren zum Kind zu verhelfen. Anstatt dem Leben zu dienen, manipuliert die In-Vitro-Fertilisation den Beginn desselben. Klone und embryonale Stammzellforschung sind weitere Konsequenzen[43]."

4. DIE FRAGE NACH DER INTERVENTION

Mathilde ergreift das Wort. „2015 erwartete ein amerikanischer Professor von seinen 200 Studenten, Pro-Choice zu sein. Sonst hätten sie ihren Anspruch als Akademiker verwirkt. Nur noch *rückständige Leute* würden sich für das Leben einsetzen. Dennoch verlangte der Professor, Pro-Life Studenten sollten aufstehen. Aus Sorge vor Repressalien trauten sie sich nicht.

Man meint fast, Gleichgültigkeit und Verwirrung ersetzen den Glauben an Gott. Sonst wären im amerikanischen Fernsehen nicht die Filme über Spukhäuser oder Geister, Besessene, gesichtete Big-Foots, Monster und unerklärliche Phänomene so beliebt.

Statt eines katholischen Priesters holt man *Paranormale Investoren*, um sich von seinen Ängsten zu befreien. Altes und neues Heidentum sorgen nicht nur in den USA für Nervenkitzel. Immer mehr beobachtet man eine okkulte Faszination um Halloween. Ein Nervenkitzel, der meist aus Naivität oder einfach nur *for fun* Einzug in die Familien hält.

Halloween war ursprünglich ein heidnisches Fest der Kelten. Man nannte es *Fest der Toten*. Auf Altären und Türschwellen brachte man den *wandernden Verstorbenen* Nahrung und Opfergaben dar. In der *Nacht der Magie* sollte man nach Einbruch der Dunkelheit nicht unterwegs sein. Die meisten Leute verkleideten sich als das andere Geschlecht, um die Geister, die in dieser Nacht umher schweifen, in die Irre zu führen, erläutert eine Naturreligion-Webseite.

70% der Amerikaner feiern immer noch dieses alte keltische Fest. Viele wissen wohl gar nicht, worum es sich handelt. Anstatt der dicken Kürbisse, die ausgehöhlt wurden, damit sie den Schutzgeistern ähneln, stellt man heute dünne Kürbisse vor die Türe, um den Kinder zu symbolisieren, dass es keine Süßigkeiten mehr gibt, die eigentlich nur Diabetes verursachen.

In den *Treats* werden Allergene vermutet. Deswegen verteilen verantwortungsbewusste Amerikaner Kugelschreiber, Spielzeug oder sonst wie nützliche Gegenstände an die von Haus zu Haus herumziehenden Kinder. Die verkleideten Kinder sagen nicht mehr: *Trick or Treat*. Heute heißt es: *Trick or Toys*[44].

Früher war der Tag, an dem man die *Herren der Toten* ehrte, in den USA so verrufen, dass man ein Feier-Verbot verhängte.

Im Mai 1977 schrieb Bill Schnoebelen im *National Geographic*: <<Am 31. Oktober, dem Keltischen-Fest der Samhain, wurden früher Menschen und erstgeborene Kinder geopfert>>. – Es ist eine Nacht, in der boshafte Geister ihr Unwesen treiben und ihre einstigen Wohnstätten wieder aufsuchen, schreibt cbn.com, ein Christliches Network.

Am Anfang des siebten Jahrhunderts führte Papst Gregor I. *Halloween* ein. 601 erließ er ein Edikt. Man wollte heidnische Sitten und Gebräuche der Menschen christlich umformen. So wurde das Fest Allerheiligen auf den 1. November gelegt und der Abend vor Allerheiligen (all hallows eve) wurde zu Halloween.

Viele Amerikaner lächeln über all das und tun es als altmodisch ab. Sie feiern Partys und denken sich nichts. Aber einige sind doch der Meinung, in dieser Nacht leichter mit dem Übernatürlichen in

Verbindung treten zu können[45].

Viele sind sich nicht bewusst, wie sehr heidnische Kulte und die New-Age-Bewegung bereits unsere Gesellschaft unterminiert haben. Der Atheismus, die Amoral, ein fehlender Glaube, ja eigentlich die Nivellierung des Bösen selbst scheint daran nicht ganz unschuldig, analysiert Jeanne Ewing die Lage in ihrem Bericht *Fascination and Trappings of the Occult and their unexpected consequences*[46].

Die heutige Gesellschaft ist fasziniert von Zombies, Vampiren, Hexen und Zauberern. In ihren Augen handelt es sich sogar um friedliche Dinge, die einen Hauch von etwas Heiligem, ja Göttlichem in sich tragen. Sie sind alles andere als langweilig.

Wenn Halloween näher rückt, steigert sich diese Faszination für Okkultes, für dunkle Künste und Magie. Es scheint verführerisch, weil wir ja eigentlich etwas tun, was wir dennoch als Verbot ansehen. Der Nervenkitzel, den wir verspüren, reizt uns. Wenn wir uns vor etwas fürchten, sind wir plötzlich hellwach. Ehrlich gesagt, genießen auch einige die Angst, die aus lauwarmer Routine reißt, schreibt Ewing.

Die Geister, die ich rief – hat uns nicht schon Göthe davor gewarnt? – Die Macht des Bösen, die unseren Seelen schadet, davon berichtet schon die Bibel.

Ewing berichtet aus eigener Erfahrung. Sie besuchte eine katholische Schule in den USA. In der Mittelstufe wurde sie neugierig und wollte alles Übersinnliche erforschen. Sie wollte in die Tiefen des Unbekannten vordringen und bat um die Gabe des Hellsehens. Eine Wahrsagerin sollte ihr die Zukunft voraussagen. Sie studierte Astrologie.

Die magischen Gepflogenheiten, an denen sie teilnahm, spielte sie als harmlos herunter und sagte sich, sie wolle ja nur hinein schnuppern. Sie las Bücher über Geister und Spukhäuser. Verschwiegen wurde ihr Leben, in dem die Dunkelheit herrschte. Sie dachte über sich selbst, sie sei sehr aufgeklärt.

Unbewusst rutschte sie ins teuflische Reich ab, wie sie es später nannte. Langsam und fast unbemerkt wandte sie sich von Gott ab. Teuflische Alpträume quälten sie fast jede Nacht. Damit verbunden wackelte ihr Bett sehr heftig, schreibt Ewing. Bruder und Vater wurden terrorisiert. In der Nacht schwebten sie über ihren Betten.

Im Haus der Familie waren Schritte zu höheren, Türen fielen zu und Stimmen riefen ihren Namen. Als sie sah, wie ihre Familie litt, überkam sie eine tiefe Scham. Sie berichtete ihren Eltern, was sie getan hatte, als sie bei Freunden übernachtete. Ihre Eltern rieten Jeanne, zur Beichte zu gehen, um dem Bösen zu widersagen. Sie folgte dem Rat und erlebte eine authentische Heilung. Sie kehrte sich ab von der makabren Faszination des Unbekannten. Später schrieb sie:

<<Gott will, dass wir uns nur ihm zuwenden und nicht falschen Ideologien oder häretischen Philosophien nachrennen. Er will unsere ganzes Herz, damit wir die Wahrheit und Schönheit seiner bedingungslosen und unerschütterlichen Liebe erkennen>>.

Antworten auf unsere irrigen Lebenswege können wir nur in Gott finden. Heute sieht Jeanne, wie sehr das Okkulte unser Leben beherrscht. Sie wünscht sich so sehr, sie hätte eher gewusst, dass man

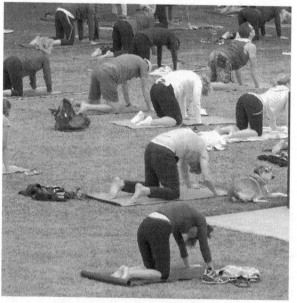

nicht aus Neugierde oder Spaß dem Widersacher die Türe in sein Leben öffnen kann.

Viele ihrer Freunde tun aber genau dieses, ohne eigentlich zu wissen, was sie tun. Heute gibt es viele Katholiken, die sich von der Kirche entfernen. Manchmal durch anscheinend *harmlose* Praktiken wie Yoga und fernöstliche Meditationen, die man akzeptiert, ohne sie zu hinterfragen. Wenn wir jedoch genauer hinsehen, bemerken wir die Irrtümer, mit denen sie befallen sind, schreibt Jeanne.

Heute halten sie und ihr Mann Vorträge über okkulte Praktiken und Zauberei. Auch Videospiele wie *Grand Theft Auto*, ja selbst die Lieder von *Lady Gaga* oder die Bücher von *Harry Potter* enthalten okkulte Inhalte.

<<Leider scheinen wir heute die Infiltration der Medien mit dem Okkulten zu akzeptieren. Unsere Großeltern wären wohl aus ihren Betten gefallen, wenn sie wüssten, womit wir uns heute beschäftigen. Heute sind wir nicht mehr offen genug, diese Phänomene in unserer Kultur bloßzustellen>>, erklärte Jeanne.

Ob sie Recht hat? – Ein Blick in die Zeitung genügt. Im *Wisconsin State Journal* wurde am 26. Oktober 2014 über ein Ehepaar berichtet[47], das anderthalb Jahre an einem Spukhaus arbeitete, wo man eine Nacht für 25 Dollars verbringen kann. Ihr Anwesen liegt im sog. *Wisconsin Scaryland*. Das Haus von Guz Kitchell und seiner Frau Sahra ist unter den 200 gelisteten Geisterplätzen des Staates Wisconsin aufgeführt. Dazu gehören Spukhäuser, Ställe, Wälder, Maisfelder und Zombie-Jagdgebiete.

Der 43-jährige Kitchell ist selbständig, er stellt Deodorants her. Seit 2009 verkauft er nebenbei Halloween-Dekorationen für die Vorgärten oder auch als Inneneinrichtungen von Restaurants. Er gründete die Firma Halloween FX Props.

<<Es ist ein florierendes Geschäft>>, sagt er. Die Stadt von Westport, wo sein *Haunted House* steht, hat diese makabre Attraktion genehmigt. Nur die Nachbarn beschwerten sich. Deshalb konnte das Haus erst dann für den Publikumsverkehr freigegeben werden, nachdem er eine fünf Millionen-Versicherung abgeschlossen hatte.

<<Soweit haben wir keine Probleme>>, betont der Eigentümer. Er betrachtet die Angelegenheit als kontrovers und nennt seine Nachbarn Spaßverderber[48]."

„Das erstaunt mich", fällt Leonhard ins Wort. „Gerade in den USA hört man immer mehr von den überbehüteten Kindern des amerikanischen Nanny-Staates. Wieso setzt man nun Kinder nicht ganz ungefährlichen Praktiken aus, wenn man die Nacht der Geister feiert? Einige behaupten sogar, an Halloween sieht man, wie viele Kinder es eigentlich in der Nachbarschaft gibt, Kinder, die sonst nicht mal auf der Straße spielen dürfen, die immer überwacht werden von Lehrern, Nannys, Sportlehrern!

Laut einer Studie der Universität von Kalifornien verbringen Mittelschichtkinder 90 Prozent ihrer Freizeit zuhause vor dem Fernseher, Computer oder mit Videospielen. Zur Selbständigkeit werden sie nicht erzogen. Das kann man gar nicht. Wenn Kinder alleine irgendwo auf der Straße spazieren, kommt gleich die Polizei und bringt sie nachhause. Mit dem Resultat, dass Polizisten und Sozialarbeiter die Eltern ständig danach aufsuchen, weil ihnen der Vorwurf gemacht wurde, ihre Kinder vernachlässigt zu haben.

Die Behörden haben es in den USA schon lange übernommen, Eltern über die Gefahren *da draußen* aufzuklären. Danielle Meitiv von der Washington Post berichtete als erstes darüber, dass Kinder ohne Einwilligung der Eltern befragt wurden, ob sie von ihren Eltern vernachlässigt werden. Danielle erklärte: <<Ich möchte ihnen nur dieselbe Freiheit und Unabhängigkeit geben, die ich als Kind einst hatte>>.

Seit dem Zeitungsbericht reißt die Debatte über eine übertriebene *Helikopter-Elternschaft* nicht ab. Lenore Skenazy, die 2011 die *Free Range Kids* Bewegung gegründet hat, sagte: <<Wir sind eine hysterische Kultur geworden>>. Sie ließ damals ihren neunjährigen Sohn alleine mit der U-Bahn in New York fahren. Danach brach ein Sturm der Entrüstung über sie herein. Im Fernsehen und Rundfunk tadelte eine Psychologin die Mutter. Sie wurde als *schlimmste Mutter Amerikas* tituliert. Skenazy meint, dass nicht die Eltern an der *Überbehütung* der Kinder schuld sind. Es ist die ganze Kultur, die den Eltern einredet, ihre Kinder 24/7 im Auge zu behalten. Als Verbündeten hat sie die Industrie, die ständig neue Überwachungs-Gadgets auf den Markt bringt. Das fängt schon mit der Geburt an. Standardmäßig messen Geräte bei Neugeborenen Herzschlag, Puls, Blutdruck und Atemfrequenz. Handys schalten auf ein Außenmikrophon um, wenn

Kinder in der Schule nicht innerhalb von zehn Sekunden ihr Telefon abheben. Skenazy spricht von einer regelrechten Angst-Industrie. <<Immer sofort das Schlimmste anzunehmen, nimmt den Kindern ihre Kindheit>>.

Angst bewegt amerikanische Eltern, ihre Kinder nie unbeaufsichtigt zu lassen. Damit verlieren die Kinder ihre Freiheit.

Jeffrey Dill, Projektleiter einer Studie der Universität in Virginia, interviewte 100 Eltern aus ganz USA, um Einblicke in die Erziehung zu erhalten. <<Viele erinnern sich an eine Kindheit mit fast unbegrenzten Freiheiten, als sie Fahrrad fahren oder durch Wälder, Straßen und Parks streifen konnten, unbeobachtet von ihren Eltern>>.

Genau diese Eltern können sich das bei ihren eigenen Kindern nicht vorstellen. Eine Urangst vor Entführungen des eigenen Kindes steckt dahinter. Dass Eltern sich zu Sicherheitsfanatikern entwickelten, begann mit einer Tragödie von 1979, als der sechsjährige Etan Patz auf dem Weg zur Bushaltestelle in New York verschwand. Über jedes verschwundene Kind wird in den Medien seitdem groß und breit berichtet. <<Man hört von diesen furchtbaren Geschichten, über das, was Kindern passiert ist>>, erklärt eine der Studienteilnehmerinnen von Dr. Dill. <<Diese Dinge jagen Eltern einen Schrecken ein. Sie beeinflussen definitiv, wie viel Freiheit Du Deinem Kind gibst>>. Die Kriminalität ist zwar zurückgegangen, trotzdem haben Eltern das Gefühl, ihr Nachwuchs sei gefährdet. Damit verlieren Kinder den Raum, sich in eine eigene Persönlichkeit zu entwickeln. Nach der TV-Show *Super-Nanny* läuft nun die Reality Sendung *The World's Worst Mum*, um gluckenden Eltern die Angst zu nehmen, ihre Kinder als unselbständige Wesen zu erziehen.

<<Ich habe für die Show mit vielen Eltern gearbeitet, bei denen man das Gefühl hat, sie wollten, dass ihre Kinder eine unbeschwerte Kindheit haben. Das Erstaunliche ist, wenn die Kinder dann zurückkommen und aufrecht gehen, stolz sind oder einfach Spaß hatten>>, sagt Skenazy.

Leider geraten die meisten Amerikaner immer noch in Konflikt, wenn sie ihre Kinder nicht ständig überwachen. Der Staat ist auch gleich bei der Hand und funkt dazwischen, wenn man vermutet, ein Kind wird von den Aufsichtspersonen vernachlässigt. <<Eine Mutter schrieb mir, dass die Polizei sie besucht hat, weil sie ihr zehnjähriges Kind barfuß auf der Straße spielen ließ. Ich möchte nicht, dass die Regierung sich wie eine Schwiegermutter benimmt>>, berichtet Skenazy.

Die Folge dieser Entmündigung der Kinder, die man vor allem in den USA beobachtet, ist, dass sich wiederum Psychologen Sorgen machen. Die überbehütete Generation weist emotionale, aber auch mentale Störungen auf. Man verzeichnet eine deutliche Zunahme von Depressionen und Narzissmus bei jungen Erwachsenen.

Psychologieprofessor Gray berichtet in seinem wissenschaftlichen Artikel: *The Creativity Crisis*, von Kindern, die: <<über weniger emotionale Ausdrucksfähigkeit verfügen, weniger energiegeladen sind, weniger redselig und sich in Worten schlechter ausdrücken können, weniger Humor haben, weniger Vorstellungskraft, weniger unkonventionell, weniger lebendig und leidenschaftlich sind, ihre Umwelt weniger wahrnehmen und weniger in der Lage sind, scheinbar unzusammenhängende Dinge in ein Verhältnis zu setzen, weniger integrierendes Denken aufweisen und seltener Dinge, auch aus einer anderen Perspektive betrachten>>. Für Professor Gray kommt das davon, dass: <<Amerikanische Kinder sich fast nur noch in einem Rahmen bewegen, der von Erwachsenen kontrolliert ist, die ihnen sagen, was sie zu tun oder zu lassen haben. Das freie, unkontrollierte Spiel unter Kindern sei ein wichtiger Bestandteil des Erwachsenenwerdens, für das es kaum noch Raum gebe. Mit andern Kindern alleine draußen spielen und dabei Grenzen und Risiken einzugehen, helfe den motorischen Fähigkeiten. Man lernt Verantwortung zu übernehmen und das intensive negative Gefühl wie Angst und Wut in den Griff zu bekommen>>.

Russell Ma Simon aus Silver Spring hat mit anderen Eltern die *Maryland-Coalition* zur Stärkung der Kinder gegründet, in dem sie für mehr Freiraum für die Eltern kämpfen. <<Wir wollen uns diese staatliche Einschüchterung nicht mehr gefallen lassen. Wir haben

inzwischen mehr Angst davor, dass irgendwer die Polizei zu uns holt, als Angst davor, dass unseren Kindern etwas passieren könnte>>, sagt Russell[49]."

4.1 Sweet Teenagers

„In den USA, und nicht nur dort, werden sexuelle Vergehen an Kindern immer sehr stark geahndet", fällt Mathilde ein. „Eltern scheinen unruhig zu sein, wenn die katholische Kirche im Spiel ist. Früher war die Kirche nie der Ort, bei dem Eltern Sorge um ihre Kinder hatten. Das Oberste Gericht in Baton Rouge im US-Staat Louisiana verhandelte gegen einen Missbrauchsfall[50].

Der Priester Jeff Bayhi und seine Diözese wird von den Eltern einer damals 12-Jährigen angeklagt, einen Kinderschänder gedeckt zu haben. Täter und Opfer waren beide Mitglieder von <<Our Lady of the Assumption Catholic Church in Clinton>>. Die 12-Jährige berichtete dem Gericht, im Juli 2008 bei Pfarrer Bayhi gebeichtet zu haben, dass ein Kirchenmitglied sexuelle Handlungen an ihr vorgenommen hat. Das Opfer sagte weiterhin vor Gericht aus, dass der Priester ihr bei der Beichte geantwortet habe, sie solle das alles für sich behalten, sonst würden zu viele Leute verletzt werden.

Das Oberste Gericht verlangt nun, dass sich der Priester dazu äußert und sich nicht hinter dem Beichtgeheimnis versteckt. Die Vertraulichkeit der Beichte sei sowieso schon von den Aussagen des Kindes gebrochen worden. Der Priester hätte sofort eine Meldung machen müssen, da es sich um keine Privatsache gehandelt habe und damit die Vertraulichkeit nicht gegeben war. Der Priester habe sich schuldig gemacht, die Information nicht weitergeleitet zu haben.

Die Diözese von Baton Rouge bezieht sich auf die Lehre der Katholischen Kirche, welche besagt, dass ein Priester exkommuniziert ist, wenn er das Beichtgeheimnis bricht. Das Kirchengesetz verbietet es, dass der Priester das *Siegel* der Beichte lüftet. Insofern habe der Priester richtig gehandelt sich zu weigern, das Beichtgeheimnis zu brechen[51].

Das Beichtgeheimnis findet man im kanonischen Recht (1983). Es besagt: *Das Beichtgeheimnis ist unverletzlich*, can. 983 §1 CIC. Die direkte

71

Verletzung desselben wird mit Exkommunikation bestraft (can. 1388 CIC). Es wurde schon zuvor in der Kirche anerkannt und gilt somit rechtsgeschichtlich als eine der ältesten Datenschutzvorschriften. Es bindet den Beichtvater und, *falls beteiligt*, den Dolmetscher und alle anderen, die auf irgendeine Weise aus der Beichte zur Kenntnis von Sünden gelangt sind (can. 983 §2 CIC).

Die Schweigeplicht gibt es auch in anderen Berufen. Denken wir an Juristen, Ärzte, Psychologen. Wenn nun in den USA der Patient selber die Vertraulichkeit bricht, ist damit der Arzt von seiner Schweigepflicht automatisch entbunden. Nur bei einer Beichte in der Katholischen Kirche geht das natürlich nicht. In dem Fall von Baton Rouge ist der eigentliche *Täter* verstorben.

Der Priester darf nicht mal sagen, wer zu ihm zum Beichten kommt. Deshalb kann sich der angeklagte Pfarrer gar nicht verteidigen und müsste notfalls ins Gefängnis. Das Beichtgeheimnis ist eine fundamentale Lehre der römisch-katholischen Kirche. Es besteht seit 2000 Jahren. Ein Priester darf es nicht brechen.

Pfarrer Bayhi versichert seinen jetzigen Pfarrmitgliedern, das Beichtgeheimnis, welches ein Sakrament ist um zu heilen, niemals zu verletzen. Es hat bis heute vielen Katholiken Hoffnung und Trost gegeben. Das Beichtgeheimnis soll niemals gebrochen werden, da der Beichtende immer beschützt werden muss.

In der Verfassung der Vereinigten Staaten wird die Ausübung der Religionsfreiheit gewährleistet. Die Regierung kann einem nicht eine bestimmte Religion vorschreiben, aber man darf auch niemanden an der Ausübung der Religion hindern. Wenn nun Pfarrer Bayhi zwischen seinem Glauben und seiner Freiheit wählen muss, gefährdet das Oberste Gericht von Louisiana die religiöse Freiheit aller Amerikaner, und die Ausübung der Religionsfreiheit ist damit nicht mehr geschützt, argumentierte die Diözese von Baton Rouge[52]."

Emily Vague brennt etwas ganz anderes auf der Seele. Und so wartet sie auch nicht lange.

„Wenn es sich nicht um einen Priester handelt, sondern um ein 13-jähriges Mädchen, das Kleinkinder sexuell missbraucht, drücken Leute, die davon wissen, sehr gerne die Augen zu. In einer US-Zeitung las ich im Juli 2014 von einer Tagesstätte für ärmere Kinder der Stadt Madison im Bundesstaat Wisconsin. Ein 13-jähriges Mädchen half dort freiwillig mit. Erst als sich Eltern beschwerten, dass ihr zweijähriges Kind von der Praktikantin misshandelt wird, konnte sich die Leitung der Kindertagesstätte nicht mehr vor ihrer Verantwortung drücken und meldete den Fall. Das Ministerium für Kinder und Familien entzog dem Zentrum die Genehmigung, seine Tagesstätte weiter zu betreiben. Angestellte wurden beschuldigt, den Vorfall nicht sofort gemeldet zu haben. Auch wurde die 13-jährige Helferin nicht genügend beaufsichtigt. Die Verwalter der Tagesstätte wussten, dass der Teenager derartige Dinge tun würde. Sie verwehrten ihm aber nicht den weiteren Kontakt zu den zwei- bis siebenjährigen Kindern. Die 13-Jährige wurde verhaftet wegen sexueller Taten, die sie auch schon an einem andern Ort bei Kleinkindern vorgenommen hatte. Der schlimmere Tatbestand war, dass die Vorgesetzten nicht handelten, obwohl sie von dem Missbrauch schon seit März 2014 wussten[53]."

„Meine liebe Tante, da gibt es andere Dinge, über die man sich aufregen müsste. Ein gravierender Missbrauchsfall, in den die Organisation *Planned Parenthood* involviert war, wurde ganz anders behandelt. Keiner der Mitarbeiter der Organisation erstattete Bericht über eine Abtreibung an einer 13-Jährigen. Im Gegenteil, das Kind wurde zu ihrem Peiniger, ihrem Stiefvater, zurückgeschickt.

Zwei Monate nach der Abtreibung erfuhr die Mutter des Kindes, was vorgefallen war und brachte nicht nur ihren Mann ins Gefängnis, sondern verklagte auch *Planned Parenthood*. Für sie war das alles unverständlich, ein Alptraum, den keine Mutter je durchmachen sollte.

In der Anklageschrift heißt es, dass die Tochter R. Z. von Cary Smith bereits im Alter von sechs Jahren von ihrem neuem Stiefvater Timothy David Smith sexuell missbraucht wurde. Damals war sie zu jung, um zu realisieren, was vor sich ging. Die Jahre vergingen, ohne dass die Mutter des missbrauchten Kindes je etwas bemerkte. Timothy drohte, das Kind zu töten. Er schrie es an und schlug es. Bald behandelte er die Mutter des Kindes genauso.

Dann wurde R.Z. schwanger. Der Stiefvater fuhr mit ihr nach Denver, Colorado, wo er einen Termin mit *Planned Parenthood* ausgemacht hatte. Die Angestellten der Klinik wunderten sich nicht, dass das Kind erst 13 Jahre alt war. Keiner fragte den Teenager nach der Beziehung zu dem Mann, der mit ihm kam. Mit 13 durfte das Mädchen selbst noch nicht in eine Abtreibung einwilligen und brauchte die Zustimmung der Eltern. Die Mutter wusste jedoch von all dem nichts.

Keiner fragte sich, ob das Kind eventuell missbraucht wurde. Deshalb meldete auch kein Mitarbeiter von *Planned Parenthood* die Abtreibung. Nach der Abtreibung ging der Missbrauch weiter.

Timothy war eines Tages nicht zuhause. Da ergriff die Tochter die Gelegenheit, der Mutter zu berichten, was seit Jahren vor sich ging. Die Mutter brachte die Tochter sofort ins Krankenhaus und zeigte ihren Mann an.

Sie bat *Planned Parenthood* die Akten ihrer Tochter einsehen zu dürfen und fand heraus, dass ihr Mann die geheime Abtreibung arrangiert hatte. Timothy wurde verhaftet und angeklagt wegen wiederholter sexueller Straftaten. Seine Schuld gab er in zwei Fällen zu.

Obwohl der Täter nun hinter Gittern saß, war die Mutter noch nicht zufrieden und ärgerte sich über die Art und Weise, wie die Abtreibung bei *Planned Parenthood* vor sich gegangen war. Der Arzt hätte den Missbrauch erkennen müssen. Die Angestellten wussten, dass ihnen das Gesetz von Colorado vorschreibt, in so einem Fall sofort zu handeln. Zumindest hätten sie das Kind darauf ansprechen müssen, statt es zurück zu ihrem Vergewaltiger zu schicken. Durch dieses unverschämte, grob fahrlässige Verhalten habe sich Planned Parenthood in fünf Vergehen schuldig gemacht, was zu einer extremen seelischen Belastung des Kindes führte[54].

<<Wir applaudieren Cary Smith, dass sie *Planned Parenthood* für das Verbrechen an ihrem Kind verantwortlich macht. Es zeigt wieder

einmal, wie *Planned Parenthood* unter dem Diktat steht, Abtreibungen zu vermarkten. Sie kümmern sich nicht um die vielen Mädchen, die vergewaltigt oder missbraucht werden>>, sagte Troy Newman, Präsident der US-Vereinigung, Operation Rescue[55]."

„Gesundheitsvorsorge und Abtreibungsmöglichkeiten für Mädchen im Alter von 13 bis 14 Jahren lösen in den USA große Empörung aus", sagt Mathilde.

„Vor einigen Jahren fand ich eine bei YouTube eingestellte, heimlich aufgenommene Videodokumentation über ein Beratungsgespräch von Zuhältern mit einer *Planned Parenthood* Beraterin über Kontrazeptiva[56].

Lila Rose, die damals 21-jährige Aktivistin für das Leben, begleitete mit einer versteckten Kamera ein junges Paar in ein Abtreibungszentrum von New Jersey. Sie deckte unerlaubte Abtreibungspraktiken an Minderjährigen durch die Pro-Abtreibungs-Organisation *Planned Parenthood* auf. Ihr Video erschien am 2.2.2011 auf YouTube und löste einen Aufschrei der Empörung bei den amerikanischen Pro-Life Bewegungen aus.

Das Paar gab an, es wolle Schwangerschaftstests und Kontrazeptiva für 13- bis 14-jährige Mädchen, die bei ihnen als Prostituierte arbeiten. Sofort bot die Klinik-Mitarbeiterin ihre kritiklose Hilfe an. Sie riet den (fingierten) Zuhältern, die Mädchen anzuweisen, nicht viel zu reden und vor allem über ihr Alter zu lügen. Einen Personalausweis bräuchten sie nicht, und wenn sie kein Englisch oder Spanisch könnten, wäre das auch kein Problem. Verhütungsmittel könne man über die Abtreibungsklink sehr günstig bekommen, und wenn sich herausstellt, dass die jungen Damen schwanger sind, wäre auch eine Abtreibung möglich.

Wann sie wieder als Prostituierte *arbeiten* könnten, wollten die *fiktiven Zuhälter* noch wissen, worauf sie die Antwort bekamen, nach ca. 14 Tagen. Die *Planned Parenthood* Mitarbeiterin riet, nach einem Eingriff könnten die jungen Damen *Kunden* einwerben. Die *Planned Parenthood* Klinik wusste genau, dass sie Minderjährigen so einen Dienst nicht anbieten darf. Ein *Planned Parenthood* Vertreter betonte damals gegenüber dem Amerikanischen Nachrichtendienst CNN, dass Abtreibungen in den USA ein Verfassungsrecht auch für minderjährige Frauen sind. Er bezeichnete Lebensrechtler als radikale Untergrundorganisation, die diese *Gesundheitsfürsorge* den Frauen verweigern wolle. *Planned Parenthood* leiste gute Arbeit. Abtreibung sei erlaubt, die Mitarbeiterin hätte allerdings stutzig werden müssen, dass Vierzehnjährige zur Prostitution herangezogen werden.

Als bekannt wurde, dass die Staatsanwaltschaft von New Jersey sich des Falles annahm, stellte man die Mitarbeiterin von *Planned Parenthood* als auf eigene Faust handelnde Person dar und betonte, dass ihr Handeln in keiner Weise den Praktiken von *Planned Parenthood* entspricht. Die Mitarbeiterin wurde sofort entlassen.

Kongressangehörige und Anwälte forderten daraufhin, die mehr als 360 Millionen Dollars an Steuergeldern, die *Planned Parenthood* pro Jahr bekommt, *einzufrieren*. David Bereit der Direktor der US Organisation *40 Tage für das Leben* war damals sehr betroffen. <<Wer weiß, was sich in den andern 820 *Planned Parenthood* Kliniken abspielt?>> Er kann sich nicht vorstellen, dass irgendein Vater seine Tochter *Planned Parenthood* anvertrauen würde[57]."

Leonhard hörte schweigend zu. Dann sagte er: "Neulich habe ich einen Bericht der US-Autorin Jill Stanek gelesen. Sie veröffentlichte eine E-Mail, die eine 13-jährige Anna an Jill richtete: Anna schildert darin die Vergewaltigung durch ihren Stiefvater und ihre Entscheidung, das Baby auszutragen.

Anna wurde seit frühester Kindheit von dem Mann ihrer Mutter belästigt - ebenso auch ihre kleine Schwester. Der Stiefvater befahl dem Kind stillzuschweigen, sonst würden schlimme Dinge passieren. Anna glaubte ihm und wurde im Alter von 12 Jahren schwanger. Sie hatte Angst und berichtete ihrem Stiefvater davon. Der schlug sie und gab ihr Drogen, dann erzählte er der Mutter, Anna sei beim Spielen gefallen.

<<Er tötet mein Baby, ich werde es niemals kennenlernen und nie wissen, was aus meinem Kind geworden wäre>>, schreibt Anna an Jill

Stanek. Im Alter von 13 Jahren wurde sie wieder schwanger. Diesmal schwieg sie, bis ihre Mutter merkte, dass sich Anna verändert hatte. Sie war erst im zweiten Monat, fasste aber den Mut, ihr alles zu erzählen: <<Mutter packte sofort ihre Sachen, nahm meine zwei Geschwister und fuhr zu unserer Tante, von dort rief sie die Polizei>>.

Der Stiefvater bekam eine 10-jährige Haftstrafe. - Therapeuten, Lehrer, Freunde, ja selbst Unbekannte rieten Anna dazu, ihr Kind abzutreiben. Anna schreibt, dass sie von ihrer Biologiestunde wusste, dass ihr Kind zu 50% ihre DNA trägt, also genetisch zur Hälfte von ihr stammte. Weil sie es nun neun Monate austrägt, sollte es ganz ihr Baby sein - und nicht etwa das des Vergewaltigers.

Sie wusste noch von ihrer ersten Schwangerschaft, dass ihr Stiefvater das Kind nicht haben wollte - und sie wusste, wenn sie nun dieses Baby abtreibt, tut sie genau das, was ihr Peiniger von ihr wollte, womit er zum zweiten Mal seinen Willen durchgesetzt hätte. Er hätte ihr nicht nur ihre Unschuld geraubt, sondern auch ihre Tochter getötet.

Es wäre einfacher gewesen, eine Abtreibung durchzuführen, dann hätte sie nicht so viele Dinge ertragen müssen. Aber Anna hatte etwas, wofür sie kämpfen konnte - und ihre Tochter war es wert, berichtet sie. <<Ich war nicht sehr groß, 1,27 Meter und wog 44 kg, so gab es eine Risikoschwangerschaft. Bei meiner ersten Ultraschalluntersuchung im dritten Monat sah ich das Herz des Kindes schlagen und fing an, es zu lieben. Niemals hätte ich es zur Adoption abgegeben. Die nächsten Monate wurden sehr schwer für mich. Die Blicke der Leute und die Kommentare waren hart zu ertragen. Ich hatte alle meine Freunde verloren bis auf zwei>>, berichtet Anna.

Das Wissen, bald eine Tochter zu haben, half ihr über alles hinweg. Am 31. Juli kam die kleine Josey zur Welt. <<Worte können die Freude nicht beschreiben, die ich empfand>>, erzählt Anna in ihrer E-Mail. Sie hatte zwar immer noch Alpträume, doch als sie aufwachte, sah sie das Lächeln ihres Babies.

Wenn Anna schlecht behandelt wurde, ging sie heim, um das Lachen ihrer Tochter zu hören. Es war ihr Licht in der dunkelsten Zeit ihres Lebens: <<Ein Leben ohne mein Kind hätte ich mir nicht vorstellen können>>.

Annas Mutter passte auf Josey auf – und Anna konnte ihre Schule beenden. Dann traf Anna einen Mann, der sie und Josey sehr liebte. Nun hat Anna noch vier weitere Kinder.

Josey ist mittlerweile 17 und ein wunderschönes, intelligentes Mädchen: <<Wenn ich sie sehe, erinnere ich mich nicht an das, was ich durchmachen musste, sondern an Gottes Liebe und dass er aus etwas Schlechtem etwas sehr Gutes fügen kann. Ja, es ist das größte Geschenk meines Lebens. Ich würde alles wieder so machen wie damals>>, schreibt Anna – und fügt hinzu:

<<Wenn Du da draußen das liest und Dich in der gleichen Situation befindest, halte durch - und Dein Kind wird Dir mehr Freude bringen, als Du Dir vorstellen kannst>>[58]."

4.2 Die Chemie der Moral

„Arme Anna, es muss schwer für sie sein", erklärt Emily. Sie räuspert sich verlegen. „Ich beziehe mich auf eine Studie, die im Sommer 2014 veröffentlicht wurde. Der Psychologe Seth Pollak von der Universität in Wisconsin, Madison vermutet, dass Kinder, die sehr früh in ihrem Leben zurückgewiesen oder missbraucht wurden, bzw. die in Armut aufwuchsen, als Erwachsene häufiger unter Depressionen, Herzerkrankungen, Ängstlichkeit leiden.

Er sieht sogar einen Zusammenhang zu Krebserkrankungen. Stress könnte einige Stellen des Gehirns schrumpfen lassen und bei Mädchen eine abnormale Ausschüttung von einigen Hormonen bewirken, erklärt der Experte. Das sexuelle Verhalten der Mädchen verändert sich:

<<Unsere Erziehung gestaltet unsere Biologie. Dadurch können wir langfristig soziale Verhaltensprobleme erklären. Es ist ein ganz neuartige Sicht, die Entwicklung des Kindes zu verstehen. Aus der tierexperimentellen Forschung wissen wir, wie eine normale Pflege diese Verhaltensdefizite restaurieren kann. Wir versuchen, eine entsprechende Therapie und Medikamente anzuwenden, um die Schäden rückgängig zu machen>>, erläutert Pollak.

Der Forscher untersuchte das sogenannte *Stress-Regulator-Gen* bei 56 Kindern. Ein Drittel der Probanden wurde physisch missbraucht. Bei ihnen zeigte die Blutprobe eine geringere Aktivität des Glucocorticoid-Rezeptors, der das Stress-Hormon Cortison reguliert. In gemäßigten Mengen hilft Cortison wachsam zu sein. Zu viel davon schwächt das Immunsystem und erregt den Menschen.

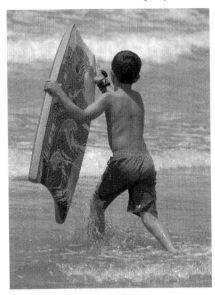

Wenn das *Stress-Regulierungs-Gen* nicht richtig aktiviert wird, kann es auch nicht abgeschaltet werden.

Pollak fand bei 12-Jährigen misshandelten Kindern, dass die Hirnregionen, die für Emotionen (Amygdala) und Gedächtnis (Hippocampus) verantwortlich sind, kleiner ausgebildet waren.

Vierjährige Kinder aus armen Familien hatten weniger *graue Substanz*. Dort werden Informationen verarbeitet und Handlungen geplant.

Acht bis 11-jährige Mädchen, die misshandelt wurden, schütteten anstatt Cortison das *Liebes Hormon* Oxytocin aus, wenn sie unter Stress standen. Oxytocin konnte ihnen helfen, unbekümmerter mit Fremden umzugehen. Damit hatten sie weniger Schwierigkeiten, Beziehungen einzugehen. Diese Freundschaften erwiesen sich allerdings als unstabil.

Teenagerschwangerschaften treten häufiger bei Kindern auf, die aus armen Familien kommen. Ihre schulischen Leistungen und ihr späterer Beruf werden dadurch beeinflusst: <<Sie öffnen sich, anstatt sich selbst zu schützen. Das könnte erklären, warum diese Mädchen später selber in schwierige Lebensumstände verwickelt sind>>, behauptet der Wissenschaftler[59]. Oxytocin gilt heute als eine Substanz, welche das *Belohnungszentrum* des Gehirns aktiviert. Männer finden wegen des Oxytocins ihre Partnerin attraktiver, was der Monogamie zugute kommt.

Wissenschaftler der Universität in Bonn weisen darauf hin, dass es im Tierreich nicht so ist. Hier gibt es die Monogamie äußerst selten. So ist es eine rein menschliche Angelegenheit, dass Oxytocin dafür verantwortlich ist, einander treu zu bleiben.

Dr. Hurlemann von der Ruhr-Universität in Bochum arbeitete mit der Universität von Chengdu in China zusammen, um die Wirkung des Monogamie-Hormons Oxytocin genauer zu testen:

40 heterosexuellen Männern, die sich in einer permanenten Partnerschaft befinden, zeigten sie Fotos von ihren Frauen. Danach konnten die Männer Bilder von anderen Frauen sehen.

Nasal applizierte man dem Probanden entweder Oxytocin oder ein Placebo. Mit einem Magnetresonanztomogramm wurde die Gehirnaktivität überprüft. Dirk Scheele sagte, wenn die Männer Oxytocin erhielten, bewerteten sie ihren eigenen Partner als attraktiver als die anderen Frauen. Durch Fotos von Mitarbeiterinnen oder anderen bekannten Frauen konnte die Gehirntätigkeit der Männer nicht anregt werden. Nur der eigene Ehepartner löste den Reiz im Gehirn aus.

Die Ergebnisse lassen erklären, wie es nach dem Tod eines Ehepartners zu tiefen Depressionen kommen kann. Eine fehlende Oxytocin-Ausschüttung wird als Grund angesehen. Witwer mit Oxytocin zu behandeln ist deshalb kontraindiziert.

Man kann - hormonell betrachtet - davon ausgehen, dass Oxytocin der Grund für eine Monogamie beim Menschen ist. Die klassische evolutionsbiologische Sicht, wonach männliche Wesen danach drängen, ihre Gene so viel wie möglich *in Umlauf zu bringen*, wurde durch die Hurleman-Studie beim Menschen widerlegt.

Monogamie hat auch seine Vorteile, betont Dr. Hurlemann. <<Wenn Oxytocin eine Partnerschaft tiefer zusammenschweißt, wird auch die Ernährung der Nachkommen sicher gestellt. Männliche und weibliche Gene werden an Kinder weiter gegeben. Biologisch wird damit auch einen monogame Ehe der Kinder gefördert>>.

80

Bei gleichgeschlechtlichen Paaren wurde der Versuch bisher nicht durchgeführt. Allerdings zeigten andere Studien einen ziemlichen Unterschied, ja sogar ein gegensätzliches Verhalten einer Oxytocin-Wirkung bei Männern und Frauen auf.

Die Hormone sind bei den Geschlechtern anders verteilt. Es könnten auch weniger Oxytocinrezeptoren im männlichen Gehirn vorhanden sein, vermutet Hurlemann[60].

Oxytocin steht im Fokus der wissenschaftlichen Tätigkeiten von Paul Zak. Es handelt sich dabei eigentlich um ein uraltes Molekül, das man nur bei Säugetieren findet. Bei Nagetieren hilft es, den Mutterinstinkt aufrecht zu erhalten.

Die Etruskerspitzmaus, die von der Nasenspitze bis zum Schwanzansatz etwa 40 Millimeter lang ist, lebt monogam. Im Grunde genommen ist sie keine Maus, da Mäuse Nagetiere sind und damit Vegetarier. Die Spitzmaus frisst Insekten, Würmer, Maden, Ameisen, Grillen, Spinnen und Heuschrecken. <<Sie ist mit der Maus so verwandt wie der Fuchs mit dem Hirsch>>, sagt der emeritierte Professor Peter Vogel aus Lausanne. Ein Experte der 135 wissenschaftliche Artikel über die Spitzmaus publiziert hat[61]."

„Neulich entdeckte man, dass Rattenmütter durch das Lecken ihrer Neugeborenen Wachstumshormone und anderen Enzyme freisetzen", unterbricht Mathilde. „Man überträgt diese Erkenntnisse auf menschliche Frühgeburten und massiert sie, um ihre Entwicklung anzuregen[62].

Obwohl man weiß, dass prämature Kinder niemals das Entwicklungsstadium von neun Monate alten Kindern einholen können. Das sogenannte *Diathesis-Stresss-Modell* bleibt bestehen. Forscher beobachteten, wie sehr Frühchen von einer einfühlsamen Erziehung profitieren. Leider sind sie auch besonders empfänglich für Umwelteinflüsse. Egal, ob diese negativ oder positiv sind. Man gab 922 Kindern im Alter von acht Jahren einfache Rechen- und Lesetests. Ihr Geburtsgewicht lag zwischen 600 und 5.100 Gramm. Beim Vergleich der Leistungen schnitten die Frühchen fast genauso gut ab wie ihre

Mitschüler, wenn sie ein besonders enges Verhältnis zu ihrer Mutter hatten. Besser waren sie jedoch nicht[63].

Ich frage mich, ob man die besonders einfühlsame Erziehung Oxytocin zuschreiben kann? Früher meinte man, es wäre ein Hormon, welches nur der Welt der Frauen zugute kommt. Es verstärkt die emotionale Bindung der Mutter-Kind-Beziehung.

Vielleicht kommt das von der Tiermedizin, weil man das Hormon vor allem bei weiblichen Nutztieren einsetzt. Bei Rindern sorgt es für den Milchfluss. Kälber stoßen vor dem Säugen mit ihrem Kopf in das Euter, um damit die Ausschüttung zu aktivieren. Ein Vorgang, den man sich beim Melken als *Anrüsten* zunutze macht. Bei allen Nutztieren kann es auch verabreicht werden, um eine Geburt einzuleiten. Oxytocin wird bei der Paarung freigesetzt. Es wird im Gehirn (Nucleus paraventricularis) in einer Vorform gebildet und über den Hypophysenhinterlappen abgegeben. Außer seiner Funktion als Sexualhormon wirkt es auch als Neurotransmitter im Gehirn. Es fördert prosoziales Verhalten und das Vertrauen in andere Menschen[64].

Professor Paul Zak, Gründungsdirektor des Claremont-Universitäts-Zentrums für Neuroökonomische Studien in Kalifornien, stellte sich die Frage, ob unserer Moral, auf die sich gläubige wie nichtgläubige Menschen beziehen, nicht doch ein bisschen mit Chemie zu tun hat?

Er wollte beweisen, dass Oxytocin gleichsam das Moralmolekül ist, welches sich hinter unserem sittlichen Handeln verbirgt. Er spricht von Mitgefühl, welches uns moralisch handeln lässt. In seinen Versuchen konnte er nachweisen, wie eine Veränderung der Oxytocingehalte im Blut unser Mitgefühl beeinflusst.

Der Psychologe Zak erklärt, dass über fünf Prozent der Menschen kein Oxytocin freisetzten, wenn sie einem Reiz ausgesetzt werden, d.h., wenn man ihnen Vertrauen entgegen bringt. Es existieren Methoden, den Neurotransmitter zu unterdrücken. Werden diese Frauen missbraucht, wird die Sekretion unterdrückt: <<Man muss pfleglich behandelt werden, damit sich das System richtig entwickeln kann. Wir wissen alle, dass wir unter Stress nicht bestmöglich handeln können>>.

Das hauptsächlich männliche Hormon Testosteron hemmt die Oxytocin-Ausschüttung. Der Psychologe experimentierte selbst bei einer Hochzeit in England, zu der 200 Leute geladen waren. Er fand heraus, dass die Braut den höchsten Oxytocinwert aufwies. Ihr folgten die Brautmutter, der Vater des Bräutigams, dann der Bräutigam und am Ende die Familien und Freunde.

Der Wissenschaftler ist der Meinung, eine Hochzeit ist ein Ritual, um uns mit dem neuen Brautpaar emotional zu verbinden.

Ein neuvermähltes Paar ist uns für die Arterhaltung bei der Fortpflanzung wichtig und wir wollen ihren Erfolg.

Wir kennen unzählige Möglichkeiten, um mit anderen in Verbindung zu treten. Soziale Medien erleichtern uns dieses Vorhaben. Man twittert, stellt seine Videos auf Youtube. Mitglied eines sozialen Netzwerkes zu sein führt auch zu einem Anstieg des Oxytocinwertes.

Am Ende werden unsere Empfindungen belohnt. Wir sind glücklicher, wenn wir Oxytocin freisetzten. Das Rezept von Paul Zak ist, täglich acht Mitmenschen zu umarmen. Dann wird man glücklicher werden - und die Welt wird ein besserer Ort[65]."

„Wissenschaftler, die mit Oxytocin arbeiten waren überrascht, als sie neue Eigenschaften des Neurotransmitters entdeckten. Das Hormon erweitert das soziale Gedächtnis", erläutert Emily stolz.

„Wir alle kennen das Gefühl, wenn es in unserem Bauch kribbelt und die Angst vor etwas spürbar im Raum steht. Oxytocin kann aber neben leidenschaftlichen Liebes-Anwandlungen und sozialen Bindungen auch emotionalen Schmerz verursachen, sagen die Wissenschaftler der Nordwest-Universität in Chicago[66].

Es werden nicht nur unsere sozialen positiven Erinnerungen gestärkt, sondern auch stressige soziale Situationen graben sich in unser Gedächtnis. Wenn wir später wieder in eine ähnliche Situation kommen, reagieren wir von vornherein sehr ängstlich. Es handelt sich dabei um eine ganz neue Erkenntnis.

Forscher erhofften sich, mithilfe von Oxytocin eine *Anti-Angst-Droge* entwickeln zu können, da man annahm, mit ihr positive

Emotionen wecken zu können, wenn man sich in einer stressbezogenen Situation befindet.

Sich wiederholende Stress-Erlebnisse fördern Angst und Depression. <<Basierend auf jahrelanger Forschung wurde Oxytocin als Stress reduzierende Substanz betrachtet. Durch die neue Studie konnte gezeigt werden, dass auch Angst gefördert wird>>, erläutert der Studienleiter Yomarya Guzman[67].

Eigentlich erinnert diese Studie an *Postpartale Depressionen.* Frauen, die an Baby-Blues leiden, können sehr leicht Depressionen bekommen. Man macht dafür sehr hohe Monoaminoxidase-A-Werte verantwortlich. Die Geburt eines Kindes verändert das Leben der Mutter. Neben Glück und Freude stellt sich sehr bald Müdigkeit und Erschöpfung ein. Viele Frauen erleben ein Stimmungstief. Das sogenannte Baby-Blues ist keine Erkrankung. Wenn sich allerdings daraus eine Wochenbettdepression entwickelt, können Schäden für Mutter und Kind auftreten.

Eine Studie vom Juli 2014 macht erstmals auf die erhöhten Monoaminoxidase-A-Werte, die sich besonders im Vorderhirn befinden, aufmerksam. Frauen die unter einer *postpartalen Depression* leiden, weisen einen Wert auf, der 21 mal höher als normal ist. Die Monoaminoxidase-A verhält sich entgegengesetzt zum Östrogenspiegel. Wenn dieser nach der Geburt akut abnimmt, steigt die Konzentration des Enzyms an. Eine Therapie muss demnach die hohen Enzymwerte senken, bzw.

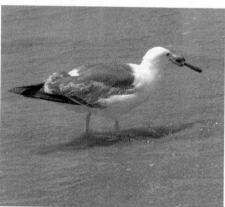

ihren Anstieg von vornherein verhindern.

Die kanadische Leiterin der Studie, Julia Sacher, vom CAMH in Toronto erklärte, dass starkes Rauchen, Alkoholkonsum, chronischer Stress, vor allem bei alleinstehenden Müttern, die sich vernachlässigt fühlen,

Monoaminoxidase-A ansteigen lassen[68]."

5. JOCH DER REPRODUKTION

5.1 iGeneration

„Meine kleine Schwester Marie, die gerade 16 ist, liebt es, den amerikanischen Fernsehkanal *VH1* zu sehen", unterbricht Leonhard.

„Das Programm bringt hauptsächlich Musik. Sie wundert sich immer sehr, wenn der Moderator, den man mit Dr. Drew anspricht, in diesem TV Kanal *heiße Eisen* anfasst. Man kann sich vorstellen, wie Kids vor dem Programm hängen, denn das Thema ist ansprechend und aus dem Leben gegriffen. In der Sendung mit dem Titel *16 und schwanger* werden junge Mütter vorgestellt, die selbstbewusst auf dem Sofa des Moderators Platz nehmen. Väter dürfen dabei sein, auch dann, wenn eine Beziehung durch eine Schwangerschaft auseinander ging und die Großmutter sich um die Enkeltochter kümmert.

Wie gehen die Betroffenen mit der Situation einer Teenagerschwangerschaft um? Warum entschieden sich die Mütter, ihr Kind zu behalten, obwohl sie mitten in der Ausbildung waren und ihre Eltern sich nicht selten gegen sie stellten, will Dr. Drew wissen. <<Nein>>, sagte die Sechzehnjährige, <<Ich wollte mein Kind nicht bei meiner Mutter großziehen. Bei ihr finden jeden Abend Party's statt, die bis in die Nacht dauern. Um genau zu sein, meinen zwei Jahre jüngeren Bruder habe eigentlich ich großgezogen>>.

Weinend berichtet sie, wie sie und ihr Freund sich daher entschieden hätten, ihr gemeinsames Kind zur offenen Adoption freizugeben. Der Freund, der in der Talkshow neben dem Mädchen auf dem Sofa Platz genommen hat, bricht nun ebenfalls in Tränen aus.

Dr. Drew bittet die Adoptionseltern herein. Sie haben ein süßes Neugeborenes im Arm. Kein Auge bleibt mehr trocken. Die Adoptionseltern danken den leiblichen Eltern <<für das schönste Geschenk, das ihr uns machen konntet>>.

<<Was bedeutete es für Dich als Teenager festzustellen, dass Du schwanger warst?>>, fragt ein Studio-Gast die Mutter des Kindes. <<Viel>>, antwortet sie. <<Ich bin mit einem Schlag erwachsen geworden. Sicherlich, ich habe viel von dem verpasst, was andere Kids

85

in meinem Alter tun: Ich hänge auch mit meiner Ausbildung etwas hinterher. Andererseits war diese Zeit so wertvoll für mein Leben. Ich möchte sie durch nichts in der Welt missen. Früher drehte sich alles nur um mich. Ich war furchtbar ichbezogen. So hätte ich gar nicht weiterleben wollen. Die Schwangerschaft war ein echter *Weckruf* >>.

Das Publikum jubelt, Eltern die selbst noch halbe Kinder sind, strahlen und weinen zugleich. Am Ende der Sendung sitzen sechs junge Mütter mit ihren Babies neben dem Moderator. Jede hat von fast unvorstellbaren Schwierigkeiten berichtet, die sie zu bewältigen hatten. Nicht zuletzt von denen mit ihren eigenen Eltern, die sie meist arg beschimpften.

Fast meint man, die Eltern sind von der gleichen *Ichsucht* befallen, welche die Tochter gerade überwunden hat. Bei den großen und kleinen Unterschieden - eines haben alle diese jungen Mütter gemeinsam: Sie entscheiden sich gegen die Ichsucht ihrer eigenen Eltern und für das Leben ihrer Kinder.

Es scheint zwar einfacher, sich seiner Pflicht als Angehöriger zu entziehen, indem man dem Mitmenschen zu einer Abtreibung rät? So kann man sich ohne größeren Aufwand wieder sich selbst und seiner Welt zuwenden. Was eine Familie ist, weiß man auch nicht mehr so recht[69]."

„Nun ja", sagt Emily. „Es gibt auch Eltern die Zeichen setzen. So fällt eine Familie auf und wird bewundert, die sich mit den drei jüngsten Kindern im August 2009 aufmachte quer durch die USA zu reisen, und zwar auf einem extra dafür gebauten Tandem für fünf Personen. Die drei ältesten Kinder sind zuhause geblieben. Sie dachten, die Eltern wären total verrückt, so eine Tour von über 7000 Meilen zu wagen. Dem Paar ging es darum ihren Jüngsten eine Lehre für das Leben mitzugeben. Sie wollten ihnen zeigen, was es heißt, das Leben in seiner Fülle zu leben. Sie gaben ihren Kindern im Alter von drei bis sieben Jahren eine Hilfestellung ganz besonderer Art. Es sollte sich ihnen ein neues Bewusstsein erschließen, einige Zeit auch ohne die Konsumwelt auszukommen. Stattdessen hatten sie die einmalige Gelegenheit, die Schönheit der Natur zu entdecken, die Geographie des Landes fast *hautnah* zu erleben.

Ihr Gedanke war, so die Hilfsbereitschaft der Mitmenschen zu erfahren. Die Familie sollt durch die Strapazen einer solchen Fahrradtour enger zusammen rücken. Im Februar 2010 war die Hälfte der Strecke geschafft. Jeweils 25 Meilen am Tag wurden zurückgelegt. <<Es steckt viel Vertrauen, aber auch Abenteuer in so einer Reise>>, erklärt der Vater auf der Familienwebpage[70]. <<Wir lernen durch sie für das Leben und dafür nehme ich gerne alle Unannehmlichkeiten auf mich, um dies meinen Kindern plausibel zu machen>>. So eine Selbstlosigkeit findet man kaum noch.

Das ist heutzutage eher eine Seltenheit, da wir uns, wie Anfang Februar 2010 eine große amerikanische Zeitung berichtete, im Zeitalter der *iGeneration* befinden. <<Diese Generation ist von frühester Kindheit an ständig mit iPods, iPhone usw. verbunden. Kinder wachsen im Grunde genommen völlig weltfremd auf.

Kindergartenkinder besitzen rosa oder violette Barbie-Laptops mit eigener Computermaus. Extra für die Kleinsten erstellte Programme, die Mathematik, Spanisch sowie Computerspiele beinhalten, berieseln die Kinder. Vorschulkinder sind süchtig nach ihrem Laptop. Eine Studie ergab, dass 35% der Kinder in den USA, im Alter von sechs Monaten bis drei Jahren, ihren eigenen Fernseher im Zimmer haben. 52 Prozent der neun bis 12-Jährigen besitzen ein eigenes Mobil-Telefon. Kinder im Alter von 18 Monaten wissen, wie man eine Computermaus bedient.

Die Psychologin Sandra Calvert, Direktorin des Kinder-Digitalen-Media-Centers der Georgetown University in Washington DC, berichtet von Computerprogrammen, die für Kinder unter zwei Jahren erstellt wurden. Das Interesse der Kleinsten ist darauf ausgerichtet, ihren Wissensdurst schnellstmöglich über das Internet zu befriedigen. Am Abend texten sie ihren Freunden, dass sie jetzt zu Bett gehen und keine Nachrichten mehr senden oder empfangen wollen.

Kinder können sich gar nicht an eine Zeit ohne ihre ständige *Technische Begleitung* vorstellen. Der Psychologe Larry Rosen von der California State University deutet auf die Gefahren der *iGeneration* hin.

Rosen bezeichnet mit *I* nicht nur den iPod usw., sondern auch das eigene *ICH*.

Die Technologie ist auf die Kinder zugeschnitten. Sie können die Musik wählen, die sie hören wollen, die Videos herunterladen, die sie sehen möchten, und keiner ist da, der ihre Wünsche beschneidet[71]>>.

Medien sehen ein Geschäft, das sich an der Egozentrik orientiert. Es scheint, dass Eltern sich nicht so sehr um die Kinder kümmern. Eine Sofortbefriedigung des Ichs, egal ob des Kindes oder der Eltern, ist erstrebenswert, weil so jeder *ruhiggestellt* wird und den Anderen wenigstens nicht aus seiner *Ich-Welt* aufschreckt."

Selfies nennt man die heutigen Erwachsenen", meint Mathilde. Sie sind bestimmt ein Produkt der *iGeneration*. Noch nie gab es so viele Singles in Amerika. 2014 zählte man 50,2 Prozent zu ihnen. 1976 waren es nur 37,4 %.

Selfies haben Angst sich zu binden. Sie warten lieber ab, was passiert. Prof. Cliff Zukin von der Rutgers Universität berichtete den *Bloomberg News*: <<Häuser oder Autos wurden früher als ein solides Investment gesehen. Heute betrachtet man sie nur noch als einen Klotz am Bein>>. Man mietet lieber, dann hat man auch keine Verantwortung der Nachbarschaft gegenüber.

Genauso sieht man die Institution der Ehe. Mehr und mehr junge Leute verzögern sie oder heiraten nie. Sie vermuten, es sei obsolet. 29 Prozent der jungen Leute denken, eine Ehe läge im Interesse der

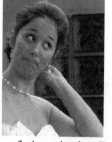

Gesellschaft. Die junge Generation, die im Digital-Alter aufgewachsen ist, hat einfach eine Aversion, Verantwortung zu übernehmen.

Samhita Mukhopadhayay, die für die *Guardian Zeitung* schreibt, macht die berühmten *Dating-Seiten* verantwortlich. Auf den online Partnerschafts-Vermittlungen hat man eine zu große Auswahl, sich auf eine einzige Person festzulegen, ist fast unmöglich. Weil man immer wissen möchte, was es noch für Möglichkeiten gibt. Am Ende fühlt man sich nicht in der Lage, den richtigen Partner herauszusuchen.

So werden nur noch 22 Prozent der Kinder der USA in einem

traditionellen Umfeld großgezogen, wo der Vater arbeiten geht und die Mutter daheim bleibt. Daneben existieren alle möglichen Familien-Typen. In 34% der Haushalte arbeiten beide Eltern. 23 Prozent der Kinder werden von alleinstehenden Müttern erzogen. Die Hälfte von ihnen war nie verheiratet. Alle anderen Kinder wachsen bei unverheirateten Eltern (7%), alleinstehenden Vätern (3%), den Großeltern (3%) oder irgendwo außerhalb der Familienstruktur auf.

Experten äußern sich besorgt über den Trend, der Amerikas sozialen und wirtschaftlichen Interessen schaden könnte[72].

Kinder aus verheirateten Familien sind sehr sozial eingestellt, erläuterte eine Britische Studie 2014. Sie haben mehr Vertrauen, sind gewissenhafter und benehmen sich besser als ihre Altersgenossen. Seit 1997 nahmen 3000 Kinder im Alter von drei bis 16 Jahren an der Untersuchung teil. Man achtete neben dem Familienstand auf den sozialen Status und das Familieneinkommen. Kinder von Alleinerziehenden zeigten eine leichte Tendenz der Hyperaktivität und verhielten sich eher asozial[73].

5.2 Vorgeburtliche Angelegenheiten

Ob ein Mensch erfolgreich in seinem Leben ist, hängt von den sehr frühen Entwicklungsstadien des Gehirns ab. Unabhängig voneinander bestätigen Wissenschaftler weltweit, dass die Veränderungen, die das embryonale Gehirn wachsen lassen, das weitere Leben grundlegend beeinflussen. Hier, also im Mutterschoss, wird der Grundstein gelegt für Wohlbefinden, kognitive Fähigkeiten und die Gesundheit.

Ausschlaggebende neuronale Verschaltungen und die Plastizität des Gehirns finden vor allem vorgeburtlich statt. Sie dauern bis in die ersten Lebensjahre an. Das frühkindliche Verhalten hängt von der strukturellen und neuronalen Entwicklung des kindlichen Gehirns ab. Dysfunktionale oder funktionale Beziehungen, sozioökonomischer Status, Armut, Stress, Ernährung und andere umweltbedingte Faktoren hinterlassen dauerhafte Auswirkungen auf das Gehirn. Sie entscheiden, ob das Kind Erfolg in der Schule, in seinem Leben hat und wie es mit seinen Mitmenschen interagiert[74]."

Emily hebt überlegend den Kopf. „Einige meinen, wir könnten uns sehr wohl an unsere Zeit in der Gebärmutter erinnern", sagt sie. „Zunehmend registrieren Wissenschaftler, wie wichtig die Zeit im Mutterbauch ist. Auf einer psychologischen Power Coaching Seite stand, dass eine kleine Hypnose ausreicht, um uns an die Emotionen und Gefühle unserer Mutter zu erinnern, als sie mit uns schwanger war. Unerklärliche Ängste, unser fehlendes Selbstvertrauen, ja selbst das Gefühl unerwünscht zu sein, stammen von der Zeit vor der Geburt, meint die Psychologin.

Unter anderem erwähnt sie das seit 1945 bekannte *Vanishing-Twin-Syndrome*. Bei Zwillingsschwangerschaften überlebt manchmal nur ein Kind, das andere wird resorbiert oder man findet es mumifiziert in der Plazenta. Bevor es moderne Methoden wie Ultraschall gab, untersuchte man bei der Geburt die Plazenta. Mit der Möglichkeit der sehr frühen Ultraschalluntersuchung kann man heute leichter feststellen, wenn ein Kind *verschwunden* ist. Der Verlust eines Zwillings tritt bei 21-30% von Mehrlings-Schwangerschaften auf. Die Ursache dafür kennt man nicht. Es könnte sich um Chromosomenabnormalien handeln oder eine Fehlbildung der Nabelschnur. Klinisch gesehen hat der Verlust eines Zwillings meist keine gesundheitlichen Auswirkungen auf die Mutter bzw. das andere Kind[75].

Durch moderne Technologien weiß man über die Interaktionen von Zwillingen im Mutterleib. Zwillinge wissen, dass sie nicht alleine sind. Sie hören den Herzschlag des Anderen. Wenn nun eines der Geschwister stirbt, sind die Folgen des Überlebenden unvorhersehbar. Man spricht von traumatischen Erfahrungen. Von Konsequenzen für das spätere Bindungsverhalten. Herz-, Nieren- oder mentale Schäden quälen den überlebenden Zwilling.

Psychologen reden von quälender Sehnsucht, Einsamkeit mitten unter vielen Menschen, unerklärlichen Schuldgefühlen, schuld am Tod des anderen zu sein. Sie glauben alles doppelt so gut machen zu müssen, um zu kompensieren. Sie haben keinen Selbstwert. Der verlorene Zwilling wird überall gesucht.

Aus Forschungen von David Chamberlain, der Ultraschalluntersuchungen an zwei Monate alten Embryos durchgeführt hat, wissen wir, dass Zwillinge fünf Wochen nach der Einnistung ihr Geschwisterchen wahrnehmen. Ohren werden als erstes ausgebildet. So vernimmt das Kind zuerst seinen eigenen Blutfluss und dann den des Anderen. Die Geräusche seines Geschwisters sind ihm näher als der Herzschlag der Mutter. Mit acht Wochen reagiert ein Embryo bereits auf Geräusche außerhalb des Mutterleibes. Danach nehmen Zwillinge zueinander Kontakt auf. Sie spielen oder boxen sich. Bis in die 70iger Jahre hinein dachte man, dass ein Neugeborenes keine Gefühle hat. Erst jetzt wissen wir von Kindern, die schon in einer sehr frühen Phase ihrer Entwicklung stehen, dass sie Gefühle äußern können[76].

Aufsehenerregend waren Ultraschallbilder von Ungeborenen, die um die Welt gingen. Wir alle wissen, wie schädlich es ist, wenn die Mutter während der Schwangerschaft raucht. Nun zeigte man Bilder von Kindern, die im Mutterlieb darauf reagieren, wenn die Mutter eine Zigarette anzündet. Die 4-D gescannten Bilder von Dr. Nadja Reissland zeigten ungeborene Kinder im Alter von 24, 28, 32 und 36 Wochen. Sie beobachtete, wie Kinder zusammenzuckten und erschrocken die Hände vor ihre Gesicht hielten, sobald die Mutter rauchte. 20 Mütter nahmen an der Studie der James Cook Universitäts-Klinik des Krankenhauses in Middlesbrough/USA teil. Sie alle rauchten durchschnittlich 14 Zigaretten am Tag. Die Bilder sind erschreckend. Dr. Reissland hofft mehr Mütter zu finden, die an der Studie teilnehmen. Die Pilot-Studie sollte zeigen, dass die Gehirnentwicklung von Kindern rauchender Schwangerer in Mitleidenschaft gezogen wird.

<<Mütter, die das Video sehen, werden hoffentlich aufhören zu rauchen. Sie können bereits Entwicklungsverzögerungen an ihrem ungeborenen Kind feststellen, die sie durch ihr Verhalten verursachen>>.

Wissenschaftler erklären weiterhin: <<Rauch schadet der Entwicklung von Samen- und Eizellen. Es kann zu einer Frühgeburt kommen. Die Chance, ein Kind zu empfangen, wird reduziert, weil ein

Embryo nicht implantatiert wird>>. Der Mitautor der Studie, Brain Francis, von der Lancaster Universität sagt: <<Die Technologie ermöglicht es uns, das zu sehen, was uns zuvor verborgen war. Erst durch diese Studie realisieren wir, wie schädlich sich Rauch auf die Entwicklung des Ungeborenen auswirkt. Jetzt können wir sicher die negativen Effekte nachweisen, die eine rauchende Mutter ausübt>>.

Die Studie zeigt in aller Deutlichkeit, dass Ungeborene nahezu erschreckend menschlich auf die Unannehmlichkeiten einer einzigen Zigarette reagieren. Sie fühlen den Schmerz schon sehr früh in ihrem Leben. Für Lebensrechtler liefert die Raucher Studie den Beweis, dass auch Kinder Schmerz empfinden, wenn sie im Mutterleib getötet werden[77].

Eine Studie im *Science Magazine* berichtet im April 2015 über neugeborene Kinder, bei denen der Schmerz und Emotionen bereits genauso ausgebildet sind, wie bei Erwachsenen. Wie Magnetresonanztomogramm-Untersuchungen ergaben, wurden spezielle Regionen des Gehirns bei Erwachsenen und Neugeborenen fast gleichstark aktiviert, sobald man ihnen Schmerz zufügte. Damit wurde die Annahme, dass Neugeborene noch kein voll ausgebildetes Schmerzempfinden besitzen, widerlegt[78].

Noch nie zuvor sind Forscher der Frage nachgegangen, ob Neugeborene dasselbe Schmerzempfinden wie Erwachsene haben. Professor Rebecca Slater von der Oxford Universität bemerkt: <<Leute dachten bis vor kurzem, man könne den Schmerz, den Babies empfinden, nicht mit einem MRI messen. Die Babies, die an unseren Versuchen teilnahmen, schliefen sogar im Scanner ein. So war es nicht schwer, sie zu untersuchen. Die Studie ist besonders wichtig, weil uns Babies nicht sagen können, wie sehr ihnen eine Prozedur weh tut. Nur allein von der Beobachtung zu urteilen, verschafft uns auch kein genaues Bild. Ich habe viele gehört, die meinten, Baby-Gehirne seien noch nicht entwickelt, und es würde sich nur um Reflexe handeln. Wir konnten beweisen, dass der Schmerz wirklich vorhanden ist. Bisher gab man Babies nie Schmerzmittel. Das wird sich nun, dank unserer Studie, ändern[79].

5.3 Kinder im Einkaufswagen

Leonhard stöhnt leise auf. „In der heutigen Zeit hat selbst das Kinderkriegen viel mit Egozentrik zu tun. Babies sieht man als ein Produkt an. Kinder kann man sich bestellen, und wenn man sie nicht will, weil sie vielleicht einen Erbfehler haben, versucht man, sie wieder los zu werden. Ich denke da besonders an die Leihmütter. Einige bezeichnen das ganze Geschäft mit ihnen als Baby-Fabriken, die man in Drittländern, wie z.B. Indien, errichtet hat. Unsere modernen reproduktiven Techniken sind im Grunde an dem ganzen Menschenhandel schuld. Das ist eine freiwillige Versklavung armer Frauen, die mit fremden Embryos schwanger werden. Oft sind sie in speziellen Heimen untergebracht, wo sie keinen Kontakt zur Außenwelt haben. Ihre Vergütung ist geradezu lächerlich.

Wie oft hört man von einem Ehepaar, wo eigentlich nur der Mann an der Schwangerschaft beteiligt war, weil die Ehefrau unfruchtbar ist und so eine Eizellspenderin biologische Mutter wurde. An einen Fall erinnere ich mich, als das Ehepaar sich scheiden ließ, bevor das Wunschkind zur Welt kam. Am Ende wollte das Kind keiner mehr. Es kam in ein Waisenheim. So ergeht es vielen seiner *Leidensgenossen*.

Wen wundert es, dass Eltern, die ein Kind *bestellen* und dieses dann Down Syndrom entwickelt, fordern,

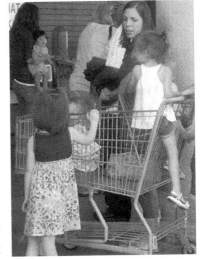

dass es abgetrieben wird. Das ist neulich erst passiert. Aber darauf komme ich später. Momentan will ich nur verdeutlichen, wie egoistisch Eltern sind, die eine Abtreibung eines Ungeborenen fordern. Für mich ist das einfach unbegreiflich. Wie gesagt, es gibt leider viele solcher Fälle.

Ein Kind zu bekommen, ist schon fast so, als ob wir irgendetwas einkaufen. Wenn die Ware eine Macke hat, geben wir sie zurück. So einfach ist das. Fast könnte man sagen: *wer zahlt, schafft an.* So darf man ein

93

bestimmtes *Gütesiegel*, wie bei allen anderen Produkten erwarten. Wenn man nicht das bekommt, für was man sein Geld hinlegte, muss man es auch nicht mitnehmen. Eltern spielen damit fast den lieben Gott über das Leben ihrer Kinder. Vielen überzähligen menschlichen Embryos, die genetisch nicht passten, wurde das Leben sowieso schon im Vorfeld genommen.

Manchmal erinnert mich das an Sandtigerhaie. Sie sind lebendgebärend. Damit am Ende ein oder manchmal auch zwei Tiere geboren werden können, frisst der Stärkste seine schwächeren Geschwister auf. Der intrauterine Kannibalismus führt dazu, dass am Ende der Hai mit den größten Überlebenschancen geboren wird[80].

Dieser tierische Vergleich hinkt. Ich möchte damit nur verdeutlichen, wie viele Kinder wir durch künstliche Befruchtungstechniken kreieren, mit dem einzigen Zweck, sie danach wieder zu töten. Der Wert eines Kindes richtet sich demnach danach, ob wir es wollen. Sonst gäbe es keine Abtreibungen.

Wenn es einen Defekt hat, und sei es auch nur, dass es das falsche Geschlecht besitzt oder die Eltern sich nicht in der Lage fühlen, für ihr Kind zu sorgen, werden dem Kind jegliche humanen Rechte abgesprochen. Sein Leichnam wird entsorgt. Das Ganze bezeichnen wir dann als *Recht der Frau*[81]."

„Leonhard, woher haben Sie diese Weisheiten?" ruft Emily aus. Leonhard lächelt etwas verlegen. „Sie sind nicht von mir", sagt er dann. „Als Journalist ist man einfach nur sehr belesen."

"Ja", sagt Emily. „Es gibt viele, die Kinder haben wollen. Wenn wir schon bei Australien sind, will ich anknüpfen. Das Risiko für Geburtskomplikationen ist nach einer künstlichen Befruchtung erheblich höher als nach einer natürlichen Empfängnis. Ärzte aus Australien haben 300.000 Geburten ausgewertet. Unter ihnen waren 4300 Schwangerschaften, die nach einer künstlichen Befruchtung untersucht wurden. Das Risiko einer Fehlgeburt bzw. Frühgeburt oder des Kindssterbens nach der Geburt war hierbei doppelt so hoch. Kinder, die durch eine In-Vitro-Fertilisation befruchtet wurden, hatten ein niedrigeres Geburtsgewicht.

Die Wissenschaftler gehen von verschiedenen Ursachen aus. Jene Faktoren, die zur Unfruchtbarkeit der Eltern führen, können auch bei künstlicher Befruchtung der Entwicklung des Ungeborenen schaden. Unklar ist dabei, ob die mütterlichen oder väterlichen Einflüsse überwiegen. Manipulationen der Ei- und Samenzellen oder die Bedingungen des Kulturmediums spielen womöglich eine Rolle[82].

Im Juni 2014 beobachteten Tierärzte eine plötzlich auftretende mysteriöse Unfruchtbarkeit, die Tausende von Schweinen betraf. Forscher machten bald darauf auf die kleinen Plastik-Behälter aufmerksam, in denen der Samen für die künstliche Befruchtung der Schweine gelagert wurde. Bestimmte Chemikalien, die im Plastik sind, darunter BADGE, das sind Cyclic Lactone und unbekannte Phthalate, können die DNA der Samenzellen schädigen und so zur Unfruchtbarkeit beitragen. Die Autoren der wissenschaftlichen Studie warnen nun, dass einige der gleichen Chemikalien

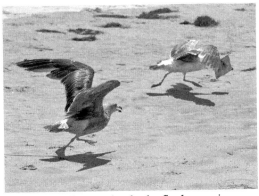

sich auch in den Verpackungen von Lebensmitteln befinden, wie zum Beispiel in Kartoffelchips-Tüten und somit Menschen dem gleichen Risiko der Unfruchtbarkeit ausgesetzt sind[83]."

„Liebe Tante, Du vergisst wie sehr Nikotin die Fruchtbarkeit des Mannes vermindern kann", unterbricht Mathilde.

„Es liegt an einem bestimmten Eiweißmolekül, das die Erbinformationen der Samenzellen umhüllt. 2010 fanden Forscher bei Rauchern Cotinin im Sperma. Es ist ein Abbauprodukt des Nikotins. Die Beweglichkeit der Samenzellen wird erheblich herabgemindert, beding durch eine unstabile Außenhüll. Das kann dazu führen, dass die Eizelle nicht befruchte wird. Paaren mit Kinderwunsch wird seit

Neuestem geraten mit dem Nikotinkonsum aufzuhören. Rauchen schadet mehr der Fertilität als der Gesundheit. Wenn dennoch ein Kind gezeugt wird, ist es meist missgebildet[84].

Es geht sogar noch weiter. Rauchende Schwangere beeinträchtigen nicht nur die Gesundheit ihres ungeborenen Kindes, sondern schädigen auch ihre Erbinformation. Diese Untersuchungsergebnisse erläutern, warum Kinder von Rauchern ihr ganzes Leben eine schwächliche Gesundheit haben. Sie leiden unter einem verminderten Geburtsgewicht, Geburtsdefekten und einer geminderten Lungenfunktion. Selbst als Erwachsene erkranken sie meist an Asthma, sind nikotinsüchtig und oft drogenabhängig.

Die Genforscherin Christina Markunas und die Perinatal-Epidemiologin Allen Wilcox vom National Institute of Environmental Health Science in North Carolina versuchen den biologischen Mechanismus der aufgetretenen Symptome zu analysieren. Eine Möglichkeit liegt darin, dass epigenetische Veränderungen der DNA des Ungeborenen, bedingt durch die rauchende Mutter, auftreten. Viele Umweltfaktoren, aber auch Stress und die Ernährung der Mutter, beeinflussen chemisch die DNA. Dadurch werden Gene ein - oder abgeschaltet, was letztendlich bestimmt, welches Merkmal ausgeprägt wird.

Um den Verdacht zu stützen, wurden Blutproben von 889 Neugeborenen untersucht. Ein Drittel der Babies hatte Raucherinnen als Mütter. Die Forscher untersuchten die Methylgruppen der DNA, die für epigenetische Veränderungen verantwortlich sind. Die Kinder der Raucherinnen hatten mehr als 100 Genalterationen in den Genen, die für die intrauterine Entwicklung und die Nikotinsucht verantwortlich sind. Wie die Studie bestätigt, moduliert das mütterliche Verhalten während einer Schwangerschaft das Erbgut ihrer Babies.

<<Es handelt sich um eine Studie, in der man so schön die Angleichung zwischen toxikologischen Labortestest und dem Auftreten eines Gebrechens sieht>>, erläutern die Forscher. Es müssen noch mehr Studien erfolgen, inwieweit alltägliche Toxine dem Ungeborenen durch Epigen-Veränderungen schaden[85].

Der Vorgang der Methylierung scheint eine immer größerer Rolle in der Forschung zu spielen, der bisher kaum beachtet wurde. Selbst kleinste radioaktive Strahlungen können dem Genom der Zelle schaden. Eine Dosis von unter 0.1 Gray scheint Auswirkungen auf die Methylierung zu haben, was eventuell einen Einfluss auf das Krebsrisiko hat. Auf lange Sicht wird die Studie des Helmholtz Institutes in München Erkenntnisse für die Strahlentherapie und den Arbeitsschutz liefern[86]."

„Schwangere prägen demnach nicht nur das Verhalten ihrer Kinder, sondern auch das der Enkelkinder", stellt Emily fest. „Wie sich die Mutter ernährt scheint entscheidend. Die Vorliebe für Fettes und Süßes führt bei den Nachkommen zu Depressionen, Allergien, Übergewicht, Diabetes und Herz-Kreislauf Beschwerden.

Epigenetikern verdanken wir diese Erkenntnisse. Umwelteinflüsse wirken nie direkt. Sie bedienen sich Kontrollmechanismen. Das sind chemische Substanzen, wie Methylgruppen, welche die Aktivität des Erbgutes regulieren. Sie wirken blockierend oder fördernd auf Gensequenzen. Ob diese Sequenz ein- oder ausgeschaltet wird, ist entscheidend dafür, ob ein Merkmal im späteren Leben ausgeprägt wird.

Dementsprechend enthält eine Liste für Schwangere Ratschläge darüber, was sie essen dürfen und was nicht. Selbst in einem Leihmüttervertrag wird die Ernährung vorgeschrieben.

Die Nahrhaftigkeit des Essens ist ausschlaggebend. Mütter, die in Gambia ihr Kind zur Erntezeit empfangen, prägen die DNA ihrer Kinder ganz anders, als die Sprösslinge, die in der Regenzeit unter kargen Mahlzeiten gezeugt wurden.

Hungersnöte, wie im Holland im Winter 1944, brachten Kinder hervor, die im Alter häufiger an Herz-Kreislauf-Erkrankungen und Depressionen litten. Weitere Faktoren, wie Stress während der Schwangerschaft, führen zu einer Minderversorgung der Plazenta mit Sauerstoff durch einen geringeren Blutfluss. Forscher machen die Stressbewältigung im Leben mit dem Stress, dem das Kind im Mutterleib ausgesetzt war, verantwortlich. Kognitive Leistungen, das

Verhalten und die körperliche Entwicklung, können auf intrauterinen Stress zurückgeführt werden.

Wissenschaftler untersuchen nun inwieweit die Zeugung in der Petrischale, also die künstliche Befruchtung, Einfluss auf Epigene und damit das Erbgut des Menschen hat. Eine Nährlösung und die Brutschrankatmosphäre simulieren das Eileitermilieu. Bereits in diesem frühen Stadium findet eine epigenetische Prägung des Kindes statt. Der Forscher John Dumoulin von der Universität in Maastricht fand heraus, dass die Konzentration des Nährmediums das Geburtsgewicht bestimmt. Selbst bis zu einem Alter von zwei Jahren entdeckte Dumoulin Unterschiede.

Die Wissenschaftler stehen noch ganz am Anfang ihrer Studien. Deshalb möchte man noch keine Empfehlungen für Schwangere daraus ableiten. Auch kann man nicht einfach die Mütter für alles verantwortlich machen. Großväter und Väter tragen auch zur Gesundheit der Nachkommen bei. Die Umwelt, der ein Kind im Mutterleib ausgesetzt wird, ist vor allem von der Gesellschaft geprägt[87]."

„Die Stunden nach der Befruchtung sind entscheidend für das Kind. Das ist eine alte Weisheit, der wir uns immer wieder bewusst werden sollten", sagt Leonhard. „Die Zellen teilen sich ja nicht nur rasend schnell, sie organisieren sich. Innerhalb weniger Tage bildet sich das Neuralrohr, das später Gehirn und Rückenmark verbindet. In der vierten Schwangerschaftswoche ist jede einzelne Zelle geprägt. Man könnte sagen, jede Zelle weiß, was aus ihr werden soll. In der neunten bis zehnten Schwangerschaftswoche nimmt das Ungeborene bereits Schmerzen wahr.

Die embryonalen Zellen bezeichnet Dr. Philip Landrigan, ein berühmter Kinderarzt aus New York, als einen <<Tanz der exquisiten Choreographen>>.

Seit neuestem gibt es jedoch ein Problem. Unsere moderne Welt hat unser Wasser, Böden, Nahrungsmittel, ja sogar unsere Kosmetika mit jeder Menge an Umweltgiften belastet. Diese können nun den exakten Plan oder sagen wir die zelluläre Präzision unserer Entwicklung durcheinander bringen.

Bis 1960 sahen Wissenschaftler in der mütterlichen Plazenta eine Barriere, welche die Kinder vor Umweltgiften schützt. Das vermutete man jedoch nur, bis das Medikament gegen Schwangerschaftsübelkeit, Contergan, auf den Markt kam. Mit ihm wurde die Entwicklung des Kindes durcheinander gebracht. Neugeborene hatten missgebildete Extremitäten, verformte Augen, Ohren, Herzen oder Nieren. Sie waren blind, taub und trugen ein erhöhtes Risiko für Autismus in sich. Viele Kinder starben aufgrund dieser Deformationen.

Nicht lange danach trat ein rasanter Anstieg an Vaginalkrebs bei pubertierenden Mädchen auf. Wissenschaftler bringen das mit der Verschreibung des synthetischen Östrogens Diethylstilbestrol, auch DES genannt, in Verbindung. Ärzte verschrieben das Hormon bis in die 70iger Jahre hinein an Schwangere, um Fehlgeburten entgegen zu wirken. Später fand man erst, wie schädlich dieses pränatal verabreichte Hormon auf die Geschlechtsorgane wirkte, als diese geschlechtsreif wurden.

Seit 1950 untersucht die Amerikanische Akademie für Kinderärzte, wie sehr Umweltgifte Ungeborenen schaden. Die Studie nahm ihre Anfänge mit der Untersuchung, wie sich Radioaktivität auf den Fötus auswirkt. Mit zunehmender Technologie sieht man den Preis, den die Ungeborenen mit der steigenden Umweltbelastung durch Toxine zahlen.

Selbst wenn Schwangere nur eine kurze Zeit toxischen Stoffen ausgesetzt werden, kann das irreversible Folgen für die Gehirn- und die Organentwicklung oder das Immunsystem haben, warnt Dr. Landrigan. Der Zeitpunkt der Kontamination hängt vom jeweiligen Entwicklungsstadien des Ungeborenen ab. In einem erwachsenen Organismus sehen wir nie derartige Schäden, die ein Toxin anrichten kann, erläuterte der Experte. 2011 haben sich die katholischen US-Bischöfe ausgesprochen, Ungeborene vor dem Kontakt mit toxischen Stoffen aus der Umwelt zu schützen. Kinder, die sehr früh in ihrem

Leben Umweltgiften ausgesetzt waren, entwickeln oft später in ihrem Leben umweltbedingte Krankheiten[88].

5.4 Mutter-Ideologien

In Amerika stieg seit einigen Jahren wieder die Muttersterblichkeit während einer Schwangerschaft an. Eine amerikanische Studie fand heraus, dass der Tod der Mutter, der oft von ihrem Alter, ihrer Ethnizität und ihrem BMI (body mass index) abhängt, vermieden hätte werden können.

Herz-Kreislauf-Erkrankungen, Präeklampsie, Eklampsie, Hömorrhagien, venöse Thromboembolien und Fruchtwasserembolien sind die häufigsten Ursachen der Muttersterblichkeit. <<Zwei Drittel der Präeklampsie-Toten und etwa drei Viertel der Frauen, die an Hämorrhagie und Fruchtwasserembolie verstarben, waren 30 Jahre alt oder älter>>, erklärt Dr. Elliott Main. Die Forscher beobachten ein großes Wissensdefizit der Patienten, welche die Symptome oder Zustände nicht richtig einschätzen und zu spät medizinische Hilfe beanspruchen. Auch die Belegschaft der Krankenhäuser reagiert oft zu spät, wodurch eine dringend benötigte Bluttransfusion verzögert wird. <<Diese Ergebnisse unterstreichen die Notwendigkeit von zielgerichteten Maßnahmen zur Verbesserung der Gesundheitsversorgung, von krankenhausbasierten Sicherheitspaketen zur Prävention von Hämorrhagie, Präeklampsie und venöser Thromboembolie sowie von umfangreichen Programmen zur Patientenaufklärung, Kommunikation und Weiterentwicklung der Teamarbeit>>.

In Deutschland sterben sieben von 100.000 schwangeren Frauen. In Polen sind es nur drei Mütter von 100.000, die eine Schwangerschaft nicht überleben. In Großbritannien hatte die Müttersterblichkeit eine indirekte Ursache, die auf psychiatrische Erkrankungen, Epilepsie, Influenza oder Suizid zurückzuführen waren.

<<Selbst wenn vom Verstand her jeder weiß, wie mit einer Postpartum Hämorrhagie umgegangen werden muss: Bei einem schweren Fall bekommt man beispielsweise nicht mit, ob die Infusion

ordentlich läuft>>, erklärt Dr. James Byrne, Gynäkologe des Santa Clara Medical Center in Kalifornien. Standardisierte Protokolle für Notfallsituationen haben die wichtige Funktion, der Müttersterblichkeit entgegen zu wirken[89].

Eine junge Mutter aus Nebraska kollabierte während ihrer Schwangerschaft am 8. Februar 2015. Die 22-jährige Karla Perez hatte eine Hirnblutung erlitten und wurde für hirntod erklärt. <<Wir mussten uns schnell entscheiden. Dem Baby ging es gut, es war nur zu jung, um entbunden zu werden>>, sagte Dr. Andrew Robertson, der in der Maternal-Fötal Medizin am Methodist Women's Hospital Perinatal Center arbeitet. Karla Perez wurde für 54 Tage künstlich am Leben erhalten. Danach wurde ihr gesunder Sohn Angel entbunden. Es war das erste Baby der USA, das auf diese Weise entbunden wurde. Sue Korth, Vizepräsidentin des Krankenhauses bemerkte: <<Unser Team zeigte einen großen Glauben. Wir versuchten etwas zu tun, was kaum jemand vor uns geschafft hat. Es war schwer, Karla zu verlieren. Sie hinterließ uns ein außerordentliches Erbe[90]>>.

Es ist gar nicht so weit hergeholt, dass Schwangere selber schwer erkranken. Nur was soll man dann tun?

Schwangere Krebspatienten mit Chemotherapie zu behandeln, ist für viele eine Kontradiktion. Eine Studie der Katholischen Universität Leuven/Belgien zeigt, dass eine Krebstherapie dem Fötus nicht schadet.

Das erinnert an die italienische Kinderärztin Gianna Bretta Molla, die am 16. Mai 2004 von Papst Johannes Paul II. heiliggesprochen wurde. Sie starb eine Woche nach der Geburt ihres vierten Kindes, am 28. April 1962. Ärzte hatten bereits zu Beginn der Schwangerschaft einen Gebärmuttertumor diagnostiziert. Sie unterzog sich einer riskanten Operation, um die Schwangerschaft fortsetzen zu können. Bei der Heiligsprechung von Dr. Molla sagte der Heilige Papst Johannes Paul II.: <<Es gibt keine größere Liebe, als wenn einer sein Leben hingibt für den anderen (Joh. 15,13). Das geschieht in einzigartiger Weise, wenn eine Mutter ihr Leben für ihr Kind hingibt, wenn sie um

jeden Preis dem Menschenkind, das aus ihr geboren werden soll, das Leben schenkt>>. In letzter Zeit hören wir öfters, dass Mütter ihr Leben für ihr ungeborenes Kind opfern. Jenni Lake aus dem Bundesstaat Idaho/USA hat 2011 eine Chemotherapie verzögert, um erst die Geburt ihres Kindes abzuwarten. Die 18-Jährige litt an einem Astrozytom, dem bösartigsten, bisher unheilbaren Hirntumor.

Während einer Schwangerschaft an Krebs zu erkranken, ist eine der gefürchtetsten Diagnosen. Unter 1.000 Müttern steht *Eine* vor dem Dilemma, sich während ihrer Schwangerschaft für eine Therapie oder das Kind zu entscheiden. Krebserkrankungen nehmen mit fortschreitendem Alter der Mutter zu. Heutzutage wird das Kinderbekommen auf *reifere Jahre* vertagt, damit der Karriere nichts im Wege liegt. Ärzte rätseln, wie sie die Mutter behandeln sollen, ohne dem ungeborenen Kind zu schaden? Sie wollen den Fötus vor der toxischen Chemotherapie schützen. Sie wissen jedoch nicht, ob ihre Behandlung wirklich *sicher* ist.

Forscher haben nun erfreuliche Neuigkeiten. Das Wissenschaftsmagazin *Lancet Oncology* publizierte am 10. Februar 2012 eine belgische Studie, die aussagt, dass Schwangere mit Krebs genauso behandelt werden können, wie alle anderen *Leidensgenossen*. Eine Chemotherapie für die Mutter schadet demnach dem Ungeborenen nur minimal. 70 Kinder wurden untersucht, die vorgeburtlich, d. h. intrauterin (im Mutterleib), einer Chemotherapie ausgesetzt waren. Sie entwickelten sich wie alle anderen Kinder. Man untersuchte ihr Herz und ihren allgemeinen Gesundheitszustand bei der Geburt. Danach folgten regelmäßige Untersuchungen auch über ihren IQ bis zu ihrem 18. Lebensjahr.

<<Chemotherapie nach dem ersten Drittel der Schwangerschaft sei ohne weiteres möglich. Man benutzt eine entsprechende Ultraschall-Untersuchung, um zu sehen, ob sich das Baby richtig entwickelt. Auch einer radiologischen Bestrahlung können sich Mütter unterziehen, am besten in den ersten beiden Monaten, damit man das noch relativ kleine Baby mit einer Bleidecke abdecken kann>>, erläuterten die belgischen Wissenschaftler. <<Eine Abtreibung des Kindes würde die

Lebenserwartungen der Mutter nicht beeinflussen>>, heißt es weiter. Amerikanische und französische Mediziner sind der Auffassung, man soll alles tun, um das Kind am Leben zu erhalten, selbst bei einem Mutterhals- oder Eierstockkrebs. <<Es sei kein Unterschied, eine Schwangere oder jeden x-beliebigen Krebskranken zu therapieren. Viele Ärzte fühlen sich unwohl, eine Schwangere mit Chemotherapie zu behandeln und empfehlen einfach eine Abtreibung>>, sagt Frederic Amant vom Leuven-Krebs-Zentrum in Belgien, einer der beiden Autoren der Lancet-Publikationen[91]."

„Vielleicht ist diese Veröffentlichung nicht sehr verbreitet", unterbricht Frau Vague.

„Eine Mutter handelt meist im Instinkt, und der sagt ihr, das Leben des Kindes zu retten. Ich denke an Stephanie Thigpen. Als sie 22 Jahre alt war, hatte sie alles, was man sich wünschen konnte. Sie war glücklich verheiratet und erwartete ihr erstes Kind. Sie wusste nicht, dass sie eine tickende Zeitbombe in sich trug, die sich noch vor dem Geburtstermin ihres Babies entzünden könnte. Als man ihr mitteilte, sie müsse zwischen ihrem Baby und ihrem Leben entscheiden, zögerte sie keine Sekunde und flehte darum, zuallererst das Leben ihres Kindes zu retten.

Stephanie war jung, gesund. Als sie plötzlich starke Kopfschmerzen bekam und ihr oft schwindelig wurde, schrieb man diese Gebrechen ihrer Schwangerschaft zu, die ihren Körper verändere. Als sie ihren Arm und ihre Beine nicht mehr bewegen konnte, dachten die Ärzte, das Baby würde die Nerven abklemmen. Die Symptome verschwanden nicht. Im Gegenteil, sie wurden schlimmer. Stephanie landete in der Notaufnahme, wo ein MRI die Ursache abklärte. Sie hatte einen grapefruit-großen, schnellwachsenden, äußerst bösartigen Hirntumor, der eine sofortige Operation erforderte. Ob sie oder das Baby überleben würden, konnte nicht vorhergesagt werden.

Stephanie bat darum, vor der Operation ihr Baby per Kaiserschnitt zu entbinden und sein Leben vorzuziehen. Während der Zwei-Pfund schwere Junge Tripp in die Neugeborenen-Notaufnahme-Station gebracht wurde, brachte man seine Mutter in die Hirnchirurgie.

Die Ärzte fürchteten, Stephanie könnte nicht mehr aufwachen. Falls doch, könnte sie vielleicht nie mehr sprechen und laufen. Als sie am nächsten Tag erwachte, hatte sie keinerlei Schäden. Die einzige erdrückende Nachricht war die Diagnose eines *Stage IV Glioblastoma Multiforme*, eines aggressiven, totbringenden Tumors, mit nur einem Jahr Lebenserwartung.

Stephanie wollte ungeachtet der niederdrückenden Nachricht zu ihrem Baby. Da saß sie im Rollstuhl und konnte ihren Jungen sehen. <<Er war so klein. All die Schläuche, die in ihm steckten, zerbrachen fast mein Herz>>.

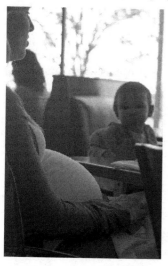

Die junge Mutter ging ihre Therapie aggressiv an. Sechs Tage in der Woche erhielt sie Chemotherapie und Bestrahlung. Zum Erstaunen der Ärzte funktionierte die Behandlung. Zwei Jahre später war Stephanies Hirntumor besiegt. Sie hatte noch Krampfanfälle. Die Ärzte waren fähig, ihr den richtigen Medikamenten-Cocktail zu verordnen, der auch die epileptischen Krämpfe verschwinden ließ. Als der gesunde junge Tripp fast vier Jahre alt war, bekam er ein Schwesterchen, Brynlee. Die Schwangerschaft war diesmal unkompliziert[92]."

„Neulich, hörte ich von einer 19-Jährigen, die einen inoperablen Hirn-Tumor hatte", sagt Mathilde. „Man gab ihr nur noch Monate auf dieser Erde. Lauren Hill's Traum, im Baseball-Team der St. Josephs Universität von Cincinnati mitspielen zu können, schien damit zerbrochen. Lauren gab jedoch nicht auf. Ein Jahr nach der Diagnose spielte sie in der II Division, als Nummer 22, gegen das Hiram-College im 10.000-Plätze Stadium der Xavier Universität.

Sie warf zwei Körbe. Obwohl ihre Koordination und Balance durch den Tumor stark beeinträchtigt waren. Da der Tumor ihre rechte

Körperhälfte beeinflusste, benutzte sie ihre linke Hand. Ihr wurde oft schwindelig. Sie war empfindlich gegenüber Licht und lauten Geräuschen und konnte eigentlich nur ein paar Minuten im Spiel dabei sein. Das hinderte sie nicht zum Sieg ihrer Mannschaft beizutragen. <<Das Spiel war erstaunlich. Ich bin überwältigt, weil mein langer Traum sich doch bewahrheitete>>. Man hatte das Spiel extra für sie auf den 2. November 2014 vorverlegt, damit Lauren mitspielen konnte.

<<Es ist hart, nicht dauernd an die Krankheit zu denken>>, sagt die 19-Jährige. Die Krankheit hat sie veranlasst, das zu tun, was sie liebt. Zur gleichen Zeit könne sie Menschen auf ihre Situation aufmerksam machen. Sie hofft, dass die Medizin bald so weit ist, ihr und ihren Leidensgenossen zu helfen. Lauren möchte zeigen, dass es möglich ist den Moment zu leben. <<Ob wir die nächste Sekunde erleben, wissen wir alle nicht. Alles Mögliche könnte passieren. Was wirklich zählt ist das *Jetzt*>>, erklärt sie. Sie will gegen ihren Tumor ankämpfen. Ihre Mutter bewundert die Entschlossenheit ihres Kindes, trotz der schweren Krankheit.

Nehme die Gelegenheit wahr, ist das Motto der Tochter, das Familie und Freunde inspiriert. Zu viel will die Mutter nicht darüber nachdenken, dass sie wahrscheinlich bald ihre Tochter verliert. <<Wenn mich die Trauer übermannt, denke ich mir, nicht meine und ihre Zeit mit Grübeleien zu verschwenden>>, ermahnt die Mutter sich selbst. <<Lauren hat viel in den kurzen Jahren ihres Lebens vollbracht. Sie ist ihrem Alter weit voraus und weiß um den Sinn ihres Lebens und Leidens>>, beschreibt der Trainer Devon Still die junge Athletin[93]."

5.5 Sterbehilfe

„Nicht jeder Krebskranke hat diese sehr noble Einstellung", sagt Leonhard. „Ich denke an die 29-jährige Brittany Maynard, die auch einen Hirntumor hatte. Sie verließ ihre Heimat in Kalifornien, um den *Oregon's Death with Dignity Act* in Anspruch nehmen zu können[94].

Assistierter Selbstmord ist wohl das Thema der heutigen Zeit. Kaum einer weiß von der Studie der Europäischen Psychiatrie. Sie beschreibt, dass Sterbehilfe sich negativ auf Familienangehörige auswirkt. 20% von ihnen zeigten *Post Traumatische Stress Disorder* (PTSD). Von den 85 Teilnehmern der Studie entwickelten 13% ein voll ausgebildetes Bild der Krankheit. Sechseinhalb Prozent zeigten unterschwellige Symptome. 4,9% erfüllten die Kriterien einer problemhaften Trauer. 16% der Sterbehilfe-Angehörigen wurden depressiv. Sechs Prozent entwickelten eine starke Nervosität nach dem Ereignis. Auch amerikanische Soldaten, die in Afghanistan oder Irak dienten, zeigten eine Prävalenz des PTSD in Höhe von 20 Prozent. Die Schlussfolgerung der Wissenschaftler liegt auf der Hand. Psychische Schäden, wie ein *Post Traumatisches Stress Syndrom,* können sowohl die Angehörigen eines Sterbehilfe-Empfängers als auch Kriegsdienst-leistende erleiden.

Erstaunlicherweise wird Sterbehilfe von den Betreibern als ein Akt des Mitleids und der freien Wahl angesehen[95]."

"Geht denn die Debatte um Sterbehilfe nicht am eigentlichen Problem vorbei?" fragt Emily. „Angehörige wollen, dass keine sinnlosen Therapien gemacht werden, während Ärzte eher daran denken, beim Suizid zu assistieren. Es geht um die unantastbare Würde des Menschen, die der Staat laut Artikel 1, Absatz 1 als Grundrecht im Grundgesetz von Deutschland schützt.

Nur leider wird der Tod zunehmend als Tabu betrachtet. In Würde zu sterben, wird schwieriger. Früher war es normal, zu Hause im eigenen Bett sterben zu können. Ganz früher war vielleicht sogar ein Geistlicher zugegen, der den Sterbenden mit den Sakramenten der Kirche vorbereitete. Krankensalbung oder letzte Ölung klingt für viele wie aus einem alten Film. Wenn ein Patient um das Sterbesakrament bittet, erntet er oft das Gespött des Pflegepersonals. Sei es im Krankenhaus oder im Altenheim. Ich weiß von einem sehr angesehenen Arzt, der fast für verrückt erklärt wurde, als er sterbend um einen Priester bat.

Wir sehen nicht mehr, dass der Tod unausweichlich zum Leben gehört und auch eine Erlösung sein kann. Sterbende werden heute eher *weggesperrt*, fernab von den Augen der Öffentlichkeit. Wir wollen nicht mehr mit dem Tod konfrontieret werden, weil viele Angst davor haben.

Unter aktiver Sterbehilfe verstehen wir den assistierten Suizid, den Ärzte unter bestimmten Voraussetzungen auch in Deutschland leisten sollen. Es wird argumentiert, dass unnützes Leiden bei Tieren durch Euthanasie verhindert wird. Einige sehen es als ungerecht an, wenn man Menschen anderes behandelt. Vielleicht kommen wir auf den Gedanken, uns mit unheilbar kranken *Mitgeschöpfen* zu vergleichen, weil in unserer Leistungsgesellschaft Krankheit, Leiden und Schmerz keinen Platz mehr haben. Verliert ein Totkranker in unseren Augen seine Würde? Sollten wir ihn deshalb *sozialverträglich* beseitigen? Wer entscheidet darüber, bei welchen Patienten die Therapie aussichtslos und das Leid unerträglich ist[96]?

Aber was ist mit Menschen, die depressiv sind? In Holland und Belgien euthanasierte man eine Frau, weil sie ein Klingeln im Ohr (Tinnitus) hatte, eine Dame, die nicht in ein Altenheim wollte und einen Mann, der gerade in Rente ging, weil er angab, dass er sich nun alleine und depressiv fühle ohne Arbeit. 2013 verdreifachte sich dort die Zahl der Menschen, die aus psychischen Gründen euthanasiert wurden.

Ein Frau, die nach einer abgebrochenen Beziehung depressiv wurde, eine Magersüchtige, die von ihrem Psychiater vergewaltigt wurde und ein Mann nach einer missglückten Sexualumwandlung fielen unter die Rubrik, unerträgliche zu leiden und durften assistierten Suizide in Anspruch nehmen. Neulich wurde sogar einem Vergewaltiger, der als Mörder im Gefängnis saß, wegen psychischer Leiden eine Euthanasie ermöglicht[97].

Wenn Menschen aufhören, Nahrung zu sich zu nehmen, wissen wir, dass sie bald an Altersschwäche sterben werden. Heute versucht man Menschen künstlich zu ernähren, ohne damit wirklich ihre Lebensqualität zu steigern. Sterbende werden nicht gefragt, ob sie eine invasive Therapie haben wollen. Die Palliativmedizin ist sehr wohl in der Lage, Schmerz und schwere Krankheiten zu behandeln, ohne assistierten Suizid als einschlägige Therapie anzuwenden.

Jakob Augstein sagte dazu im *Spiegel Online*: << Wenn das Schule macht, wird die Frage *Wohin mit Oma* bald einen anderen Tonfall bekommen. Wer schützt Alte und Kranke vor dem äußeren - oder inneren - Druck, die anderen und sich selbst von der Last und den Lasten des eignen Leides zu befreien? In Wahrheit ist der Tod auf Bestellung kein Gewinn an Freiheit. Sondern eine Kapitulation – vor dem Leben und vor dem Geist des Zwecks. Ärzte und Konzerne helfen uns mit chirurgischen und kosmetischen Mitteln dabei, das Altern zu verlernen. Nun sollen wir uns von Schmerz und Leid abwenden. Es lebe die Effizienz, es lebe die Optimierung?[98]>>

<<Töten wird nicht mehr als ein Verbrechen angesehen. Wir haben neue Maßstäbe, wer leben darf und wer nicht. Euthanasie ist in Holland außer Kontrolle. 1995 wurden in Holland bereits jährlich 26.000 Personen willentlich dem Tode zugeführt. Der Patient, der nicht euthanasiert werden will, ist seines Lebens im wahrsten Sinne des Wortes nicht mehr sicher>>, bemerkte der holländische Arzt Dr. Gunning.

Die Frage, wie es soweit kommen konnte, ist gar nicht mehr so relevant. Bereits im September 1970 stand im dem US-Magazin *California Medicine* ein Leitartikel, in dem es hieß: <<Die medizinische Ethik kann nicht mehr auf der Ehrfurcht vor dem Leben gründen, denn es droht eine Überbevölkerung, und wir können uns nicht länger mit jeglichem Niveau der Lebensqualität zufrieden geben.

Wir brauchen Maßstäbe, um zu entscheiden, wer leben darf und wer nicht. Man hat daher mit der Abtreibung begonnen und, nachdem diese akzeptiert ist, setzt man das Programm fort mit der freiwilligen Euthanasie und, wenn nötig, mit der unfreiwilligen Sterbehilfe. Am Ende steht neben der Geburtenkontrolle auch die Todeskontrolle. Dabei ist es nötig, Ärzte auf diese neuen Aufgaben vorzubereiten[99]>>. Zuerst waren es die Kinder, und nun sind es die Alten. Das habe ich oft gehört. Zu denken gab mir die kleine Sarah. Im Juli 1993 wurde eine Mutter in ein US-Krankenhaus gebracht. Sie war erst 15 Jahre alt. Die Ärzte wollten ihr Kind abtreiben. Allerdings war die Schwangerschaft schon sehr weit fortgeschritten. Das Baby befand sich bereits im Geburtskanal. Die Ärzte spritzen trotzdem das tödliche Gift Kaliumchlorid in den Kopf des Kindes. <<Damals war die Abtreibungsmethode noch nicht ausgereift. Man wusste nicht, wohin man die Spritze setzen sollte. Man applizierte an der linken Stirnseite über den Augenbrauen und im Hinterkopf, was die Haut an diesen Stellen für immer verbrannte>>, sagt George Tiller, der Abtreibungsarzt.

Als die junge Mutter am anderen Tag wieder in die Klinik kam, sah man, dass das Baby seine Abtreibung überlebt hatte. Überlebende Babies wurden sich damals selbst überlassen. Das änderte sich erst durch einen 2002 verfügten Erlass des US-Präsidenten Busch

Eine Krankenschwester merkte, dass das Kind noch lebte. Sie war erstaunt, weil es nicht gewaschen worden war, keine Nahrung bekam und die Nabelschnur auch noch nicht entfernt worden war. Die Schwester hatte Mitleid. Sie kontaktierte einen Anwalt, der eine Familie fand, die das kleine Mädchen adoptierte.

Die Ärzte waren überzeugt, Sarah würde die nächsten acht Wochen nicht überleben. Das Gift hatte ihr Gehirn beschädigt. Ihr Wachstum wurde erheblich beeinträchtigt. Sie war blind, taub und unfähig auf eigenen Füssen zu stehen. Für ihre neue Familie war Sarah keine Belastung. Nach fünf Jahren wirkte die Spritze. Es war ein kurzes Leben, das uns dennoch an die Kostbarkeit eines jeden Lebens erinnern sollte[100]."

6. REPRODUKTIVE ENTSCHEIDUNGEN DER FRAU

6.1 Qualitätsgeprüfte Reproduktion

„Wir haben anscheinend auf alles ein Recht. Nur nicht auf das Leben selber. Heute ist es zunehmend relevant eine Schwangerschaft auf spätere Jahre zu verlegen. Nach der Karriere", sagt Mathilde.

„Am 14. November 2014 veröffentlichte Carl Djerassi, der *Miterfinder der Anti-Baby-Pille*, einen Artikel über die Rechte der Frauen. Die Trennung von Sex und Fortpflanzung sei ein bedeutender Schritt in diese Richtung.

Die Social-Freezing-Methode, mit der Frauen ihre Fruchtbarkeit konservieren können, lobt Carl Djerassi als richtungsweisend für die Zukunft.

Als Meilensteine der Reproduktionsmedizin sieht Djerassi die Erfindung der Pille von 1960, die In-Vitro-Fertilisation 1977 (10 Jahre nach der päpstlichen Enzyklika *Humanae Vitae*) und die Möglichkeit, dass sich Frauen unbefruchtete Eizellen entnehmen und einfrieren lassen.

Für all diese Techniken stand die Tiermedizin Pate. Ursprünglich hatte man Ziele in der Tierzucht damit verfolgt. Wen wundert es, dass viele bekannte humane embryonale Stammzellforscher – wie James Thompson von der Universität Madison/Wisconsin – Tiermediziner sind? – Carl Djerassi hat auch an der Universität Madison geforscht.

In den vergangenen drei Jahrzehnten sind mehr als fünf Millionen Babies aus dem Reagenzglas geboren worden. Die genannten reproduktionsmedizinischen Methoden können nicht nur unfruchtbaren Frauen, sondern auch homosexuellen Paaren zu Kindern verhelfen.

Einige Mediziner sprechen davon, dass sie Unfruchtbarkeit heilen können. Physiologisch hat sich allerdings bei den betroffenen Frauen nichts verändert, sie bleiben auch nach dem Eingriff unfruchtbar.

Trotzdem können moderne reproduktive Techniken Frauen helfen, ihre biologische Uhr auszuschalten.

110

Selbst Frauen, die schon lange physiologisch unfruchtbar sind, können wieder schwanger werden. Das Risiko, wegen fortgeschrittenen Alters ein behindertes Kind zu bekommen, soll durch das Einfrieren der Eizellen umgangen werden. All das bezeichnet Djerassi und viele seiner Kollegen als die größten Errungenschaften der Reproduktionsmedizin der letzten Jahrzehnte.

Gebildete Frauen bekommen meist erst mit 35 Jahren Kinder. Hingegen liegt das Durchschnittsalter der werdenden Mütter ohne Studium bei 25 Jahren. Im Alter von 35 Jahren sind bei Frauen nur noch fünf Prozent ihrer Eizellen vorhanden. Ältere Frauen können mit Hilfe der modernen Medizin trotzdem im fortgeschrittenen Alter Kinder bekommen.

Durch Hormonbehandlung zur Vorbereitung auf die künstliche Befruchtung können bis zu einem Dutzend Eizellen entnommen werden. Allerdings sei es besser, wenn die Frau für eine künstliche Befruchtung Eizellen benutzt, welche bereites im Alter von 20 Jahren entnommen und dann eingefroren werden. Junge berufstätige Frauen können sich so in jungen Jahren ganz dem Beruf widmen, so Djerassi.

Der Wissenschaftler begrüßt es, dass Facebook und Apple ihren Mitarbeiterinnen anbieten, die Kosten für das Einfrieren ihrer Eizellen zu übernehmen. Dadurch hilft man armen Frauen, die sich moderne Reproduktions-Techniken nicht leisten können. Das Leben der Frauen könne so erleichtert werden. Frauen könnten Karriere machen und Kinder bekommen. Das Machtgefälle zwischen den Geschlechtern könnte vermindert werden. Diese Option sollte allerdings nicht aufgedrängt werden.

Denn Carl Djerassi wusste, was zu erwarten ist, wenn man anderen seine Meinung aufdrängt: Viele seien aus der katholischen Kirche allein wegen des Verbots, Anti-Baby-Pillen zu benutzen, ausgetreten[101]."

„Geht es heute nicht mehr um die Verantwortung, die wir gegenüber künftiger Generationen haben?", fragt Leonhard.

"Die Aussagen von Djerassi treffen vor allem für Individualisten zu. Dabei gehören wir doch alle zu einer riesengroßen Familie. Gott hat uns von Anfang an als soziale Wesen geschaffen, die sich um ihre Mitmenschen zu kümmern haben.

Eltern, Geschwister, Lehrer, Professoren, sie alle haben ihre Zeit und Liebe gegeben. Wir sollten der Gesellschaft doch zumindest das zurückgeben, was wir unverdient empfangen haben.

Djerassi erkennt offensichtlich nicht mehr den Wert der Familie als Grundlage der Zivilisation an. Die Würde der Person baut auf ihrer Natur auf. Keine Gesellschaft kann sie ihr geben. Im Gegenteil, viele moderne Regime verwehren die Freiheit und die von Gott zugedachten Rollen von Mann und Frau. Die Attraktion zwischen den Geschlechtern, die sich gegenseitig ergänzen, ist die Basis einer Beziehung. Es handelt sich nicht um ein Konstrukt. So sind auch Kinder keine Produkte oder Objekte der Gesellschaft, eines Staates oder einer Computerfirma. Kinder haben ein Recht auf Vater und Mutter und ein Recht darauf, natürlich empfangen zu werden[102].

Die Argumentation, armen Entwicklungsländern durch die Errungenschaften der modernen Reproduktionstechniken zu helfen, ist sehr fraglich. Djerassi's Artikel erschien zur gleichen Zeit wie eine Abhandlung vom 5. November 2014 mit der Überschrift: *As marriage culture collapses, liberals want to sterilize poor and minority Women. And the victims are women and their children*[103]. (Weil die Ehe-Kultur zugrunde geht, wollen Liberale sich dafür einsetzen, Arme und Minderheiten zu sterilisieren. Die Leidtragenden sind die Frauen und ihre Kinder).

<<Die Folge eines Zusammenbruchs der Ehe sind außereheliche Kinder. Deshalb geben sich liberale Politiker nicht damit zufrieden, jungen Frauen aus der Armen- und Mittelklasse sowie Minderheiten nur eine kurzwirkende chemische Sterilisation durch die üblichen Kontrazeptiva zukommen zu lassen. Sie fordern eine dauernde Sterilisation>>.

Eheschließungen haben ihren Tiefpunkt erreicht. Das US-Zentrum für *Disease Control* veröffentlichte Studien, wonach die Hälfte der 15- bis 44-jährigen Frauen ohne Trauschein zusammen leben.

Zwischen 2006 bis 2010 wurden etwa 20% von ihnen schwanger. Ihre Kinder wurden im ersten Jahr ihrer Kohabitation geboren. 40

112

Prozent aller Kinder, die in den USA geboren werden, und 48 Prozent der Erstgeburten haben eine unverheiratete Mutter.

Ehe-Experten sehen darin eine Trendwende. Die neue Realität besteht darin, dass in den Vereinigten Staaten die Ehe nicht mehr als notwendig betrachtet wird, um Kinder in die Welt zu setzten. Unverheiratete Mütter findet man in allen Schichten. Sollten wir deshalb besorgt sein? – Die Antwort ist ein eindeutiges <<Ja>>. Kinder leiden, wenn sie keine Familie haben. Das Phänomen der unverheirateten Frauen ist nicht nur ein statistischer Kennwert. Es prägt die Kinder und bedeutet einen schwierigen Lebensweg. Heute existieren bereits viele herzzerreißende Lebensberichte der Kinder von Single-Eltern[104].

Ihre Mütter haben oft mehrere Jobs und trotzdem wenig Geld. Manchmal werden sie von ihren Lebenspartnern missbraucht. Viele Krankenschwestern, Sekretärinnen, Bedienungen finden durchaus Freude darin Kinder zu haben und hoffen auf ein besseres Leben. Nur, diese Hoffnung wird niemals erfüllt. Kinder von unverheirateten Frauen sehen ihre Mutter nicht oft, weil an allen Ecken und Enden das Geld fehlt. Frauen leiden unter dem häufigen Partnerwechsel und den daraus resultierenden unzähligen Kohabitationen.

Isabel Sawhill macht diese Art von *household churning* (aufgewühlte Haushalte) für die instabile Familie verantwortlich. Kinder, die unter solchen Beziehungen aufwachsen, sind dafür prädestiniert, die Schule abzubrechen, sind von Anfang an schlecht in der Schule, werden drogen- und alkoholabhängig, landen oft im Gefängnis, haben Sexualverkehr als Teenager und werden oft von dem Partner der Mutter sexuell missbraucht. Selbst als Erwachsene haben sie noch viele Schwierigkeiten.

Daten bestätigen immer wieder, dass verheiratete Ehepaare am besten für ihre Kinder sorgen.

Viele Experten führen den Kollaps der Ehen auf Verhütungsmittel zurück. Seit mehr als 50 Jahren wird Sex ohne Reue, vor allem von Feministinnen und Studentinnen propagiert. Die Zahl der unehelichen

Kinder hat zugenommen. Als die Pille versagte, wurde die Abtreibung legalisiert. Jetzt spricht man von einem neuen Zeitalter, der *Aera der Freiheit für Frauen.*

Die Vermeidung von Schwangerschaften erlaubt es Frauen, ihr Leben nach ihren eigenen Wünschen zu gestalten. Man muss sich nicht mehr für vorehelichen Geschlechtsverkehr und uneheliche Kinder schämen.

Das Thema *Leben in Sünde* wird heute in TV-Shows als ein Thema betrachtet, über das man sich lustig macht. Trotz der Pille kamen mehr Kinder auf die Welt. Liberale Frauen der USA wollten Teenager-Schwangerschaften beenden. Sie überzeugten die Gesetzgeber, Ärzte und Eltern mit den Worten: <<Kinder haben sowieso Sex. Also geben wir ihnen Verhütungsmittel und die Adresse von *Planned Parenthood*>>.

Sawhill, die Präsidentin der *Nationalen Kampagne, ungeplante Teen-Schwangerschaften zu verhüten,* schrieb in ihrem 2014 erschienenen Buch: *Generation Unbound: Drifting into Sex and Parenthood without Marriage:*

<<Die Pille sollte uns eine Chance geben, erwünschte Kinder zu bekommen. Es sollte durch sie keine *zufälligen Kinder* mehr geben. Es zeigt sich, dass junge Frauen, vor allem Teenager, scheinbar nicht wissen, wie man die Pille einnimmt. Viele setzten sie ab, meist aufgrund unerwünschter Nebenwirkungen.

Es hilft nicht einmal, Verhütungsmittel umsonst auszugeben. Die Hälfte der Frauen setzten Verhütungsmittel (47% die Pille, 49% Vaginal Ringe) innerhalb des ersten Jahres ab>>.
Teenager Schwangerschaften sind meist nur deshalb zurück gegangen, weil Jugendliche bis zum ersten Geschlechtsverkehr warten.

Viele Kinder werden heute *außerehelich* geboren. Man schreibt dies dem veränderten sexuellen Verhalten und dem Rückgang der Ehen zu. <<Früher kauften junge Frauen erst ein Hochzeitskleid, bevor sie sich nach Kindersitzen und Kinderwägen umschauten. Heute ist das nicht mehr der Fall>>.

Laut Sawhills Buch ist es zu spät, die Gesellschaft zu überzeugen, zu heiraten. Nur sehr wenige wollen die Uhr zurückdrehen. Obwohl

Fürsprecher des Rechts auf Reproduktion, linke Politiker und das U.S. Gesundheits-Ministerium einsehen, dass es Kindern, die in einer Ehe aufwachsen, besser geht als Kindern von Singles.

Sawhill meint, eine Ehe muss sich weiter entwickeln. Sie muss flexibel sein, auch gleichgeschlechtliche Paare, kinderlose Paare oder was auch immer als nächstes kommt, in den Begriff Ehe mit einbeziehen. Sie meint, es ist Zeit, ein neues Kapitel über die Ethik der verantwortlichen Elternschaft zu schreiben. Eigentlich geht es ihr auch gar nicht um eine 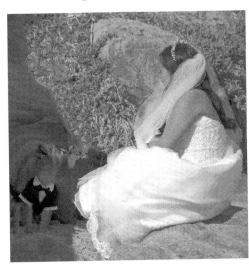 Ehe und mehr Kinder. <<Wir dürfen die Überbevölkerung nicht vergessen>>.

Sawhill will lieber die Fruchtbarkeit reduzieren und stattdessen qualifiziertere Eltern in Amerika haben. <<Weniger Kinder sollten von spezialisierten Eltern erzogen werden, die sich dann auch besser um ihre Kinder kümmern können und zugleich auch mehr Zeit haben>>. Sie will eine neue Norm, die sie *Childbearing by Design*, nennt. Unter diese Norm fallen die Leute, die Kinder bekommen aber auch die, welche keine haben wollen. Sie bekommen dann Hormone appliziert oder lang lebende Verhütungsmittel, wie das Intrauterinpessar (Intrauterine Devices, IUD). Der Steuerzahler trägt die Kosten dafür, was unter den sogenannten *Affordable Care Act* fällt.

Sex wird dann sicher, denn Sex und eine Schwangerschaft haben nichts mehr miteinander zu tun. <<Frauen sollten so früh wie möglich temporär sterilisiert werden. Sobald sie sexuell aktiv sind. Die Verhütungsmittel machen sie so lange unfruchtbar, bis sie sich selber ausdrücklich dafür entscheidet, Mutter werden zu wollen>>.

Sawhill scheint in ihrem Plan der beabsichtigten Schwangerschaft vergessen zu haben, dass eine Frau erst zum Arzt gehen muss, um das Implantat zu entfernen. Sie kann also nicht *ad hoc* entscheiden, jetzt ein Kind haben zu wollen. Hormonimplantate sind keineswegs sicher. Davon zeugen die letzten Rechtsstreite mit den Firmen, die sie produzieren. IUDs können wandern, den Uterus oder Darm perforieren, was zum Tod der Trägerin führen kann. Es kann zu Eileiterschwangerschaften kommen, die im ersten Trimester zum Tod der Mutter führen.

Im Grunde geht es Sawhill auch gar nicht darum, Frauen zu entmutigen, Kinder zu bekommen. Zumindest nicht, wenn diese Frauen gebildet sind. Sondern, es geht ihr um die Frauen, die nicht den Standard der Eliteeltern entsprechen, die ihr vorschweben. Sie sagt darüber fast entschuldigend: <<Wir reden hier über nichts anderes als ein Programm für Freiwillige>>.

Trotzdem sind Wissenschaftler besorgt, dass Ärzte dem Wunsch von Frauen nicht nachkommen, das Stielpessar zu entfernen.

Eine U.K. Studie aus dem Jahr 2013 fand heraus: <<Die junge Frau hatte den Wunsch, das Implantat entfernen zu lassen. Auf ihre Bitte reagierten Ärzte mit dem Rat, sie sollten es lieber noch nicht heraus nehmen lassen>>.

Viele Forscher, die eigentlich die Idee der Reproduktiven-Rechte unterstützen, haben sich skeptisch gegen langfristige reversible Verhütungsmittel ausgesprochen, weil sie nicht die eigenständige, autonome reproduktive Entscheidung der Frau respektieren.

Die Verwirrungen bezüglich der Ehe und die vielen ungewollten außerehelichen Schwangerschaften werden als Argumente benutzt, die gegen die Fruchtbarkeit und das Leben selbst sprechen. Vor allem arme und schwarze Frauen der USA werden dadurch behindert, so viele Kinder zu bekommen, wie sie wann und wo haben wollen.

So gesehen ist es eine große Herausforderung für religiöse Gruppierungen, Zeugnis für die Ehe und die Freude über jedes neue Leben zu geben[105]."

6.2 Ego trip

„Jeder in den USA kennt den *Valentine's Day*", erklärt Mathilde. „Gleich nach dem 25. Dezember schalten die Geschäfte um und verkaufen alles Vermarktbare in Herzform. Am Valentinstag 2015 lief auch der Film: *Fifty Shades of Grey* in den Kinos an.

2004 war Mel Gibson's *"Passion of the Christ"* (Die Passion Christi) ein Bestseller-Film. 83 Millionen Dollars brachte er zwischen Aschermittwoch und dem ersten Fastensonntag ein. Dieser Film, der nun 11 Jahre als Favorit des Monats Februar galt, verliert seine Stellung.

Im Jahr 2015 ist es der Film *Fifty Shades of Grey* von E.L. James, der die Kinokassen füllt. Sogar für die linke US Zeitung *Huffington Post* war das Buch zum Film schlecht. Den Menschen scheint das egal zu sein, für sie wurde der Film zum Blockbuster.

Früher bezeichnete jeder rational denkende Mensch Praktiken des BDSM (bondage-discipline, dominance-submission & sadism-masochism), die sexuellen Faktoren von Hörigkeit und Disziplin, Dominanz und Unterwürfigkeit, Sadismus und Masochismus als psychische Störung.

Die Zeiten haben sich geändert. Heute beschreibt die neueste Ausgabe des *Diagnostic and Statistical Manual of Mental Disorders* (DSM), welche die Amerikanische Psychiatrische Gesellschaft herausgibt, solche Erscheinungen nicht mehr als krankhafte abnorm.

Bischof Richard Malone von Buffalo und der Erzbischof Dennis Schnurr von Cincinnati verurteilen den Film, weil er sexuelle Handlungen erniedrigend darstellt. Die Oberhirten machen die Öffentlichkeit über die Lehre der Kirche bezüglich sexueller Intimität, die ihren Platz in der Ehe hat, aufmerksam.

Statt einem direkten Protest drehte der Filmproduzent Rik Swartzwelder den alternativen Film *Old Fashioned*. Der Film lief auch am Valentinstag 2015 in den Kinos an.

Er beschreibt die platonische Beziehung zwischen Amber, die neu in eine Stadt kommt und ihrem neuen Vermieter Clay. Clay hatte sich geschworen, nie alleine mit einer Frau zu sein, es sei denn mit seiner Frau, falls er jemals heiraten sollte.

Die ganze Stadt scheint über dieses Gelübde von Clay Bescheid zu wissen. Die Bewohner versuchen, Amber zu warnen, nicht ihre Zeit damit zu verschwenden, Clays Absonderlichkeiten zu ändern. Amber zerstört absichtlich Dinge in ihrem Apartment, um Clay zum Richten zu holen.

Schließlich willigt Clay in ein Date ein, nur damit er weiterhin nicht mehr Dinge reparieren muss. Clay versucht nun, Amber auf die alte Weise zu erobern. Amber, die schon viele zerbrochene Verbindungen hinter sich hat, findet das sehr charmant, obwohl ihre Freunde meinen, es würde nicht funktionieren.

Swartzwelder sagt: <<Ich wollte eine romantische Geschichte beschreiben, die jedem Single passieren könnte, denn ich kenne Leute, die nicht dem Diktat der Sexuellen-Revolution folgen>>.[106]

Bereits 2012 wurde das Buch *Fifty Shades of Grey*, eine Trilogie, die eine sadomasochistische Beziehung mit einem *glücklichen und zufriedenen* Ende zeigt, zum weltweiten Bestseller. Eine feministische Journalistin, Maureen Dowd von der *New-York Times*, versuchte dieses Phänomen zu erklären. Sie schrieb damals:

<<In einer Zeit, in der Rick Santorum (katholischer Anwalt und Senator der Republikaner) und andere Konservative versuchen, Frauen zu erniedrigen, wundert man sich, warum Frauen so begeistert von einer Geschichte sind, bei der sich ein unschuldiges, ungebildetes, aber hübsches Mädchen in einen superreichen Sadisten aus Seattle verliebt>>.

Der Film repräsentiert die Evolution der Pornographie in einer Zeit, die weit von der biblischen Vision über Sexualität und menschliche Würde entfernt ist. Die Gesellschaft hat die Scham vor dem verloren, was nur als explizit pornographisch beschrieben werden kann. Das zeigt sich auch in den noch nie dagewesenen hohen Verkäufen des Buches.

Früher wären die Handlungsabläufe in *Fifty Shades of Grey* als pervers definiert worden. Heute zelebrieren die Medien den Film.

Popkornessend verfolgen die Leute, wie die Sexualmoral auf Pornographie reduziert wird.

Christen glauben, Gottes Schöpfung ist gut, wahr und schön. Die Wahrheit hat nichts mit Hässlichkeit zu tun. Der Versuch, das Gute und Schöne von der Wahrheit zu trennen, ist unmöglich und sündhaft.

Unsere menschliche Würde basiert darauf, dass wir nach dem Bild eines liebenden und barmherzigen Gottes geschaffen sind. Die Korruption der Sexualität ist ein Verbrechen gegen die menschliche Würde. Der Versuch, die Pornographie als schön und gut zu bezeichnen, zeigt, wie sehr wir unsere Scham verloren haben[107].

Das erotische Drama von E.L. James wurde mehr als 36 Millionen mal in der ersten Woche seiner Herausgabe bei YouTube angeklickt. Diese Neuigkeit sollte uns nicht überraschen, da mehr als 100 Millionen Bücher von *Fifty Shades of Grey* verkauft wurden.

Katholiken, Psychiater, Opfer von Sexualverbrechen und häuslicher Gewalt stehen dem Film äußerst skeptisch gegenüber[108].

Ein Zentrum, das den sexuellen Missbrauch untersucht, ruft auf, den Film zu boykottieren. Der Film sollte nicht angeschaut werden und das Eintrittsgeld sollte lieber Opfern von häuslicher Gewalt gespendet werden. Kritiker bedrängten die Kinos, den Film nicht zu zeigen.

<<Gewalttaten werden als sexy verkauft. Es sei ok, wenn Frauen geschlagen, angekettet und ausgenutzt werden>>, erläutert Mary Anne Layden, Psychotherapeutin und Direktorin des Sexualtrauma- und Psychopathologischen Programms der Universität von Pennsylvania.

Wissenschaftler untersuchen die Auswirkungen, die ein solcher Film hat:

<<Es ist gefährlich, ein Verhalten, das Familien und Leben zerstört, als normal darzustellen. Wenn man sexuelle Gewalt verherrlicht, signalisiert man die Botschaft, dass Frauen es lieben, geschlagen zu werden>>, sagt Layden.

<<Wenn so etwas erlaubt wird, regt man weitere derartige Verhaltensweisen an. Es ist eine Einladung, Frauen zu missbrauchen und außereheliche Verhältnisse zu haben. Prostitution und

Pornographie werden nicht nur zunehmen, sondern als ganz selbstverständlich angesehen>>.

Tagtäglich behandelt Layden Sexualopfer in ihrer Praxis. <<Sich davon zu erholen, ist nicht leicht. Der Film endet mit der Hochzeit des Paares. Auf diese Weise kann man keine Psychopathen, wie den Bräutigam in dem Film, kurieren. Er schlägt sie, um dafür ihre Liebe als Gegenleistung zu erhalten. Heute versuchen wir, sexuelle Übergriffe an den Universitäten einzudämmen und über sexuelle Beziehungen mit Minderjährigen aufzuklären. Der Film verherrlicht jedoch gerade dieses Verhalten, anstatt es zu verurteilen>>.

Der Blog: *A Parent's Survival Guide to Fifty Shades of Grey* von Dr. Miriam Grossman, einer Kinder- und Erwachsenen-Psychiaterin, verbreitet sich rasant im Internet. Sie schreibt:

<<Der Film wird viel Verwirrung stiften. Man weiß am Ende nicht mehr, was eine gesunde emotionale sexuelle Beziehung ausmacht. Der Titel alleine sagt es ja schon. Alles ist grau, anstatt schwarz oder weiß.

Das Verhalten von Christian Grey ist in der einen oder anderen Form kontrollierend, manipulativ und abusiv. Aber der Film und das Buch vermitteln die Botschaft, es sei okay, von Zeit zu Zeit so zu sein. Es gibt Menschen, die so etwas tun, und bei ihnen wird es sogar als gut angesehen. Junge Leute vergessen dabei, dass der Film ihrem Wohlergehen erheblich schadet>>.

Sadomasochistische Filme sind zwar eher selten, dieser Film pflanzt jedoch die Saat des Zweifelns, ob Frauen weiterhin den üblichen Formen des Missbrauchs widersprechen sollen.

Bischöfe fragen sich, warum die Amerikaner sich so einen Film gefallen lassen?

<<Warum unterstützen wir eine Industrie, welche Frauen zum Objekt sexueller Gewalt machen>>? will Bischof Paul Loverde von Arlington, dem US-Bundesstaat Virginia, wissen.

<<Die Unterhaltungsindustrie bezeichnet den Film nicht als pornographisch, weil sie die Verwicklung von Sex und Gewalt als

normal deklariert. Wir müssen unsere Leute über die zerstörerische Botschaft dieses Films informieren. Aber auch über die Schönheit einer liebevollen Beziehung zwischen Mann und Frau nach dem Plan Gottes>>, schrieb der Bischof am 4. Februar 2015 in einem Brief an seine Katholiken. Die Presse fragte daraufhin, ob Katholiken sich diesen Film nun ansehen werden, was die Mehrheit verneinte.

Erzbischof Samuel Aquila aus Denver bemerkt:

<<Die Idee des Films ist, dass körperliche, emotionale und psychologische Ausbeutung akzeptabel sei. Gott wünscht sich hingegen, dass jeder von uns Liebe empfangen und geben darf. Wir sollen nicht zu Opfern der Gewalt werden. Von Natur aus ist unser Körper so geschaffen, diese Liebe durch unser Handeln zu kommunizieren. Das Buch von Papst Johannes Paul II, *Theologie des Leibes*, fördert und erhöht die wahre Würde des Menschen>>.

Warum sind jedoch so viele Frauen von dem Buch und nun auch von dem Film begeistert? Joseph Heschmeyer, ein Student des North American College in Rom, versucht eine Antwort zu geben.

<<Es könnte der ungestillte Hunger nach Maskulinität und Führerschaft eines Mannes sein, den Frauen sich wünschen. Die moderne Idee der Geschlechtsneutralität hat Männer entmutigt, ihre Rolle als Verteidiger und Beschützer der Familie wahrzunehmen.

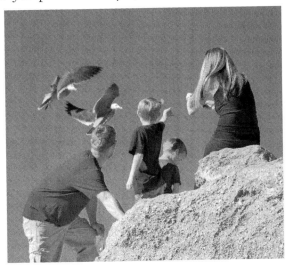

Wissenschaftler haben herausgefunden, dass Frauen zufriedener sind, wenn die traditionelle Rolle der Arbeitsteilung in einer Familie aufrecht erhalten wird.

Die unterdrückte Rolle des Mannes lässt unsere Fantasie mit uns durchgehen. *Fifty Shades* verherrlicht den Psychopathen Christian Grey. Das hilft nicht die Verwirrung und den Schmerz zu adressieren, der durch den Geschlechter-Krieg entstanden ist>>.

Die Medien verhalten sich widersprüchlich. Sexuelle Vergehen werden einerseits angeprangert, zur gleichen Zeit jedoch wird dieser Film glorifiziert. Die Film-Industrie und der Kommerz machen jedenfalls mit dem Film über eine erniedrigende und toxische Beziehung ein Riesengeschäft.

Die EWTN Radiomoderatorin Teresa Tomeo ist entsetzt, dass auch viele Katholiken das Buch gelesen haben und sich den Film ansehen wollen. <<Die Leute missachten, was die Kirche über Pornographie sagt>>.

Erst als Teresa Tomeo das Thema in ihrer Sendung ansprach, merkten die Zuhörer, dass es falsch war, das Buch zu lesen. Maureen Dowd, die sich als sex-positive Feministin bezeichnet, sagte, der Film würde sie ermächtigen, Sex als Spielzeug und Vergnügen anzusehen:

<<Sind wir doch ehrlich, kann man wirklich allen ernstes sagen, so ein Film verleiht Macht? Dann kann man doch auch behaupten, Kokain stärkt. Die wahre Macht, lateinisch *virtus*, bedeutet fähig zu sein, alles zu geben, um nach der Wahrheit zu suchen, welche dich wirklich glücklich macht>>, erklärt die Autorin Dawn Eden, die mehrere Bücher über Kindermissbrauch und Keuschheit geschrieben hat[109]."

„Interessant" sagt Leonhard. „Es erinnert mich an die Studie aus dem *Science-Magazine* von 2014. Ich will das oben gesagte nicht schmälern, möchte aber die Studie: *Unhappy Marriages due to low blood sugar?* dennoch erwähnen. Sie fand heraus, dass sich Aggressionen und Streit zwischen den Ehepartnern besonders dann entladen, wenn der Blutglukosespiegel einen Tiefpunkt hat. Es gäbe sogar eine Beziehung zwischen Glucose und Selbstbeherrschung.

Glukose ist das *Benzin* unseres Körpers. Sein Spiegel steigt und fällt während des Tages. Je nachdem, wann wir Nahrung zu uns nehmen.

Seit 1960 vermuten Forscher einen Zusammenhang zwischen dem Glukosegehalt im Blut und Aggressionen.

Brad Bushman von der Ohio State University, gab Probanden einen Zuckersaft. Er vermutete, sie wären danach Fremden gegenüber nicht so aggressiv. Danach testete er 107 verheiratete Paare für 21 Tage. Bushman fand heraus: <<Glukose bietet die Energie, die unser Gehirn braucht, um Selbstbeherrschung zu üben>>. Der Psychologe Roy Baumeiste von der State Universität aus Florida, findet diese Studie sehr interessant: <<Fähig zu sein, unsere Regungen zu kontrollieren, ist eine der wichtigsten Grundlagen der menschlichen Psyche. Selbstkontrolle und ihre Beeinträchtigung zu verstehen, ist sehr wichtig>>.

David Benton von der Swansea Universität aus England ist von der Studie nicht beeindruckt. <<Ein niedriger Blutzuckerspiegel ist eigentlich nur einer von vielen Faktoren, Aggressionen auszulösen. Auch der Konsum von Alkohol kann den Blutzuckerspiegel senken. Und Alkohol ist oft der Grund für aggressives Verhalten>>.

<<Wie dem auch sei>>, meinte Bushman, <<zumindest weiß man jetzt, dass man einen Konflikt mit seinem Partner besser erst nach einem zuckerhaltigen Getränk angehen sollte[110]>>."

„Der Psychiater Dr. Aaron Kheriaty von der Universität aus Irvine in Kalifornien ist überzeugt, *Fifty Shades of Grey* verändert unseren Geist und Körper", erläutert Emily Vague.

„Kheriaty fand in zwei Studien von 2013 heraus, dass Frauen, die das *Fifty Shades* Buch gelesen haben, ihr Verhalten gegenüber missbräuchlichen Beziehungen ändern:

<<Wir dürfen eine Filmromanze und Gewalt nicht miteinander vermischen. Die neuronalen Vernetzungen in unserem Gehirn, die sich auf unser Sexualverhalten beziehen, sind so geschaltet, dass sie unsere sexuellen Erfahrungen in subtiler Weise prägen. Bestimmten Gehirnregionen ordnen wir Aggression und Zorn zu. Ihre Ausprägung verstärkt sich, wenn wir in gewalttätigen oder herrschsüchtigen Verhaltensweisen engagiert sind. Anderen, separaten Hirnrealen ordnen wir Angst und Furcht zu. Sie werden in ihrer Intensität durch

furchteinlösende und erschreckende Erfahrungen erhöht. Was passierte demzufolge in den Gehirnen der Hauptdarsteller des Films? Christian und Anastasia brachten ihre Liebe durch ein brutales Verhalten zum Ausdruck. Wenn wir Sex, Aggression und Furcht in einer Handlung miteinander vermischen, passt sich unsere Geist und auch unser Körper diesem Verhalten an.

Das Gehirn verknüpft die Handlungen miteinander, die normalerweise nichts miteinander zu tun haben und speichert sie in ihrem Gedächtnis ab. Es handelt sich um Lernprozesse, die wir der Plastizität unseres Gehirns zu verdanken haben.

Menschen, die mit sadomasochistischen sexuellen Praktiken experimentieren, sind zuerst verwirrt. Die erlebten Ereignisse bleiben jedoch dauerhaft im Gedächtnis und beeinflussen unser zukünftiges Verhalten, das zudem mit einer starken emotionalen Beteiligung einhergeht. Morphologische Umbauvorgänge im Gehirn, die aufgrund der Kombination von Reizen erfolgen, aktivieren unser Langzeitgedächtnis[111]>>.

Kheriaty beruft sich bei seinen Erläuterungen auf das Hebb'sche Prinzip[112]. <<Wenn die separaten Hirnareale sich vereinigen, werden wir Aggression ganz automatisch mit Sex verbinden. Desweitern steigern Angst und Furcht unser sexuelles Interesse. Wenn diese Verhaltensweise auffällig wird, sehen wir die Leute oft in unserer Praxis. Sie beschweren sich, dass ihr sexuelles Verhalten an all die zuvor beschriebenen Dinge gekoppelt ist. Sie können nichts dagegen tun.

Filme und Bücher wie *Fifty Shades* zwingen vor allem junge Amerikaner, sich genau zu überlegen, was sie sich ansehen. Und sei es auch nur, um der Versuchung mit dem Feuer zu spielen, auszuweichen.

Bevor wir uns durch unser Sexualverhalten bestimmen lassen wollen, müssen wir uns fragen, was wir unserem Gehirn und Körper antun wollen. Welche neuronalen Verschaltungen sollen uns prägen? Wollen wir Sex mit Liebe, Sex mit Vertrauen, Sex mit Verpflichtung, Sex und Selbstlosigkeit, Sex und Geborgenheit miteinander verbinden?

Oder wollen wir unser Neuronen derart manipulieren, dass sie Sex und Gewalt, Sex und Dominanz, Sex und Unterordnung, Sex und

Kontrolle miteinander koppeln? Unser Gehirn wird durch unsere Entscheidungen geprägt. Automatisch macht es sich die wiederholenden Gewohnheiten zunutze. Die initiierende Handlung, welchen Weg wir gehen wollen, hängt von uns ab[113]>>.

Ganz nebenbei, auch ein Exorzist warnt vor dem Film *Fifty Shades of Grey*. Pater Patrick und sein Team bezeichnen es als das *Grey Phänomen*, vor dem die Kirchenoberhäupter der USA warnen. Sie sind, wie wir jetzt wissen, nicht alleine. Selbsthilfegruppen gegen häusliche Gewalt, selbst Filmkritiker verurteilen aufs Schärfste die sexuelle Gewalt, die sich hier zeigt. Der Film basiert keineswegs auf der Realität. In den ersten drei Tagen, die er in den Kinos der USA zu sehen war, brachte er 81,7 Millionen US-Dollars ein.

Pater Patrick, wie ihn die Autorin Patti Armstrong nennt, ist nicht sein richtiger Name. Patti will seine Identität schützen, so wie das bei Exorzisten im Allgemeinen üblich ist. Der Priester war sechs Jahre lang unter der Obhut eines kompetenten Exorzisten tätig. Heute hat er seine eigene Pfarrei. Seit fünf Jahren ist er nebenbei als Exorzist einer US-Diözese tätig. Seine Mitarbeiter, *Deliverance Team*, wie er sie nennt, sind immer mit dabei, wenn der Priester seinen Dienst vollzieht. Sie beten mit den Leuten, die zu Pater Patrick kommen und um seine Hilfe bitten.

Patti hat den Priester am Telefon interviewt. Sein Team war mit ihm und konnte über Lautsprecher mithören. Der Priester erläuterte: <<Wenn wir uns einen Film wie diesen anschauen, nehmen wir die Handlungen in uns auf. Dies verbiegt unsere Sinne und wird sich in unseren Beziehungen widerspiegeln. Man sagt zwar, ein Film ist dazu da, um uns zu entspannen, deshalb genießen wir es, ins Kino zu gehen.

Kann man wirklich einen Film als Rekreation anschauen, der sich über Gottes Kreation lustig macht bzw. sie entheiligt? Es ist fast eine Ironie, dass der Hauptdarsteller den Namen Christian Grey trägt. So wie er dürfte nie ein Christ handeln. Außerdem können keine Schatten auf dem Christentum liegen. Es geht hier um alles oder nichts. Eine Grauzone, in der wir nicht zwischen richtig und falsch entscheiden können, spottet eines jeden Gläubigen.

So wie es sich bei der Sexualität in der Ehe um ein Geschenk Gottes handelt, wird in dem Film die Tugend der Keuschheit und Gottes Schöpfung pervertiert. Wir sind Gottes Kinder, wenn wir uns einen Film ansehen, der Böses fördert, begeben wir uns auf sehr dünnes Eis. Unsere Sinne könnten dann nicht mehr entscheiden was richtig und falsch, rein und unrein ist. Wir verlieren unser geistiges Gespür. Das Gleiche passiert auch, wenn wir uns Vampir-Filme ansehen. Warum lieben wir sie? Welche Geister laden wir in unser Leben ein? Blutsaugen ist konträr zu dem, was uns heilig ist. Wir begeben uns in eine dunkle Welt, wo jemand unwiderruflich tot ist. Leute lassen diese Dunkelheit in ihr Leben.

Ihre mitmenschlichen, rechtschaffenen Beziehungen werden nicht besser. All unsere Kontakte, jeder Atemzug, jeder Gedanke, sollte uns näher zu unserem Schöpfer bringen. Leute verfallen oft dem Sex-Kult aus Neugierde. Wir degradieren die Würde unserer Mitmenschen, wenn wir uns da einlassen. Am Ende rechtfertigen wir unsere Sünde und dann fehlt uns die Unterscheidungskraft. Unser Hauptanliegen sollte nicht so sehr sein, ob etwas mit dem Film nicht in Ordnung ist, sondern, ist es gut für unsere Psyche, ihn uns anzusehen?>>, erklärt Pater Patrick[114].

6.3 Das Ende der Selbstbestimmung der Frau

Am 26. Februar 2015 wurde Mohammad Hossain, ein 19-jähriger Student aus Chicago, verhaftet, nachdem er in das Zimmer einer Studentin einbrach, sie fesselte, mit einem Gürtel schlug und vergewaltigte[115]. Das Mädchen wehrte sich. Der Student gab zu seiner Verteidigung an, er sei von dem Film *Fifty Shades of Grey* inspiriert worden und wollte die Szenen, die er dort gesehen hatte, nachspielen.

<<In einer Zeit, wo wir fast schon eine Epidemie von Vergewaltigungen und sexuellen Missbräuchen registrieren und versuchen, diese Probleme zu lösen, preisen wir eine Filmgeschichte, in der es um Sex und Gewalt geht und die männliche Dominanz als eine verlockende und spannende Option dargestellt wird.

Die Hochschulen verharmlosen den sexuellen Missbrauch, der sich nur allzu häufig auf ihrem Campus abspielt. Man redet sich heraus, alles sei möglich, solange es im gegenseitigen Einverständnis geschieht. Dadurch wird das sexuelle Klima auf dem Unigelände allerdings nicht verbessert>>, schreibt der Psychiater Dr. Aaron Kheriaty in seinem neuen medizinischen Artikel: *Hooked Up and Tied Down: The Neurological Consequences of Sadomasochism.*

Der Student, der die Szenen aus dem Film *Fifty Shades of Grey* nachspielte, war verwundert, dass ihn die Polizei nicht frei ließ, nachdem er doch die Gründe für sein Handeln genannt hatte. Viele glauben, dass der Film nun zu mehr sexueller Gewalt gegen Frauen führen wird.

Jonathon van Maren vom Kanadischen Zentrum für Bioethische Reformen ist der Meinung: <<Nicht jede Einwilligung ist dieselbe. Leute posaunen die dumme Idee heraus, dass wenn jemand sein Einverständnis gegeben hat, falle die Tat, um die es geht, nicht mehr unter die Rubrik des Missbrauchs. Wenn also jemand die Erlaubnis gibt, dass der andere ihn schlägt, ohrfeigt, erniedrigt und noch alle anderen möglichen Dinge mit ihm tut, bedeutet das dann, die Handlung sei weniger anstößig, ekelhaft oder gewalttätig?

Jeder der mit Opfern von Gewalttaten arbeitet, weiß, es bleibt trotzdem eine Misshandlung, auch wenn jemand seine Erlaubnis gegeben hat. Frauen, die das Buch und den Film *Fifty Shades of Grey* verteidigen und behaupten, sie würden ihr Sexualleben bereichern, handeln egoistisch und unglaublich fahrlässig. Der Gedanke, dass dieses Buch und der Film anderen Frauen in den verschiedensten Situationen, vor allem junge Mädchen, die leicht zu beeinflussen sind, schaden kann, kommt ihnen nicht>>.

Die Tat von Mohammad Hossain bleibt ein Verbrechen, für das er bestraft werden muss, selbst wenn das Opfer zugestimmt hätte.

Müssen wir uns nicht fragen, was Teenager dazu veranlasst hat, zu denken, andere an ein Bett zu fesseln, sie zu schlagen, würde ihrem Sexualleben gut tun?

Die Antwort liegt in den Folgen der Erbsünde. Unsere Fähigkeiten sind nahezu unbegrenzt, immer neue Wege einzuschlagen, um bei der nächsten Gelegenheit in der Sünde zu verharren, auch wenn wir sie eigentlich verachten sollten. Es braucht uns nicht verwundern: Je mehr unsere Kultur von dem eigentlichen Sinn der Ehe Abschied nimmt, umso bizarrer wird sie in ihren Verhaltensweisen.

Am Ende steigern sich die gewaltsamen Verhaltensweisen. Sie werden zum Ersatz für eine permanente, engagierte Liebe, die untrennbar mit der Fortpflanzung verbunden ist. Die Möglichkeiten sind endlos. Deshalb muss man sich im Klaren sein, dass ungezügelte Lust zurecht als Todsünde bezeichnet wird[116].

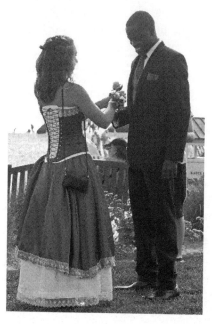

Als eine 23-jährige Medizinstudentin aus Indien am 16. Dezember 2012 in einem Bus in Delhi vergewaltigt wurde, war die Welt erschüttert. Viele Jugendliche versammelten sich auf den Straßen und forderten Gerechtigkeit für Frauen, die Opfer sexuellen Missbrauchs wurden. Die Regierung musste strengere Gesetze versprechen. Die Vergewaltigungen gehen scheinbar unbekümmert weiter. Laut einer Statistik von 2013 des Nationalen Strafregister-Büros werden in Indien am Tag durchschnittlich 93 Frauen vergewaltigt. Die Zahl der Frauen, die eine Anzeige erstatteten, nahm zu. Protest dagegen schien nutzlos zu sein.

Die Ursache sehen Experten darin, dass Mädchen in Indien eine untergeordnete Rolls spielen. Sie werden meist abgetrieben und wenn sie es schaffen, geboren zu werden und durch ihre Kindheit zu kommen, werden sie immer in Gefahr sein, von Männern missbraucht zu werden.

Nirgendwo sind Frauen vor sexuellen Übergriffen sicher, nicht einmal zuhause. Man sagt ihnen, sie dürften sich nicht beschweren und sollten stillhalten, andernfalls würden sie nur Schande über ihre Familie bringen.

Der Filmproduzent Leslee Udwin macht in seinem Dokumentarfilm *India's Daughter* auf diese Gegebenheiten aufmerksam. Der Film berichtet über die Vergewaltigung und Ermordung der 23 Jahre alten Studentin in Delhi. Er wurde vom BBC gedreht und sollte am Internationalen Tag der Frauen, am 8. März 2015, in den Kinos anlaufen.

Als die Film-Produzenten bekannt gaben, dass sie einen der Täter im Gefängnis interviewt haben, wurde der Film in Indien am 4. März von der Regierung verboten. In England wurde er dennoch gezeigt. Er wurde auf YouTube aufgeladen, wo er um die Welt ging, bis am 5. März 2015 die indische Regierung auch YouTube blockierte. Der kontroverse Film sorgte für großes Aufsehen. Aber warum?

In dem Interview zeigte Mukesh Singh, einer der fünf Vergewaltiger, keinerlei Reue oder Einsicht. Er deutete darauf hin, dass die junge Frau nicht getötet worden wäre, wenn sie eingewilligt hätte. Auch der Anwalt der Attackierten äußert sich im Film. Er sagt: <<Es gibt in unserer Gesellschaft keinen Platz für ein freundschaftliches Verhältnis von Männern und Frauen. Wir haben die beste Kultur. Da ist kein Platz für Frauen>>.

<<Gibt es ein besseres Statement über die moralische Benachteiligung von Frauen?>>, fragt Ritu Sharma in einem Artikel über *India's Culture of Rape*[117].

<<Neulich>>, fährt er fort, <<sprach ich mit einer alten Frau aus Haryana. Sie sagte mir: es ist das normale Schicksal eines jeden Mädchens, vergewaltigt zu werden. Eltern müssen sehr auf ihre Tochter aufpassen, bis sie endlich verheiratet ist. Sie können nicht dauernd hinter ihr herlaufen. So ist es viel besser, einen Jungen zu haben. Der ist pflegeleichter>>.

Shabnam Hashmi, eine Frauen Aktivistin aus Delhi, erklärt sich die Situation so: <<In der Patriarchalen Gesellschaft von Indien werden Jungen viel mehr Freiheiten eingeräumt. Sie werden dazu erzogen, die Freiheiten von Frauen zu kontrollieren. Zuerst die ihrer Schwestern

129

und dann ihrer Ehefrauen. Eine männerdominante Gesellschaft gibt Frauen vor, wie sie sich zu verhalten haben. Wie sie sich in der Öffentlichkeit kleiden und wann sie zu Hause sein müssen.

Leider haben wir vergessen, die Jungen zu erziehen, wie sie sich in der Gesellschaft von Mädchen verhalten sollen. Es würde sicher einen Unterschied machen, wenn sie wüssten, dass es sich gehört, einer Frau Respekt zu zollen.

In den meisten Familien nehmen Jungen eine gehobene Stellung ein. Sie denken, es gehört zu dem guten Geschmack, eine Frau zu necken und sich ihr gegenüber verächtlich zu zeigen. Es ist die Mentalität in unserer Gesellschaft, die einen Mann dazu erzieht, eine Frau zu kontrollieren. Wir machen uns keine Gedanken über ihre Sicherheit.

Keiner würde seine Frau daheim einsperren, um sicher zu gehen, dass ihr nichts passiert. Männer meinen, sie hätten keine Pflichten oder eine Verantwortung gegenüber einer Frau. Wenn Männer aufhören würden, in einer Frau eine sexuelle Ware zu sehen, die sie, wann immer es ihnen gefällt, benutzen können, dann müssten Frauen auch keine Angst mehr haben missbraucht zu werden>>.

Der Premierminister von Indien, Narendra Modi, setzte sich erst im Januar 2015 dafür ein, Mädchen eine Ausbildung zukommen zu lassen. Derartig Programme werden missglücken, solange Mädchen sich nicht frei und in einem sichereren Umfeld bewegen können. Ist es so verwunderlich, dass viele lieber einen Sohn, als eine Tochter haben? <<Warum sollen wir Töchter haben, wenn sie oft ein solch brutales Ende finden>>, sagte eine ärgerliche Frau, die gegen die Vergewaltigung demonstrierte.

Es ist fast eine Ironie, weil in Indien so viele weibliche Gottheiten verehrt werden. Die lebenden Frauen werden hingegen geringschätzig behandelt. Wir können die Notwendigkeit bejahen, dass es in Indien strengere Gesetze geben muss, um Vergewaltigungen strenger zu bestrafen. Nur muss man in den Familien anfangen, die Mentalität zu ändern. Die Mädchen der Gesellschaft müssen ihre Rechte kennen, damit sie zuversichtliche junge Frauen werden. Die Söhne sollten die

Würde der Frau anerkennen. Das wäre der erste Schritt. Ein kleiner Anfang. Nur so könnte man Müttern und Töchtern helfen.

Ein Anfang wäre der Dokumentarfilm von Udwin gewesen, der leider verboten wurde. Er hätte eine ehrliche Diskussion über das männliche Verhalten gegenüber Frauen angefacht.

Innenminister Rajnath Singh sagte im Parlament:

<<Die Kommentare des Vergewaltigers im Film waren sehr abfällig und bildeten einen Affront gegen die Würde der Frau>> Was er nicht erwähnte war, dass diese Haltung allgegenwärtig in Indien vorherrscht.

Ein Polizeisprecher von Delhi ging einen Schritt weiter. Seiner Meinung nach hat der Film fragwürdige Inhalte, die eine Störung der öffentlichen Ordnung bewirken könnten.

<<Sind aber nicht Empörung und Verurteilung die einzig logischen Antworten, um verachteten Frauen in Indien zu helfen?>>, fragt Ritu Sharma in seinem Artikel: *India's sons must learn to respect India's daughters*[118]."

6.4 Obsession der Reproduktionsmedizin

„Der ultimative Zweck des Lebens bleibt dennoch, geliebt zu werden und zu lieben. Vergessen wir das nicht sehr oft?", sagt Mathilde.

„Heutzutage scheint Geld eine größere Rolle zu spielen als eine Ehe, Kinder oder ein heimeliges *Nest*. Man zollt einer arbeitenden Frau mehr Respekt als einer Mutter, die daheim bleibt, um Kinder zu erziehen. So steht auch das Einfrieren von Eizellen in einem ganz anderen Licht. Ökonomische Gründe, Produktivität am Arbeitsplatz und finanzielle Unabhängigkeit sind wichtiger, als unseren Kindern Leben zu schenken und sich ganz für sie aufzuopfern.

Heute setzen wir die Naturgesetze, die biologische Uhr außer Kraft. Wir folgen den lukrativen Gelegenheiten, die sich uns bieten. Kinder müssen dann eben warten, geboren zu werden. Solange, bis die Unternehmen von ihren Arbeiterinnen profitiert haben und die Wirtschaftlichkeit angekurbelt ist[119]. Aber dafür gibt uns die moderne Reproduktionsmedizin doch Techniken an die Hand, die ein spätes

Mutterglück erlauben. Auch dann noch, wenn die biologische Uhr schon abgelaufen ist. Neulich las ich von einer Familie, die ältere Kinder hatte und dann doch noch ein Baby wollte.

Die *New York Times* veröffentlichte am 10. August 2011 einen Artikel über Jenny. Eigentlich eine ganz normale Familienmutter, die im Alter von 45 Jahren noch einmal ein Kind bekommen wollte, obwohl ihre älteren Kinder schon fast flügge geworden waren. Seit sechs Jahren experimentierten Reproduktionsmediziner an ihr herum.

Jenny kann ein Lied singen von Hormoninjektionen, Eizellen, die sie von einer Eizellspenderin aussuchte, weil sie selber schon im vorgerückten Alter war und vor allem über die hohen Rechnungen der Fruchtbarkeitskliniken. Oft war sie bitter enttäuscht. Doch jetzt war sie schwanger und in der 14. Woche. Es hatten sich zwei Embryos eingenistet.

Reproduktionsmediziner hatten Leben *kreiert*, was auf natürlichem Weg nicht mehr möglich zu sein schien. Paradoxerweise hatten sie zu viel Leben geschaffen.

Ein Ausweg war, das *überzählige* Baby intrauterin zu töten. Man spricht von Embryonenreduktion. Jenny und ihr Mann trafen die Entscheidung, eines der beiden gesunden Föten mit einer Kaliumchlorid (Potassium Chloride) - Injektion abtreiben zu lassen. In den USA werden auch zum Tode verurteilte Schwerverbrecher mit einer Kaliumchlorid-Injektion exekutiert.

Jenny beschreibt sich selbst als eine gute Mutter, aber Zwillinge könnten ihre Kräfte bei weitem übersteigen und würden ihren schon fast erwachsenen Kindern die mütterliche Liebe entziehen. Sie wollte ein Kind, das sie und ihr Mann doch irgendwie selber geschaffen hatten, wenn auch auf medizinisch-technischem Wege. Gemeinsam suchten sie eine Eizellspenderin, die Eizellen wurden dann mit dem Samen des Ehemannes befruchtet und schließlich in Jennys Uterus eingebracht.

Sie hatten von Anfang an die Kontrolle über diese Schwangerschaft. Sich nur für ein Kind zu entscheiden war konsequent. <<Wenn wir 15 Jahre jünger wären und auf natürliche Weise Zwillinge empfangen hätten oder finanziell besser gestellt wären, hätten wir

niemals einen Zwilling abtöten lassen. Zu einem *natürlich* empfangenen Kind hat man einen anderen, nicht so fremden Bezug. Niemals hätten wir auch nur entfernt daran gedacht, da hineinzupfuschen>>, bemerkte Jenny gegenüber der *New York Times* Reporterin Ruth Padawer.

Jenny räumte ein, dass sie Schuldgefühle habe. Sie und ihr Mann würden niemandem von der Tötung des Zwillings erzählen.

Ärzte und Klinikpersonal, die ein Zwillingskind selektieren und töten, sind verunsichert. Sie fühlen sich unwohl, selbst wenn sie sonst nichts gegen Abtreibung einzuwenden haben.

Ich erinnere mich an die Studie: *Wired to Be Social: The Ontogeny of Human Interaction*, vom 7. Oktober 2010 (PLoS one). Dr. Umberto Castiello von der Universität Padua berichtet hier von Zwillingen, die bereits in der 14. Schwangerschaftswoche zueinander Kontakt aufnehmen und sich gegenseitig beeinflussen. Sie haben Kenntnisse über ihr Umfeld und wissen, dass sie nicht alleine im Uterus sind.

Die heutige Gesellschaft sieht Kinderlosigkeit meist als Krankheit an und künstliche Befruchtung als Therapie.

Aber was ist das für eine Behandlung, wenn Reproduktionsmediziner Mehrlings-Schwangerschaften *reduzieren?* Künstliche Befruchtung führt oft zu Mehrlings-Schwangerschaften, weil man mehrere Eizellen befruchtet, in der Hoffnung, dass sich wenigstens ein Embryo in der Uterusschleimhaut einnistet. Die Uterusschleimhaut selbst wird durch Hormone vorbereitet. Neueste Forschungen zeigten eine bessere Einnistung des Embryos auf, wenn die Gebärmutterschleimhaut dicker ist. Verhütungsmittel bewirken eine Verdünnung der Uterusschleimhaut und verhindern damit eine Einnistung zwischen dem 7-9 Lebenstag. Reproduktionsmedizinische Techniken, die zum Kinderbekommen (IVF) oder Nichtbekommen (Kontrazeptiva) eingesetzt werden, sind im Allgemeinen mit einer sehr hohen Verlustrate bzw. Sterberate verbunden.

Die *Behandlung* von Megaschwangerschaften bedeutet einen selektiven Embryozid bzw. Fötozid. Argumentiert wird, dass durch Mehrlingsschwangerschaften das Leben aller Kinder und eventuell der

Mutter gefährdet würde. Man nimmt die Tötung Unschuldiger in Kauf, damit letztlich ein Kind geboren werden kann. Es wird behauptet, auf diese Weise Menschenleben zu retten.

Die Kirche bezeichnet in dem Dokument Dignitas Personae die *In-Vitro-Fertilisation* als Quelle aller ethischen Probleme. Sie betrachtet die *Intrauterine-Selektive-Reduktion* von Ungeborenen als eine Unrechtssituation. Der Mensch selbst hat durch sein Handeln bewirkt, dass es zu Mehrlingsschwangerschaften kommt. Die Tötung eines Kindes kann damit nicht gerechtfertigt werden.

Unfruchtbare Ehepaare stehen der Reproduktionsmedizin mit einer gewissen Konsumenten-Einstellung gegenüber. Man könnte fast denken, *man braucht nur das nötige Kleingeld*. Das Kind wird zum Objekt herabgewürdigt. Seine Entstehung beruht auf dem Wunsch der Eltern.

Durch die Erzeugung eines Embryos im Labor scheint die Würde und Achtung vor dem beginnenden menschlichen Leben verloren gegangen zu sein. *Dignitas Personae* betont die <<unveränderliche Würde und den Wert jedes einzelnen unwiederholbaren Menschen, der ins Leben gerufen worden ist>>.

Der US-Mediziner Dr. Hunnell schreibt am 17. August 2011: *IVF turns pregnancy into a shopping expedition... with deadly results*, dass einige Ehepaare nicht zur biologischen Elternschaft berufen sind.

<<Gott verlangt von uns niemals, etwas Unmoralisches zu tun, um unserer Berufung gerecht zu werden. Wenn einige nur durch reproduktionsmedizinische Maßnahmen Eltern werden können, dann trifft auf solche Ehepaare die Berufung zu einer biologischen Elternschaft nicht zu>>[120]."

„Oft vergessen wir bei all unseren Überlegungen die Väter", berichtet Leonhard. „Wir gestehen ihnen nicht zu, dass sie eine Abtreibung oder ein Fötozid sehr mitnimmt. Am 4. März veröffentlichte die englischsprachige Internetseite *americanthinker.com* unter der Überschrift: *Die neue Narbe auf meiner Seele* den Artikel eines Vaters, der zwei seiner drei Kinder durch *selektiven Fötozid* verlor. Darin erklärt sich der anonym bleibende Autor für schuldig, *absichtlich* und *wissentlich* gegen *die erste Pflicht von Eltern* verstoßen zu haben, da er es versäumt habe, das Leben zweier seiner Kinder zu beschützen.

Lange Zeit haben er und seine Frau versucht, Kinder zu bekommen.

Um sich diesen *Traum* zu erfüllen, hatte das Paar die künstliche Befruchtung in Anspruch genommen. Nach etlichen Zyklen und mehreren Embryoimplantationen wurde die Frau schließlich schwanger: Mit Drillingen.

<<Es regnet nicht, es schüttet>>, gibt der Autor den Reproduktionsmediziner wieder. Anders als bei den Versuchen zuvor hatten es diesmal alle drei der implantierten Embryonen *geschafft*.

<<Ich war geschockt>>, erzählt der Vater. Und obwohl er wusste, <<welche Bürde damit verbunden war>>, sei er bereit gewesen, alles ihm Mögliche zu tun, um allen drei Kindern eine gute Zukunft zu ermöglichen. <<In meiner Frau>>, fährt er fort, <<brach irgendetwas Unerklärliches zusammen. Sie bestand darauf, eine *selektive Reduktion* durchführen zu lassen. Entweder würden zwei getötet, oder sie würde eine vollständige Abtreibung verlangen. Sie war unerbittlich. Sie wollte weder drei noch zwei Kinder austragen. Entweder eines oder gar keines>>. Wie der Vater weiter schreibt, habe er sich in dieser Situation immer wieder gesagt: <<Rette wenigstens eines deiner Kinder!>>

<<Ich wusste, dass der Abtreibungsarzt uns anlog, als er uns den Vorgang der selektiven Abtreibung erklärte. Er sagte, er würde Kaliumchlorid in die Plazenta spritzen, das den Herzschlag der Babies stoppen würde. Vor dem Fötozid fragte meine Frau ihn immer wieder, ob die Babies Schmerz fühlen würden, was der Arzt verneinte. Ich fragte 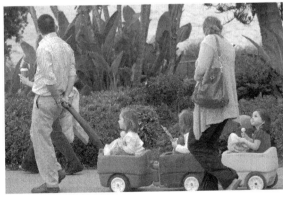 meine Frau, ob sie sicher sei, etwas tun zu wollen, das sich nicht mehr

rückgängig machen lässt. Sie nickte, obwohl ihre Augen mit Tränen gefüllt waren. Ich dachte mir, sie weiß genau wie ich, dass wir das Falsche tun>>.

Dann beschreibt er, wie er den Fötozid von zwei seiner drei Kinder am Ultraschall- Bildschirm verfolgte.

<<Meine Frau schaute nicht hin, aber ich tat es. Ich musste wissen, was mit meinen Kindern passierte. Jedes der Kinder versuchte vor der Spritze zu fliehen, als diese sich der Fruchtblase näherte. Der Arzt stach nicht in die Plazenta, sondern direkt in die Herzen der Kinder. Jedes krümmte sich, als die Nadel den Körper durchbohrte. Ich sah, wie das Herz des Ersten aufhörte zu schlagen, und spürte, wie mit seinem auch mein Herz beinah aufhörte zu schlagen. Mein zweites Kind kämpfte ganze Minuten lang, dann stand auch sein Herz still. Der Arzt hatte die Unverfrorenheit, das Kaliumchlorid, das die Herzen der Kinder stoppte, als *Medizin* zu bezeichnen. Ich wollte ihn fragen, was er damit heilen wolle? Das Leben? Aber weil bittere Worte nicht ungeschehen machen konnten, was gerade passierte, schwieg ich>>, schreibt der Vater.

<<Ich weiß, sie hatten Schmerzen. Ich weiß, sie hatten panische Angst. Und ich weiß, das war Mord>>, schreibt der Vater über den Fötozid. <<Mein einziger Trost war, dass ein Kind überlebte, und ich hoffe, dass es gesund und ohne Komplikationen zur Welt kommen wird>>. Seitdem, verrät der Autor, bete er jeden Tag zu Gott. Er fleht ihn an, er möge seine beiden unschuldigen Kinder bei sich aufnehmen und willkommen heißen. Auch seine beiden Kinder bittet er jeden Tag *um Vergebung*. Und so wolle er es *für den Rest meines Lebens* halten[121].

Was machen die Eltern jedoch, wenn eine Erbkrankheit erst im Kleinkindalter auffällig wird? Dr. Phil, ein bekannter Fernsehmoderator der USA, hatte am 13. April 2012 eine Mutter zu Gast, die beanspruchte, ihre eigenen Kinder töten zu lassen.

Annette Corriveau hat zwei schwerkranke erwachsene Kinder. Sie haben das Sanfilippo Syndrom, eine seltene, erblich bedingte angeborene Stoffwechselerkrankung, die mit einer Störung des Abbaus von langkettigen Zuckermolekülen einhergeht. Betroffene sind bei der Geburt unauffällig. Im Kleinkindalter verzögert sich die geistige

Entwicklung. Im zweiten Lebensjahrzehnt treten spastische Lähmungen auf.

Annettes Kinder leben in einem speziellen Heim. Sie können nicht sprechen und müssen über eine Magensonde ernährt werden. Eine detaillierte Information wurde nicht bekanntgegeben. Annette besucht ihre Kinder einmal alle zwei Monate.

Pfleger der Kinder, die ihre Schützlinge genau kennen, und eine bessere Auskunft über den Zustand hätten abgeben können, waren nicht in Dr. Phil's Show. Annette hat keinerlei Kenntnis darüber, ob ihre Kinder Schmerzen haben, ob sie ihre Mutter erkennen würden. Sie hat auch keine Ahnung, über die Vorlieben ihrer Kinder oder womit man ihr Leben erleichtern könnte. Ihre Kinder sind seit 20 Jahren in der Pflegeanstalt, die sie niemals verlassen haben. Mehr interessiert sie nicht. Annette hat nie gefragt, ob sie einen Ausflug mit den Kindern machen kann. Sie meint aber, sie sei in der Lage zu beurteilen, dass Ihre Kinder, wenn sie die Wahl dazu hätten, umgebracht werden wollten. Und nun verlangt sie als Mutter, die eigentlich ihre Kinder beschützen sollte, dass diese euthanasiert werden, denn ein Leben, das jeglicher Qualität entbehrt, sei nicht wert gelebt zu werden.

Ein weiterer Gast bei Dr. Phil's Schow war der Anwalt Geoffrey Fleiger. Sein berühmtester Klient, Dr. Jack Kevorkian, hatte bereits einige assistierte Selbstmorde ausgeführt. Dr. Kevorkian's Motto ist, Leuten zu helfen, sich aus ihrem eigenen Elend zu erlösen.

<<Man kann einen assistieren Selbstmord in das beste Licht stellen und so wohlwollend wie möglich beschreiben, es bleibt schlichtweg ein Mord. Mag man es nennen wie man will, es bleibt eine Tatsache, dass jemand einem anderen das Leben nimmt>>, erläuterte Cassy Fiano in einem Artikel vom 17. April 2012[122].

Dr. Phil startete daraufhin eine Umfrage, wie viele Zuschauer der Mutter zustimmen, das Töten Ihrer Kinder als einen Akt der Barmherzigkeit zu bezeichnen. Alle im Studio Anwesenden drückten ohne lange zu zögern auf den Ja-Knopf.

Anette Corriveau trat schon oft an die Öffentlichkeit. So auch in dem Video: *Taking Mercy*[123], wo sie das Leben ihrer Kinder beschreibt.

Am Anfang waren Janet und Jeffrey ganz normale wunderhübsche Kinder. Als sie fünf und sechs Jahre alt waren änderte sich ihr Verhalten dramatisch, sie konnten nicht mehr sprechen und verloren ihre motorischen Fähigkeiten. Jeffery wird seit 17 Jahren künstlich ernährt, Janet seit fünf Jahren. Die Magensonde ist das Einzige, was ihre Kinder am Leben erhält. <<Das ist kein Leben>>, bemerkt Annette.

In dem Video *Taking Mercy* kommt auch Robert Latimer zu Wort. Er hat seine Tochter getötet. Sie war nicht behindert, im Gegenteil, man sieht sie lachend. Warum hat sich der Vater dennoch entschlossen, seine eigene Tochter in seinem Lastwagen mit Kohlenmonoxid zu

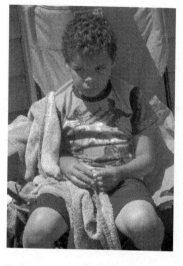

ersticken? Sie hatte viele Hüft-Operationen über sich ergehen lassen müssen, und erneut stand eine solche an. So entschied der Vater, dass das Leben seiner Tochter zu schmerzlich sei. Nachdem er seine Tochter getötet hatte, fühlte er einen tiefen Frieden, weil er wusste, seine Tochter hatte nun auch diesen Frieden gefunden. Nur eine Frau weinte am Ende des Videos. Man gab ihr eine Minute Zeit, sich zu äußern. Sie sagte: <<Man kann nicht seine Kinder töten, nur weil es zu viel Arbeit ist, sie am Leben zu erhalten>>.Warum glauben Menschen, sie hätten das Recht zu entscheiden, ob ihre Kinder leben dürfen oder sterben müssen? fragt Cassy Finao. Er berichtete weiter: Annette Corriveau wiederholte immer wieder: <<Man kann niemanden verurteilen, wenn man nicht in seinen Moccasins steckt>>.

Derartige Argumente würden Tor und Tür öffnen, Euthanasie zu rechtfertigen. Ist eine Behinderung der Grund für den Gnadentod? Was sind die Kriterien, um eine solches Sterben zu rechtfertigen? Wer entscheidet darüber, ob ihr Leben lebenswert ist? Die Mutter? Dann können Eltern den Tod der Kinder bestimmen, wenn sie der Ansicht sind, Down Syndrom, Multiple Sklerose oder Muskeldystrophie seien ein nicht zu ertragendes Schicksal. Es gibt Hunderte von behinderten Menschen, und keiner von ihnen würde es wollen, dass andere über ihr Weiterleben entscheiden.

Cassy Finao schlussfolgert: <<Keiner darf Gott spielen. Niemand hat das Recht zu entscheiden, wer leben darf und wer nicht. Nur weil Eltern ihren Kindern das Leben geschenkt haben, heißt das noch lange nicht, sie hätten das Recht es auch wieder zu nehmen. Nichts rechtfertigt eine Tötung, egal wie mitleidvoll man die Lebenssituation des anderen schildert[124]>>."

„Neulich las ich etwas sehr Schönes, das zugleich irritierend anmutet", sagt Leonhard. „Evander Lomke, ein Kinderpsychologe, berichtete seinem Kollegen ganz begeistert von seiner hochintelligenten dreijährigen Tochter, die schon lesen kann. Als der Psychologe einige Zeit später den Vater wieder sah, hatte sich alles geändert. Eine tiefe Traurigkeit lag über dem Freund, der kaum wiederzuerkennen war. Seine Tochter hatte einen schlimmen Krampfanfall bekommen, der sie geistig behindert zurücklies. Sie litt an der seltenen Krankheit Lennox-Gastaut.

Weltweit gibt es 50.000 Erkrankte. Ihr Leben hat sich plötzlich veränderte. Erstmals beschrieben die Ärzte Lennox und Gastaut 1962 die Symptome der Gehirnkrämpfe, die man elektroenzephalographisch messen kann. Mit dem damit verbunden geistigen Verfall treten Veränderungen des Verhaltens auf. Die Ursache dafür ist nicht bekannt. Vermutet wird eine genetische Komponente. Kinder, die im Alter von drei bis sechs Jahren erkranken, können mit den üblichen Medikamenten nicht behandelt werden. Normalerweise verursacht ein epileptischer Anfall keine geistige Behinderung, nur bei LGS ist beides miteinander gekoppelt.

Zudem verschlimmert sich die Gehirndegradierung. Da die Krankheit selten ist und nicht zum Tode führt, gibt es nur wenige, die über sie forschen. Ein Weg den Betroffenen zu helfen, ist ein möglichst reizarmes Umfeld zu schaffen. Es gäbe vielleicht Medikamente, die sind jedoch nicht von der Arzneimittelbehörde zugelassen. Bei einem Jugendlichen manifestiert sich zunehmend der Erkrankungsherd im Gehirn, und man kann ihn operative entfernen. Man erwägt auch das sogenannte Corpus Callosum, d.h. den Teil des Gehirns zu durchtrennen, der beide Hirnhälften miteinander verbindet. Für die beteiligte Familie bedeutet das unendlich viel Stress[125]."

7. LAUNEN DER NATUR

„Das stimmt schon", sagt Mathilde. „So gesehen ist es kaum zu glauben, was ich neulich hörte. Es ist sogar irgendwie lustig. Da lag in Spanien ein Mann 15 Jahre im Koma. Danach wachte er wieder auf und dachte, er hätte nur eine Nacht geschlafen.

Nachdem er das Krankenhaus verlassen konnte und sich draußen umsah, dachte er, er träumt. Am liebsten wollte er sich wieder hinlegen und weiterschlafen. Da waren Leute auf der Straße, die Selbstgespräche führten. Er dachte, sie seien verrückt. Als er eine Polizistin in Uniform sah, musste er überlegen, ob sie ein Faschingskostüm anhatte.

Was der Euro ist, wusste er nicht. Wie man ein Auto startet, schien ihm vollkommen fremd. Alles brach auf einmal über ihn herein. Seine Familie hatte ihn gerettet. Es gibt viele Menschen wie ihn. Seine Erfahrung machte ihn zum Euthanasie-Gegner. Wir sollten niemals die Hoffnung aufgeben.

Miguel Parrondo's Vater war ein Dermatologe in dem Krankenhaus, in das man seinen Sohn einlieferte. Keiner der Ärzte dachte bei der Einlieferung des Verunglückten, dass er überleben werde. Nach einem haben Jahr wollte man ihn von den Maschinen abschalten. Der Vater wehrte sich dagegen, obwohl er sich seiner Sache nicht so sicher war und auch einen Priester rief, um seinem Sohn die Sterbesakramente zu geben. Dann versammelte der Vater seine Kollegen. Er sagte ihnen: <<Nur Gott kann sein Leben nehmen>>.

Ohne seine Familie wäre Miguel bereits 1987 gestorben. Seine Mutter wich all die Jahre nicht von seiner Seite. Sie schlief sogar im Krankenhaus. Bis 2002 der inzwischen 47-Jährige seine Augen öffnete.

Er sah seine Mutter und seine Tochter. Miguel fragte sie, ob sie Almudena sei. Er hatte sich erinnert, eine Tochter mit diesem Namen zu haben. Die Mutter weinte vor Glück und der Vater konnte es nicht glauben.

Es gibt keine medizinische Erklärung für Miguels Genesung. In einem Fall von einer Millionen Menschen würde so etwas passieren. Das Letzte, an das er sich erinnerte, war der tragische Unfall, wo er mit zu hoher Geschwindigkeit in eine Kurve fuhr. Das war alles[126]."

„Wollt ihr wissen, was Konfuzius in einer ähnlichen Situation sagen würde?", bemerkt Emily.

„Eltern habe nicht das Recht, Entscheidungen über ihr Ungeborenes zu fällen. Laut Konfuzius Lehre müssen sie moralisch gesehen im besten Interesse ihrer Kinder handeln. Es ist absolut zwingend, das Leben ihres noch nicht geborenen Kindes zu erhalten, zu schützen und zu ernähren. Es besteht eine gegenseitige Beziehung zwischen Eltern und Kindern, ganz so wie eine gegenseitige Wechselwirkung zwischen Menschen und Natur besteht. Vereinfacht ausgesagt, meint Konfuzius so etwas Ähnliches wie: Den Respekt und die Führsorge, die Eltern ihrem Kind 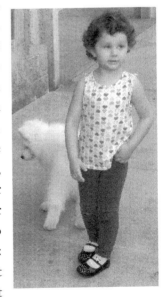 zukommen lassen, werden sie von ihren Kindern zurück erhalten, wenn sie selber alt sind. Es besteht also ein gegenseitiges Abhängigkeitsverhältnis zwischen den Eltern und ihren Kindern, das auf dem gemeinsamen Leben in einer Familie basiert. Es handelt sich nicht um die reine Abwicklung eines Geschäfts oder darum, irgendwelche *Schulden* zurückzuzahlen. In der Konfuzianischen Ethik versteht man eher darunter Gutes mit Gutem zu vergelten. So wie ein Chinesisches Sprichwort sagt: <<Vorfahren pflanzten einen Baum, damit ihre Nachfahren darunter Schutz und Rast

141

finden können[127]>>."

„Das mag vielleicht in stabilen Familien so sein", gibt Leonhard zu bedenken. „Leider brechen diese jedoch auseinander. Heute, wo es in den USA üblich ist, mit 45 mindestens zweimal geschieden zu sein und wo die eigenen Kinder beim fremden Mann aufwachsen. Das ist nicht mal eine Seltenheit, sondern ganz selbstverständlich üblich. Das Resultat liegt auf der Hand. Die Kinder haben gar keine Beziehung mehr zu ihren Eltern. Ich habe von Familien gehört, wo die Kinder seit 20 Jahren nicht mehr mit den Eltern Kontakt hatten. Es ist ihnen egal, wie es ihren Eltern geht. Einsame Menschen findet man wohl nirgends so oft, wie in den reichen Industrieländern. Ich frage mich nur, wie lange es dauert, bis diese Mentalität auch zu uns nach Deutschland herüber schwappt.

7.1 Selbstjustiz

Ich denke da an die folgende Story, die ich in einer US-Zeitung las. Zwei Eheleute erschossen sich, es handelte sich um Selbstmord. Der bekannte amerikanischer Rundfunkjournalist Bill Heywood (75) wollte nicht weiterleben ohne seine Frau Susan (70), die an einer tödlichen Herzerkrankung litt. Andere schwererkrankte Menschen sind aus verschiedenen Gründen nicht fähig, ihren Selbstmord ohne Hilfe Dritter durchzuführen. Doch die Übergänge vom Selbstmord über aktive Sterbehilfe auf Patientenwunsch bis zur mehr oder weniger freiwilligen Euthanasie sind fließend.

In Kanada wurde im Dezember 2011 eine Umfrage über diese Themen durchgeführt. 1.160 Kanadier ab 18 Jahre wurden am 13. Dezember 2011 nach ihrer Meinung befragt, ob Ärzte ihren Patienten die *Todesspritze* verabreichen dürfen. 67 Prozent befürworteten einen ärztlich assistierten Selbstmord. 21 Prozent waren dagegen und 12 Prozent unentschieden[128].

Befürworter und Gegner sind der Meinung, dass das Ergebnis einer Umfrage nicht ausschlaggebend sein sollte, um Gesetze zu ändern. Lorne Bozinoff, Vorsitzender der Umfrage *Forum Research*, interpretierte, dass Kanadier sich dem Trend anderer Länder, wie z.B. der Schweiz, wo der begleitete Freitod gang und gäbe sei, anschließen wollen.

Dem widerspricht Alex Schadenberg, Direktor der Euthanasie Prävention. <<Die Frage ist nicht, ob Kanadier Euthanasie und Sterbehilfe legalisiert haben wollen, sondern was sie wirklich wollen>>. Schadenberg beruft sich auf eine andere Umfrage (Environics poll) von LifeCanada von 2010. In dieser hatten sich nur 21 Prozent der Kanadier für eine Sterbehilfe ausgesprochen. 47 Prozent befürchten, dass alte, behinderte, kranke, verwirrte Leute ohne ihre Einwilligung euthanasiert werden könnten.

Das passiert bereits in anderen Ländern. 66 Prozent in dieser Umfrage hoffen auf eine Verbesserung der Palliativpflege. 76 Prozent machen sich Sorgen, dass alte Leute unter Druck gesetzt werden könnten, ihren eigenen Tod durch Sterbehilfe anzustreben. Schadenberger fügt hinzu: Eigentlich wollten sie, <<dass wir uns besser um sie kümmern>>.

Russell Ogden von der *Farewell Foundation*, einer Pro-Euthanasie-Organisation, argumentierte gegenüber der *Nationalen Post Nachrichten Agentur*, dass Kanada assistierten Suizid legalisieren sollte. Dabei bezeichnete er das *Recht auf Selbstmord* als ein Menschenrecht. Er berief sich auf Schwerkranke, die vor Gericht gegangen seien und für das Recht kämpften, euthanasiert zu werden. Sue Rodriguez war so ein Fall, der vor 20 Jahren behandelt worden war. Sie fragte damals, <<Wem gehört mein Leben?>> Viele Kanadier antworten, es gehöre mir selber. So einfach ist das für Russel Ogden.

Schadenberg kann Euthanasie nicht als Menschenrecht anerkennen. <<Es geht eher darum, ob ein Arzt das Recht hat, den Tod seiner Patienten bewusst durch eine Injektion herbeizuführen oder am Ableben seiner Patienten aktiv beteiligt zu sein>>. Schadenberg fragt: <<Seit wann ist es ein Menschenrecht, jemandem zu erlauben, mir eine tödliche Spritze zu geben?>>

Über den gemeinsamen Selbstmord des Scottsdaler Ehepaares waren jedenfalls viele, und nicht nur die Freunde von Bill und Susan Heywood, entsetzt. Bill war ein beliebter und berühmter Radiosprecher.

Seit 35 Jahren war er überglücklich mit Susan verheiratet. Freunde beschrieben das Paar als *Siamesische Zwillinge*, weil sie immer zusammen waren.

Gray Edens, ein Freund von Bill, wusste um die schwere Herzkrankheit von Susan. Wenn er danach fragte, wich der sonst so leutselige Bill der Antwort aus. Auch finanzielle Schwierigkeiten, die das Paar hatte, waren bekannt. Am 6. Januar 2012 berichtete die Polizei von Scottsdale gegenüber *Arizona Republik*, dass das Ehepaar seine Beerdigung arrangiert und Anweisungen an die Familie und Freunde hinterlegt habe. Bill oder Susan legte eine Notiz vor die Zimmertür, auf der stand, dass sich zwei Selbstmörder in dem Raum befänden. Diesen Zettel fand das Zimmermädchen am nächsten Tag. Zwei Pistolen wurden neben den leblosen Körpern gefunden. <<Es ist ziemlich klar, alles war geplant>>, betonte der Polizeibeamte.

Bill und Susan hatten am Valentinstag 1977 geheiratet. 2009 verloren sie ihr Haus und zogen in eine kleine Wohnung in Phoenix. Susans Gesundheitszustand belastete Bill immer mehr. Er brauchte seine Frau, ohne sie konnte er nicht leben, sagten Freunde. Aber auch Bill wusste das, und so schien es nur eine Lösung zu geben.

So undurchsichtig die Geschichte auch zu sein scheint, muss man doch wissen, dass viele Amerikaner, vor allem sogenannte *Snowbirds*, die den Winter in den wärmeren Staaten verbringen, von ihren eigenen Kindern allein gelassen werden. Schadenberg's Analyse, dass man sich besser um die alten Mitmenschen kümmern sollte, ist so gesehen nicht falsch[129]."

7.2 Wie tot muss man sein?

„Einige Mediziner machen es sich eigentlich nicht so einfach, wenn es um Organspende geht. Viel wird ja heute darüber geredet. Man fragt sich ernsthaft, ob der Patient wirklich hirntot ist", unterbricht Emily.

„In der Patientenverfügung steht so etwas ähnliches wie: <<Wenn ein Aufwachen aus dem Koma aller Wahrscheinlichkeit nach nicht mehr zu erwarten ist, sollen lebenserhaltende Maßnahmen beendet werden.>>. Wie sicher ist jedoch die Diagnose *hirntot*?

Denken wir an zwei Prominente, beide erlitten eine Gehirnschädigung nach einem Skiunfall. Beide lagen monatelang in Koma. Michael Schumacher erlangte sein Bewusstsein schließlich wieder, heißt es. Prinz Friso starb 16 Monate, nachdem er von einer Lawine verschüttet worden war und erst nach 20 Minuten gefunden wurde.

Angehörige, Verwandte und Freunde klammern sich an jeden noch so kleinen Hoffnungsfunken. Wie sieht ein Leben im Wachkoma aus? 400 bis 2.000 Menschen gibt es allein jedes Jahr in Deutschland, die in ein Wachkoma fallen. Die Anzahl aller Patienten liegt bei 3.000 bis 14.000. In der Patientenverfügung stehen die Kriterien für ein *Aufwachen*. Wenn man aller Wahrscheinlichkeit nach keinen Kontakt mit anderen Menschen herstellen, keine Entscheidungen treffen und keine Einsichten mehr gewinnen kann, solle die Weiterbehandlung eingestellt werden. Kann man schon nach den ersten Tagen eines Komas absehen, ob ein Aufwachen möglich sein wird? Stellen sich Menschen, die eine Patientenverfügung haben, die Frage, ob ihr Leben noch lebenswert ist, wenn sie nur noch durch Augenkontakt miteinander kommunizieren können?

Im September 2014 fand die Neurowoche statt. Wissenschaftler versuchten eine Antwort auf all diese Fragen zu finden. Prof. Wolfgang Heide von der Neurologischen Klinik in Celle, der bis vor kurzem Vorstand der Deutschen Gesellschaft für Neurologie war, sieht einen eindeutigen Vorteil durch die verbesserten technischen Möglichkeiten.

Gedankenübertragung ist nichts Abstraktes mehr, mit der wir nichts anfangen können. Wir können mit den Methoden der klinischen Untersuchung, speziellen Skalen und elektrischen Messungen, sowie in Einzelfällen mit neuen funktionellen Bildgebungsmethoden, die eindeutig ausweglosen und die eindeutig günstigen Fälle vorhersagen>>.

Berichte aus der Vergangenheit zeigen, dass früher 40 Prozent der Patienten als Wachkoma-Patienten klassifiziert wurden, durch die neuen Methoden dann aber in ein erhaltendes Minimalbewusstsein überwechselten, wo sie eine eindeutig bessere Prognose haben.

Spezielle hochauflösende EEG-Techniken zeichnen auch minimale Reaktionen auf. Bei einigen Patienten kann man dadurch eine Ja/Nein Kommunikation aufbauen. Die Technik sei allerdings noch nicht ganz ausgereift. Es fehlen noch weiter Studien, damit sie als präzises Prognosewerkzeug dienen kann.

Notar Gerald Weigl aus Königsbrunn meinte, eine Wideraufwachquote aus einem lang dauernden Wachkoma ist sehr unwahrscheinlich. Der Begriff Wiederaufwachen ist dehnbar. Vor dem Gehirnschaden lehnen die meisten Patienten ein Leben ohne Mobilität eher ab. Doch wenn sie in der entsprechenden Situation sind, wollen sie auf jeden Fall am Leben bleiben. Frank Erbguth von der Neurologischen Klinik in Nürnberg schildert einen Patienten, der nach einen Schlaganfall, trotz vorheriger Verfügung, weiter leben wollte. Nach Meinung der Koma-Experten darf man nicht schon nach wenigen Tagen einen Wachkoma-Patienten aufgeben. Um seine Verfügung zur weiteren Minimal-Betreuung aufzunehmen, muss man länger warten. Eine Studie, bei der 600 erwachsene Komapatienten mit Schädel-Hirntrauma teilnahmen, ergab, dass 12 Prozent nach einem halben Jahr im Koma wieder aufwachen können. Jeder fünfte Patient unter 20 Jahren wacht wieder auf. Er trägt meist keine Behinderung davon. Bei Patienten über 40 waren es nur noch neun Prozent. Alte Patienten *überleben* ihr Koma nicht.

Einem traumatisch komatösen Patienten muss man eine Rehabilitation von mindestens sechs Monaten bis zu einem Jahr zukommen lassen. Erst danach darf die Patientenverfügung angewendet werden. Selbst mit den besten Instrumenten kann man nicht feststellen, inwieweit die Wahrnehmung eingetrübt ist. Bewusstlose können sich vielleicht nur nicht bemerkbar machen, weil ihnen die Möglichkeit, ihre Gedanken und Empfindungen zu artikulieren, fehlen. <<bewusstlos bedeutet nicht chancenlos>>, sagt Friedmann Müller von der Schön-Klinik in Bad Aibling[130].

Immer öfter wird die Diagnose *Vegetatives Stadium* von Experten hinterfragt. Gibt es so etwas wie ein über Jahre hinweg anhaltendes Wachkoma? Ist es zulässig, eine Diagnose wie *lebenslängliche*

Hirnschädigung, bei der es keine Hoffnung auf Besserung gibt, überhaupt zu stellen? Der bekannteste Fall, in dem eine solche Diagnose gestellt wurde, ist der von der US-Amerikanerin Terri Schiavo. Sie starb am 31. März 2005, nachdem ein Gericht angeordnet hatte, ihr die Magensonde zu entfernen.

Bislang waren es vor allem Anwälte, die Angehörige von Wachkoma-Patienten vertraten, die anzweifelten, dass die Betroffenen rein gar nichts von ihrer Außenwelt wahrnehmen, wenn sie sich nicht auf eine uns vertraute Weise mitteilen können. Das US-amerikanische Nachrichtenmagazin *Discover* veröffentlichte am 6. Juli 2011 einen Bericht über eine neue Studie, welche die Wahrnehmungen von Patienten erforscht, die sich im Wachkoma – auch Vegetatives Stadium genannt - befinden. Die Wissenschaftler Dr. Joseph Giancino, Direktor des Rehabilitationszentrums für Neuropsychologie des Spaulding Lehrkrankenhauses der Harvard Medical School in Boston, und der Neurologe Dr. Nicholas Schiff vom Weil Cornell Medical Center der Cornell Universität in New York suchen nach Wegen, die Reiz-Reaktionen ihrer im Wachkoma befindlichen Patienten genauer voneinander abzugrenzen. <<Es sind menschliche Wesen, aber es scheint, als hätten sie ihre Humanität verloren>>, erklärt Dr. Giancino gegenüber dem *Discover-Magazine*.

<<Es bleibt zu klären, ob das wirklich der Fall ist>>. Aus der Vielzahl der Studien, die in den letzten drei Jahren gemacht wurden, geht hervor, dass 41 Prozent der Wachkoma-Patienten über eine gewisse Wahrnehmung verfügen – und die Tendenz ist steigend. Dr. Schiff war erstaunt über seinen ersten Patienten, der sich im *Vegetativen Stadium* befand. Drei Jahre später konnte dieser wieder sprechen.

Bei einem Patienten mit minimalsten neuronalen Aktivitäten, der die Stimme seiner Mutter vernahm, konnte ein enormer Anstieg seiner Gehirnströme festgestellt werden, die mit denen eines gesunden Menschen identisch waren. Ein anderer Patient wachte nach 19 Jahren Wachkoma wieder auf und sprach ganz normal. Später sah man, dass sich im Gehirn des Betroffenen neue Nervenzellen gebildet hatten.

Niemand hätte bis dato geglaubt, dass so etwas möglich ist, nach einer Jahrzehnte alten Gehirnschädigung. Wissenschaftler fühlen sich durch diese Kranken-Berichte ermutigt, Patienten mit Hirntrauma eine reelle Chance auf Rehabilitation einzuräumen. Ein Mann, der anstelle seines intakten Gehirns nur eine schattenhafte Flüssigkeit bei der bildgebenden Diagnostik aufzeigte, ist dank eines Systems, das Kopfbewegungen registriert, nun in der Lage, E-Mails zu schreiben. Ein anderer Patient, der kaum bei Bewusstsein schien, konnte mit Hilfe von Elektroden seiner Mutter mitteilen, dass er sie liebt. Früher bezeichnete man Hirntrauma-Patienten als *Quallen*, reflektierte Dr. Giancino.

<<Menschen im *Vegetativen Status* behandeln wir immer noch mit sehr vielen Vorurteilen>>. Sein Kollege Dr. Schiff bejahte auf einer Konferenz von Neurologen, dass die Prognose *Wachkoma* Leute regelrecht *umbringt*. Die Studien der beiden Experten zeigten, dass schätzungsweise rund 250.000 bis 300.000 Wachkomapatienten in den USA, die sich in Pflegezentren befinden, die Fähigkeit zu denken und zu fühlen nicht verloren haben, schreibt die Autorin McGowan in ihrem *Discover Magazine*-Artikel.

Hope-Network und Terri-Schiavo-Life, zwei US-Organisationen, die sich für ein möglichst unabhängiges Leben von Behinderten einsetzen, verweisen auf dokumentierte Studien, wonach Patienten im Vegetativen Stadium nach 20 Jahren aufgewacht sind und anschließend ein weitgehend normales Leben führten. Bobby Schindler, Terris Bruder und Begründer der Terri-Schiavo-Life-Organisation, ist überzeugt, dass die Diagnose *Vegetatives Stadium* aus der Medizin eliminiert werden sollte. Es sei ein unwissenschaftlicher und unmenschlicher Begriff, den Mediziner benutzen. Fehldiagnosen treten in 50 Prozent der Fälle auf, schreibt Schindler in Facebook. Die Diagnose *persistierendes vegetatives Stadium* sei ausreichend gewesen, um seine Schwester vorsätzlich verhungern zu lassen, schreibt Schindler weiter[131]."

„Das ist alles nichts gegenüber einer Diskussion, die neulich in Kanada und USA entbrannte", ergänzt Leonhard.

"Tadeusz Pacholczyk, Doktor der Neurowissenschaften, katholischer Priester und Bioethiker des Nationalen Katholischen Bioethikzentrums (NCBC) der USA, ist durch seine unzähligen Artikel bekannt.

Am 25. Juni 2011 weist der Bioethiker in einem Artikel: *Does the Catholic Church have doubts about brain death?* (Hat die Katholische Kirche Zweifel an dem Hirntod) darauf hin, dass man Medizinern die Kompetenz, jemanden für hirntot zu erklären, nicht absprechen sollte. Es handle sich um ein rein wissenschaftliches und nicht um ein theologisches Feld, Zeichen des Hirntodes zu deuten.

Laut Pacholczyk seien sichere Todeszeichen der Herzstillstand, wenn die Totenstarre eintrete und wenn der komplette Verlust der Gehirnfunktion nachweisbar sei. Der Hirntod als neurologisches Kriterium des Todeszeitpunktes werde laut einer Rede, die Papst Johannes Paul der II. im August 2000 gehalten hat, auch von der katholischen Kirche anerkannt. Die Medizin habe immer den Hirntod als solchen akzeptiert, da lebenserhaltende Geräte in der modernen Medizin zum Einsatz kämen, die einen eigentlich schon nicht mehr Lebenden weiteratmen ließen. Neue Entwicklungen der Medizin *täuschten* über den Tod des Patienten hinweg, so Pacholczyk.

Die Amerikanische Medizinische Gesellschaft, die Amerikanische Akademie für Neurologie und renommierte Harvard Professoren sehen das Versagen der Hirnströme als irreversibel an. Die Päpstliche Akademie für das Leben, der Päpstliche Rat für Beschäftigte im Gesundheitsdienst, die Päpstliche Akademie der Wissenschaften u. a. unterstützten die medizinische Lehrmeinung, durch neurologische Kriterien den Tod zu definieren und würden diese unzweifelhaft anerkennen. Eine Verwirrung der Definition hat zur Folge, dass wertvolle Zeit verloren geht, um Organtransplantationen vorzubereiten, erläuterte der Bioethiker in seinem Artikel.

Trotz allem zweifeln viele Katholiken in Amerika und anderswo daran, ob ein Hirntoter wirklich tot ist.

Am 5. Juli 2011 berichtete eine kanadische Zeitung über eine *als hirntot* erklärte Organspenderin. Bei der 76-jährigen Quebecerin wurde von Ärzten im Sainte Croix de Drummondville-Krankenhaus der Hirntod diagnostiziert. Sie war kurz zuvor wegen entzündetem Zahnfleisch operiert worden. Gleich nach der Operation wurde ihr feste Nahrung verabreicht. Die Frau verschluckte sich und fiel ins Koma. Die Mediziner kontaktierten die Familienmitglieder mit der Mitteilung, ihre Mutter sei für hirntot erklärt worden, man habe sie vergeblich reanimiert, eine Hoffnung auf Regeneration bestehe nicht. Die Ärzte warteten auf die Freigabe zur Organspende.

Die geschockten Angehörigen, die zwar keineswegs einer Organspende abgeneigt waren, verlangten jedoch weitere Untersuchungen, um sicher zu gehen, dass die Mutter wirklich tot war. Am nächsten Morgen erwachte die Patientin aus ihrem Koma, setzte sich in ihrem Bett auf und aß ein Joghurt.

<<Wenn wir uns für eine Organspende entschlossen hätten, hätten wir sie umgebracht>>, sagte der Sohn. Für die Tochter machte es keinen Sinn, mit alten und kranken Menschen so zu verfahren. Sie war froh, der Mutter einen Organspendentod erspart zu haben. Die Mutter selber hat ihre Familie sofort wiedererkannt. Sie konnte laufen und reden und alles schien normal. Die Familie wollte das Krankenhaus verklagen.

Der Fall von Quebec ist bei weitem keine allein dastehende Anekdote. Hirntod als legitime Todesursache anzusehen, wird zunehmend von betroffenen Angehörigen, aber auch von besorgtem medizinischen Personal hinterfragt. Einige äußern ihren Unmut und sehen die Kriterien für Hirntod als *Entschuldigung* an, um Organtransplantate zu erhalten.

Eine neuere Untersuchung der Sahlgrenska Akademie der Universität von Göteborg in Schweden zeigt, dass die Hälfte der schwedischen intensivmedizinischen Krankenschwestern die Kriterien und Methoden der Befunderhebung *hirntod* anzweifeln.

<<Besondere klinische Tests, die zu der Diagnose führen sowie weiterführende Analysen und ein Röntgenbild des Kopfes werden nur bei einigen Patienten vorgenommen, obwohl das schwedische Gesundheitssystem diese Untersuchungen für alle Patienten vorschreibt>>, berichtet Anne Flodén, die Autorin der Studie[132]."

8. BABIES, VERSUCHSTIERE DER NEUZEIT

„Die Frage der Ethischen Grenzen, die wir einhalten sollten, bleibt dennoch bestehen. Steven Goldman und Maiken Nedergaard fokussieren sich in ihren Studien darauf, neue Gehirnzellen zu bilden. Sie beziehen sich nicht auf Neuronen, welche für die Komplexität des Gehirns verantwortlich sind. Sie wollen Gliazellen kreieren, welche sich strukturell und funktionell von den Nervenzellen abgrenzen. Rudolf Virchow, der Entdecker dieses Zelltyps, vermutete in der Mitte des 19. Jahrhunderts, Glia-Zellen würden eine Stütz- und Haltefunktion übernehmen. Glia ist das griechische Wort für Leim. Wie man heute weiß, sind diese Zellen für den Stoff- und Flüssigkeitstransport verantwortlich. Mikrogliazellen sind die Immunzellen des zentralen Nervensystems.

Mit ihren mobilen Fortsätzen sind sie für den Gesundheitszustand unseres Gehirns verantwortlich und wandern bei Verletzungen sofort zum Ort des Geschehens", erklärt Mathilde. „Deshalb ist es nicht 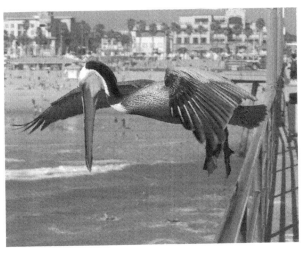 verwunderlich, wenn viele Forscher genau diese Zellen studieren.

<<Es ist die sich am schnellsten bewegende Struktur in unserem Gehirn>>, erklärte Helmut Kettenmann, Neurowissenschaftler am Max-Delbrück-Zentrum in Berlin. Selbst die kleinste Verwundung im Gehirn verwandelt die Mikrogliazelle, damit sie in die engsten Nischen passt. Manchmal vermehren sich die Zellen an traumatisierten Stellen. Botenstoffe locken andere Immunzellen zu Hilfe. Freigesetzte Sauerstoff- bzw. Stickstoff-Radikale können auch eigenmächtig

Krankheitserreger abtöten. Die Mikroglia entsteht ganz früh in der Embryonalentwicklung aus embryonalen Stammzellen.

Sie unterscheiden sich von den Zellen, die normalerweise im Körper für die Immunabwehr zuständig sind und die man Makrophagen nennt. Diese Fresszellen entwickeln sich aus den Stammzellen des Knochenmarkes. Demzufolge bezeichnet der Neuropathologe Marco Prinz von der Universität Freiburg die Mikroglia als eine eigenständige Zellklasse[133].

Wenn man neurodegenerative Krankheiten heilen will, muss man die Gliazellen studieren. Goldman und Nedergaard beschreiben, dass die Astrozyten, eine Form der menschlichen Gliazellen, wegen ihrer Größe hundertmal mehr Verbindungen zu anderen Neuronen aufbauen. Fraglich war, ob dadurch die Plastizität des Gehirns verbessert werden kann. Um eine Antwort zu finden, wurden Gliazellen aus den Gehirnen von abgetriebenen Kindern entnommen. Die neun Wochen alten menschlichen Babies kamen aus Abtreibungskliniken.

Ganz spezifisch konzentrierte sich das Team auf die sogenannten humanen Glia-Progenitor-Zellen. Diese Zellen können sich nur noch in Nervenzellen entwickeln.

Embryonale Stammzellen sind dagegen pluripotent. Sie können sich durch den sogenannten Pathway (Syntheseweg) in eine der 220 Organzellen des Organismus entwickeln. Forscher sind jedoch bisher noch nicht zu der Erkenntnis gelangt, wie sich pluripotente Stammzellen in Körperzellen weiterentwickeln. Man weiß nicht, welches Milieu und welche Wachstumsfaktoren oder Nährmedien dazu benötigt werden.

Deshalb ist es nicht verwunderlich, dass Forscher bereits differenzierte Gliavorläuferzellen aus abgetriebenen Kindern entnehmen. Danach wurden die humanen Nervenzellen in das Gehirn von neugeborenen Mäusen verpflanzt.

Anhand von Gedächtnisversuchen wollte man herausfinden, ob sich die menschlichen Astrozyten im Mäusegehirn teilen. Goldman und Nedergaard sind ein Forscherehepaar am Zentrum für *Translational Neuromedizin* an der Universität von Rochester, USA.

Bereits im März 2013 veröffentlichten sie eine innovative Studie, die ihre Hypothese bestätigte. Sie beobachteten zwar, dass die Mäuse deutlich bessere Leitungen als ihre unbehandelten Versuchstiere erbrachten, waren sich aber nicht sicher, ob die humanen Astrozyten auch mit den Mäusenervenzellen interagieren.

In ihrer zweiten, 2014 publizierten Studie, wurden 300.000 humane Glia-Vorläufer-Zellen inseriert. Innerhalb einiger Monate hatten die humanen Zellen die tierischen Nervenzellen ersetzt. Nach einem Jahr fand man 12 Millionen menschliche Gliazellen, welche die Mäusezellen des Gehirns komplett ersetzt hatten.

Dr. Goldman war begeistert. Seine *Supermaus* war: <<Statistisch signifikant gescheiter als die Kontrollmäuse>>. Während die Kontrollmäuse vier bis fünf Versuche brauchten, um aus einem Labyrinth herauszufinden, benötigten die Mäuse mit den menschlichen Nervenzellen nur zwei Anläufe.

Jetzt will man die gleichen Versuche mit Ratten durchführen. Forscher erhoffen sich mit den *menschlichen Mäuse-Gehirn-Hybriden* seltene Krankheiten, aber auch Schizophrenie zu erforschen.

Die Wissenschaftler arbeiten an einer Erlaubnis, Glia-Zellen von *gespendeten* abgetriebenen Kindern in die Gehirne von Erwachsenen mit Multipler Sklerose injizieren zu dürfen.

Der Neuroanatom Todd Preuss fragte sich, ob man die gleichen Resultate auch mit Glia-Vorläufer-Zellen von nicht humanen Primaten bekommen hätte? Er eröffnete damit die Diskussion, warum man sofort Gehirn-Zellen von abgetriebenen Kindern benutzt.

Versuchsleiter Goldman antwortete, er hätte sich aus ethischen Gründen dagegen entschieden, mit Affen zu experimentieren. Auch wolle er keine humanen Gliazellen in das Gehirn von Affen-Neonaten einpflanzen.

Professor Wolfgang Endard von der Ludwig-Maximilians-Universität in München fragte diesbezüglich einen Reporter von *MailOnline* (U.K.): <<Wenn wir Tiere durch derartige Versuche dem Menschen anpassen, wo werden wir stoppen?>> Vielleicht ist es nur eine Frage der Zeit, bis wir Super-Primaten schaffen, vermuten einige[134]."

„Interessant", unterbricht Leonhard. „Ich möchte die Frage jedoch erst mal wissenschaftlich beantworten. Dann erübrigt sich die Ethik von alleine. Dr. Nikola erzählte mir von einer Bekannten, die so wie Prof. Thomson am National Primate Research Center der Universität von Wisconsin in Madison arbeitet. Daher ist mir bekannt, dass es durchaus üblich ist, humane embryonale Stammzellen in Affenhirne zu injizieren, weil nicht genügend Primaten Stammzellen zur Verfügung stehen. Prof. Thomson isolierte erstmalig embryonale Stammzellen von Primaten und Menschen.

Für Forscher ist es unüblich und unethisch, Affenbabies abzutreiben. Das Immunsystem der Plazenta sollte allerdinge bevorzugt bei Affen erforscht werden. Die Trächtigkeit ist, immunologisch gesehen, etwas Besonderes. Ein immunologisch völlig eigenständiges Wesen verbringt seine Entwicklung in einem ihm immunologisch feindlich gegenüber stehenden Milieu. Die Frage ist, warum keine Abstoßung erfolgt. Eine Schwangerschaft ist ein *tumor-like-model*, das die Forscher sehr interessiert. Wenn man herausbekommen könnte, wie der Körper und vor allem die Plazenta eine Schwangerschaft immunologisch verarbeitet, wüsste man auch, wie man Krebswucherungen besser behandelt könnte. Allein die Samenzelle und die Eizelle haben schon ihr ganz eigenes Immunsystem.

Eine Plazentologin des Primatenzentrums der Universität Wisconsin, Madison hat einige Immunzellen entdeckt, die sich wie ein Schild um den heranwachsenden Embryo legen. Es handelt sich um immature Zellen, die, wenn sie ausreifen, den Embryo sofort abstoßen.

Diese Versuche wurden natürlich auch beim Menschen gemacht. Doch die Plazenten, die hier zur Verfügung standen, kamen von Abtreibungen. Kliniken hatten sie den Forschern zur Verfügung gestellt. Weil Abtreibungen in den USA zu jedem Zeitpunkt der Schwangerschaft durchgeführt werden können, muss man nur das gewünschte Gestationsalter angeben. Hier fanden Forscher die ausgereiften Immunzellen, welche bei den Affenplazenten nicht vorhanden waren.

Überdenken wir aber eine Abtreibung. Sie wird beim Menschen medikamentell eingeleitet. So ist es nicht verwunderlich, dass die humane Plazenta ein ganz anderes immunologisches Bild ergibt[135].

Zurück zu den Nervenzellen. Forscher aus Schweden haben in einer Studie, die sie im Dezember 2014 in *Science* veröffentlichten, herausgefunden, dass sich bei Mäusen Astrozyten nach einem Schlaganfall von selber bilden. Gesunde Nervenzellen übernehmen die Aufgabe der geschädigten Areale. Die aktuelle Studie öffnet die Tür für neuro-regenerative Therapien ohne embryonale Stammzellen.

80 Prozent aller Schlaganfälle gehen auf den Verschluss eines gehirnversorgenden Gefäßes zurück. 20% werden durch Gehirnblutungen bedingt. Wenn das Gehirn *schlagartig* nicht mehr mit Sauerstoff und Nährstoffen versorgt wird, sterben Gehirnzellen ab. Je nach der Region des Gehirns, die betroffen ist, kann es zu irreversiblen motorischen, sensorischen oder kognitiven Schädigungen kommen. Bei Mäusen konnten schwedische Wissenschaftler der Lund Universität und des Karolinska Institutes in Stockholm zeigen, dass Astrozyten die Neubildung von Nervenzellen anregen. Zunächst handelte es sich um unreife Astroyzten, die sich weiterentwickeln. Weiterhin passierte das Gleiche, wenn dauerhaft der aktive molekularbiologische Signalmechanismus unterbrochen wird und kein Schlaganfall vorliegt.

<<Wie es aussieht, lässt sich die Herstellung der Nervenzellen nicht nur durch einen Schlaganfall induzieren. Der Mechanismus setzt möglicherweise auch bei anderen Erkrankungen des Gehirns ein, wenn es darum geht, beschädigte oder zerstörte Nervenzellen zu ersetzen>>, berichtete der Studienautor Zaal Kokaia.

Die neugebildeten Nervenzellen bilden synaptische Kontakte mit anderen Nervenzellen aus, was den neuronalen Transmitter Austausch ermöglicht. Ob sie wirklich funktionieren, müssen weiter Versuche bestätigen. Des Weiteren muss man sehen, ob sich die Versuchsergebnisse von der Maus auf den Menschen übertragen lassen.

Sollten man den Mechanismus auch im menschlichen Gehirn vorfinden, hätte man ein wirksames Mittel für Schlaganfallpatienten, aber auch für andere Erkrankungen, wie Parkinson oder Chorea Huntington, bei denen Nervenzellen absterben.[136]

Wissenschaftler wissen, dass der Weg von der Maus zum Menschen nicht kompatibel ist. Versuche, die wir an der Maus ausüben, können nicht auf den Menschen übertragen werden.

Das nationale Gesundheitsinstitut der USA, das *National Institute of Health (NIH)*, ist eine weltweit renommierte Einrichtung für biomedizinische Forschungen. Die Behörde des Ministeriums für Gesundheitspflege und Soziale Dienste verfügt über ein jährliches Budget von rund 29 Mrd. US-$ an Bundesforschungsmitteln, die an Universitäten und eigene Forschungseinrichtungen vergeben werden.

Forscher, die mit Schimpansen arbeiten, wollen in Zukunft auf diese Versuchstiere in der biomedizinischen Forschung und in der Verhaltensforschung verzichten. Der Veterinärmediziner K. C. Lloyd vom Primatenzentrum der Universität von Kalifornien in Davis sieht keine Notwendigkeit, Schimpansen als Versuchstiere zu halten. Man solle den Tieren ein Gnadenbrot gewähren und sie ganz einfach in *Rente* schicken.

Lloyd bezieht sich auf eine 84-seitige Studie vom Dezember 2011, welche das Institut für Medizin (IOM) vorlegte. Diese Studie hatte bestätigt, dass Schimpansen als Versuchstiere unnütz seien. Der Direktor des NIH, Francis Collins, will nun Richtlinien festlegen, wonach biomedizinische Versuche an Schimpansen nur dann noch gerechtfertigt sind, wenn sie aus ethischen Gründen nicht am Menschen oder anderen Versuchstieren vorgenommen werden können und wenn die Tiere in ihrem ethologischen Umfeld bleiben.

Das NIH prüfte daraufhin seine eigenen Projekte. Die Hälfte von 22 Studien, die das NIH fördert, müssten demnach eingestellt werden. Von den neun immunologischen und infektiösen Affenstudien können nur drei weiter laufen. Fünf der weiteren 13 genetischen

Untersuchungen, z. B. mit humanen embryonalen Stammzellen bei Primaten, müssten gestoppt werden.

Die Haltungsbedingungen der Versuchstiere sollen verändert werden. Jedes Tier sollte genügend Platz haben. Der Neurologe Daniel Geschwind von der Universität Kalifornien in Los Angeles schlug vor, Verhaltensstudien in Zukunft in Tierparks oder Zoos vorzunehmen.

Kathleen Conlee, Vizepräsidentin der *Humane Society* der USA, der Tierschutzgesellschaft Amerikas, ist begeistert: <<Wir sind sehr zufrieden und hoffen, das NIH wird diese Vorschläge bald umsetzen. Ich glaube, sie reflektieren das, was die Gesellschaft von uns verlangt>>.

Alle 13 Mitglieder des NIH Rates stimmten dafür, die Ratschläge zu akzeptieren. NIH-Direktor Collins möchte noch weitere Meinungen einholen. Offen bleibt, wer die Kosten für die 700 Affen übernehmen soll, die nun in den *Ruhestand* gehen.

Das Max-Plank-Institut für biologische Kybernetik in Tübingen verkündete im Mai 2015, ihre Affenversuche einzustellen Die Landestierschutzbeauftragte von Baden-Württemberg war erleichtert. Tierschutzaktivisten hatten seit 2014 das Institut von Prof. Nikos Logothetis im Visier. <<Die immer wieder aufkeimenden Anfeindungen, die Vielzahl von Drohmails und Beschimpfungen über die vergangenen Monate hinweg waren eine große Belastung für alle Beteiligten>>. Allerdings kann man nicht ganz auf Tierversuche mit Affen verzichten. Oft bieten sie die einzige Möglichkeit, die Entwicklung und Behandlung von neurologischen Gehirnerkrankungen wie Alzheimer und Parkinson oder Schizophrenie zu studieren. Die bereits genehmigten Versuche laufen deshalb weiter[137].

8.1 Der Etat für Stammzellen

Die Gelder, mit denen das NIH arbeitet, sind Steuergelder. Seit Jahren kämpfen in den USA zwei Wissenschaftler vor Gericht dafür, damit Steuergelder nicht in der humanen embryonalen Stammzellforschung verwendet werden.

Im März 2009 erlaubten neue Richtlinien, dass NIH-Mittel für die embryonale Stammzellforschung eingesetzt werden können. Bundesrichter Royce Lambert stoppte diesen Beschluss und begründete seine Entscheidung mit der damit verbundenen Tötung menschlichen Lebens in seinem embryonalen Stadium. Das sog. *Dickey-Wicker Amendement* untersagt es, Steuergelder für eine Forschung einzusetzen, wenn menschliches Leben zerstört wird.

Am 7. Januar 2013 verwarf das Oberste Gericht der USA diesen Beschluss wieder und gab einem Einspruch recht:

<<Dadurch endet eine lange Schlacht, die große Schatten auf die humane embryonale Stammzellforschung geworfen hatte>>, schreibt J. Kaiser im *ScienceINSIDER*.

Amy Comstock Rick, Präsidentin der Vereinigung *Advancement of Medical Research in Washington DC*, unterstützt die humane embryonale Stammzellforschung. Sie nennt das Urteil vom 7. Januar 2013 einen Sieg für Wissenschaftler, Patienten und die ganze biomedizinische Gemeinschaft. <<Eine vielversprechende Forschung kann nun ungehindert fortschreiten, da die Hindernisse der Finanzierung erfolgreich aus dem Weg geräumt wurden>>, erläuterte sie.

Sind wirklich alle Hindernisse beseitigt? Ein weiterer Bericht von J. Kaiser vom 7. Februar 2013 in *Science* weist auf ein ethisches Dilemma ganz eigener Art hin. Das NIH untersuchte seine etwa 200 humanen embryonalen Stammzelllinien, die finanziell gefördert werden und fand heraus, dass Ei- und Samenzellspender nicht ihr Einverständnis gegeben hatten, dass ihr genetisches Material dazu verwendet wird, Embryonen für Stammzelllinien zu klonen.

Im Juli 2009 forderte Präsident Obama das NIH auf, neue ethische Richtlinien in Bezug auf die Stammzellforschung zu erstellen. Damals hieß es, dass Stammzelllinien nur aus Embryonen entstehen dürfen, die für die künstliche Befruchtung nicht benötigt wurden. Die neuen Richtlinien ließen außer Acht, dass in Fertilisationskliniken auch mit gespendeten Ei- und Samenzellen gearbeitet wird.

Die Rockefeller-Universität in New York äußerte sich besorgt. Viele Reproduktionskliniken weisen ihre Spender nicht darauf hin, dass ihre Ei- oder Samenzellen eventuell für die Forschung benutzt werden. Amy Wilkerson und Kathaliya Wongsatittham sowie die Bioethikerin Josephine Johnston stellten Nachforschungen an, wer die Spender der NIH-Linien sind und ob diese auch ihr Einverständnis für eine Verwendung in der Stammzellforschung gegeben hatten.

Bei 50 von 200 NIH-Stammzelllinien bestehen Zweifel. Wilkerson fordert nun, das NIH darauf hinzuweisen, dass einige Linien nicht den Guidelines entsprechen. In Zukunft sollten Fertilisationskliniken ihre Spender bitten, ihr Einverständnis für die Stammzellforschung zu geben. Auch sollten die Spender der Klinik bekannt sein. Die Kliniken argumentieren immer mit dem Datenschutz ihrer Spender. Johnston ist jedoch der Meinung, dass ethische Angelegenheiten über dem Datenschutz der Spender stehen, die zudem auch ein Recht hätten, zu erfahren, wozu ihre Spende eventuell noch verwendet wird[138].

Abgesehen davon, um Gelder geht es auch in Wisconsin. Der republikanische Pro-Life Gouverneur von Wisconsin/USA, Scott Walker, muss sparen, doch die Demokratischen Abgeordneten boykottierten das Spargesetz und erschienen nicht zur Sitzung, in der das Gesetz verabschiedet werden sollte. An ihrer Stelle besetzten Tausende von Demonstranten das Kapitol von Madison.

Am Donnerstag, dem 17. Februar 2011, machte Madison, der Regierungssitz von Wisconsin, in den USA Schlagzeilen. Viele Tage demonstrierten Tausende vor und im Kapitol gegen die geplanten Gehaltskürzungen in Höhe von sieben Prozent für öffentliche Bedienstete (Lehrer, Universitätsangehörige, Staatsangestellte). Der Staat Wisconsin hatte einen hohen Schuldenberg von seinem Vorgänger, dem demokratischen Gouverneur Doyle, übernommen. Gouverneur Scott Walkers Politik ist es, durch sofortige Spargesetze das Defizit im Haushalt von über drei Milliarden Dollars abzubauen.

Die Polizei rief die Mitarbeiter im Kapitol auf, ihre Türen abzusperren, laut grölende und randalierende junge Demonstranten zogen durch die langen Gänge des Kapitols. Die Toiletten waren unzugänglich, die Lifte des Gebäudes standen still. Ärgerliche

Demonstranten klopften an die Scheiben der einzelnen Büros. Die Polizei suchte nach den Demokratischen Abgeordneten.

Um 11:30 Ortszeit waren 17 Republikaner im Sitzungssaal, aber keine Demokraten weit und breit. Nach einem Gebet und dem Fahneneid sollte die Sitzung beginnen. Sie wurde jäh durch Demonstranten abgebrochen, die laut nach *Freiheit, Demokratie und Einheit* brüllten. Die Schulen im Staat waren geschlossen geblieben. Lehrer hatten sich krank gemeldet, damit sie an den Demonstrationen teilnehmen können. Verängstigte Bürger, die zufällig an diesem Tag in der Innenstadt zu tun hatten, waren geschockt. <<Es sei kein Durchkommen gewesen>>, berichtete eine Mitarbeiterin von Pro-Life-Wisconsin, die zu einem Treffen der Lebensbewegung wollte. <<Nur purer Hass und randalierende junge Leute>>.

Der Gouverneur hatte keinen leichten Stand. Kurz vor den Wahlen, Ende Oktober 2010, wurde Walker von seinem Demokratischen Rivalen Tom Barrett als absoluter *Rechtsradikaler und Konservativer* verschrien. Warum? Barrett argumentierte, Walker hätte mit den Pro-Life-Bewegungen einen Pakt geschlossen, er wolle alle Verhütungsmittel abschaffen und die Abtreibung gleich dazu. Apotheker sollten ein Recht haben, Frauen die Herausgabe der Pille zu verweigern.

Damit würde Walker den Frauen ihre Selbstbestimmungs-Reproduktions-Rechte (women's reproductive rights) verweigern. Auch

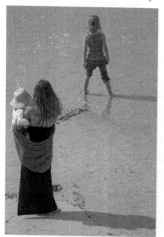

Minderjährige sollten nicht die Pille bekommen, da Kontrazeptiva mit Steuergeldern finanziert werden. Aber woher sollten die Frauen dann die Pille beziehen, fragte der Rivale Barrett im Oktober. Walkers Ansicht, Abtreibung auch nach Vergewaltigung zu verbieten, schien den Demonstranten ein Grund zu sein, noch lauter gegen den neuen Gouverneur zu grölen.

Walker möchte die Personenwürde

Ungeborenen zukommen lassen und zwar ab dem Zeitpunkt der Befruchtung. Mit so einem Gesetz hätten die Ungeborenen das unbestrittene Recht auf Leben. Zu guter Letzt ist Walker auch noch gegen die humane embryonale Stammzellforschung. Das allein erklärt, warum so viele (außerstaatliche) Demonstranten von weit her angereist kamen, und das knappe sechs Wochen, nachdem Walker im Amt war.

Immer öfter äußern hochgradige Wissenschaftler Bedenken und warnen sogar vor einem klinischen Einsatz von humanen embryonalen Stammzellen. Forscher an der Universität von Kalifornien, der San Diego School of Medicine und des renommierten Scripps Research Institutes, berichten über massive Rückschläge der bis dato als Hoffnungsträgerin bezeichneten regenerativen Medizin. Ein Artikel in der Fachzeitung *Cell-Stem-Cell* vom 7. Januar 2011 analysierte die schweren genetischen Abnormalitäten, die embryonale wie auch induzierte (zurückgezüchtete) pluripotente Stammzellen aufweisen.

Überraschend sind die Ergebnisse jedoch nicht. Bereits 2009 berichtete eine israelische Forschergruppe über die Entwicklung von Hirntumoren, die sich beim Einsatz von transplantierten neuronalen Stammzellen entwickelten. Die neuronalen Stammzellen wurden aus abgetriebenen menschlichen Föten gewonnen. Bisher haben die Forscher nicht auf solche schwerwiegenden Mutationen geachtet, die bei beiden Stammzellgruppen auftreten.

US-Publikationen liefern Beweise, wonach Stammzellen zur Tumorbildung führen; damit kann man sie nicht zum therapeutischen Einsatz bringen. Scott Walker hatte bereits in seinem Wahlprogramm festgelegt, nur noch adulte Stammzellforschung zu unterstützen[139].

8.2 Stammzellforschung konträr

In den Fruchtbarkeitskliniken der USA werden bei der In-Vitro-Fertilisation meist mehrere Embryos geschaffen, die man nicht benötigt. Sie sind in flüssigem Stickstoff tiefgefroren. Man argumentiert, die Embryos müssen entsorgt werden. Die leiblichen Eltern wollen sie nicht. Eine Lagerung ist meist sehr teuer. Diese Embryos wurden benutzt, um Stammzelllinien zu etablieren. Prof. Dr. med. vet.

Thomson benötigte für seinen ersten gelungenen Versuch, den er 1998 publizierte, 36 frische oder gefrorene Embryos, um fünf Stammzelllinien herzustellen[140].

Auch hier stand wieder einmal die Tiermedizin Pate. Forscher geben immer wieder an, der limitierende Faktor bei der Stammzellforschung sind humane Eizellen.

Bioethiker der USA streiten sich darum, ob man Eizellspenderinnen vergüten solle oder nicht. Eine Eizellenentnahme ist sehr zeitaufwändig. Die Eizell-Spenderin verbringt etwa 50 Stunden in ambulanter Behandlung mit Bluttests, Ultraschalluntersuchungen, Hormon-Injektionen und am Ende mit der nicht ungefährlichen Eizellentnahme. Die Eierstöcke werden mit Follikel-stimulierenden Hormonen angeregt. Dabei reifen mehrere Eizellen heran. Mit zunehmender Stimulation nehmen allerdings auch die Komplikationen zu, wie z. B. das lebensbedrohliche Hypersimulationssyndrom, das bei der Spenderin zu Nierenversagen, Atembeschwerden, Unfruchtbarkeit Thromboembolien und Tod führen kann. Mit hohen Hormongaben werden zwar mehr Eizellen gebildet, meist sind ihre Chromosomen allerdings fehlerhaft ausgebildet. Angestrebt wird eine Stimulation, die zu 10-15 Eizellen führt. Judy Norsigian, die Direktorin einer US-Frauen-Gesundheitsorganisation, genannt *Our Bodies Ourselves*, ist besorgt, dass man Spenderinnen alle diese Risiken verschweigt, aus Angst, dass sich weniger freiwillige Spenderinnen melden[141].

Als natürlich pluripotent bezeichnet man embryonale Stammzellen, die gewonnen werden, indem man einen Embryo fünf Tage nach seiner Befruchtung im sogenannten Blastozystenstadium abtötet, um die Zellen, die sich im Embryoblast befinden, zu entnehmen. Der Embryoblast besteht aus Stammzellen, die neun Monate brauchen, damit ein vollkommen ausgestattetes lebensfähiges Baby entsteht. Pluripotente Stammzellen haben das Potential, sich in über 220 Körperzellen zu entwickeln. Pluripotente Stammzellen sind extrem teilungsfreudig und pluripotent, d.h. potentiell zu jeder beliebigen Körperzelle, ob Nerven-, Knochen- oder Drüsenzelle, verwandelbar.

Forscher werden von der Idee geleitet, diese Zellen außerhalb des Uterus, in der Petrischale, in jene Organe umzuwandeln, die sie benötigen.

2007 haben Forscher aus Madison, Wisconsin/USA und Japan induzierte pluripotente Stammzellen *geschaffen*.

Bei differenzierten Hautzellen wurde die Entwicklungsuhr soweit zurückgedreht, bis der genetische Code wieder dem von embryonalen Stammzellen gleich zu sein schien.

2012 wurden zwei Wissenschaftler für diese wegweisenden Arbeiten mit dem Nobelpreis geehrt. Die Arbeiten des Briten Gurdon und des Japaners Shinya Yamanaka – der in dem Jahr geboren wurde, als Gurdon seine Entdeckung machte – weckten Hoffnungen, in Zukunft Krankheiten wie Parkinson oder Diabetes mit Zellen des eigenen Körpers heilen zu können.

Gurdon (79 J.) und Yamanaka (50 J.) haben gezeigt, wie man pluripotente Stammzellen herstellt, ohne dass man Embryos dafür töten muss. Weil induzierte pluripotente Zellen ethisch weitaus weniger bedenklich sind, wird ihnen eine große Zukunft vorausgesagt. <<Gurdons und Yamanaka's mutige Experimente fordern die wissenschaftliche Grundlagenforschung heraus>>, sagte Doug Melton, Co-Direktor des Harvard-Stammzellen-Instituts in Boston. Das Nobelpreis-Komitee in Stockholm bezeichnet die Arbeiten als revolutionär, weil sie das Verständnis für das Zellwachstum und die Organismenbildung selbst erweitern.

Gurdon zeigte 1962, wie man aus Froschhautzellen neue Kaulquappen klonen kann. Ein Prozess, der 1997 angewendet wurde, um das Schaf Dolly zu klonen.

Gurdon erklärt Reportern in London gegenüber, seine Entdeckung habe damals keinen klaren therapeutischen Einfluss gehabt, sie diente auch nicht einer Behandlung. Es dauerte fast 50 Jahre, bevor ein potentieller Nutzen daraus entstand.

2007 nutzte Yamanaka und sein Team das gleiche *Rezept* und zeigten, dass Mäuse-Hautzellen in pluripotente Stammzellen zurückgebildet werden können, aus denen wieder verschiedene Zellarten entwickelt werden könnten[142].

Seit der Isolierung der ersten Stammzellen versuchen Wissenschaftler mit ethisch stark umstrittenen menschlichen embryonalen Stammzellen Krankheiten, wie z. B. Alzheimer, Krebs, Diabetes oder Parkinson, zu heilen. Trotz vieler Fortschritte im Labor und im Tierversuch gibt es bis jetzt noch keine sichere Stammzelltherapien.

Bei den vielen durch die Stammzell-Forschung entstandenen ungelösten Problemen handelt es sich um Kontaminationen der Zellen, Tumorbildung und unkontrolliertes Wachstum. Die Wege der Differenzierung in geeignete Zelltypen, die Zellintegration, das Wachstum und die Heilungseffekte sind unklar und es fehlt an Strategien zur Überwindung immunologischer Reaktionen. Abstoßungsreaktionen sind nach wie vor unbeherrschbare Komplikationen.

Viele Wissenschaftler hatten gehofft, dass das neue Forschungsfeld mit den ethisch unbedenklichen iPS-Zellen das ethische Dilemma der Forschung mit embryonalen Stammzellen auflösen könne. Sind natürliche embryonale pluripotente Stammzellen wirklich identisch mit induzierten pluripotenten Stammzellen? Menschliche embryonale Stammzellen galten angesichts der Fortschritte bei der Reprogrammierung von Hautzellen für viele Bioethiker und Forscher bereits als überholt.

Seit einiger Zeit aber häufen sich Berichte, nach denen die iPS-Zellen doch nicht die gleichen Eigenschaften haben wie embryonale Stammzellen, die aus getöteten menschlichen Embryos gewonnen werden.

Zwischen den echten embryonalen Stammzellen -*dem Gold-Standard*- und den in der Petrischale erzeugten induzierten pluripotenten Stammzellen (iPS) sind gravierende Unterschiede im Aktivitätsmuster vieler Gene festgestellt worden. In den zu reprogrammierenden Körperzellen ist der Hauptteil des Erbgutes inaktiviert, da die Zellen ja selbst ausdifferenziert sind. Während der Differenzierung lagern sich Methylketten auf die DNA. Ein entscheidender, wenn nicht sogar der limitierende Faktor der Reprogrammierung besteht darin, dass die DNA erst wieder aufgeschlossen werden muss. Dies geschieht durch eine Demethylierungsreaktion, die jedoch völlig unbekannt ist.

Zurückprogrammierte iPS-Zellen können genetische Schäden (Mutationen) und Krebs verursachen. Hautzellen lassen sich nicht vollständig in den pluripotenten embryonalen Zustand zurückverwandeln. Sie behalten einen Teil ihrer alten Eigenschaften. Ihre ursprüngliche epigenetische Programmierung wird nicht vollständig gelöscht. Ihr Einsatz wird dadurch erschwert. Einige chemische Veränderungen der Erbsubstanz bleiben bei der Reprogrammierung erhalten.

Die Erbinformation oder der so genannte Pathway (Syntheseweg) der Differenzierung einer Zelle in eine der 220 spezifisch verschiedenen Organzellen des Organismus liegt nur in der embryonalen Zelle frei. Bei einer Reprogrammierung bleibt diese Erbinformation geblockt, womit eine Anwendbarkeit von iPS-Zellen fraglich wird. Auch die geringe Ausbeute der zurückgezüchteten iPS-Zellen könnte damit erklärt werden.

Bisher hatte man angenommen, aber nie überprüft, daß die aus Hautzellen eines Patienten erzeugten induzierten pluripotenten Stammzellen vom Immunsystem als körpereigene Zellen angesehen und toleriert werden. Jetzt zeigten Tierversuche US-amerikanischer Forscher vom Institute for Biological Studies im kalifornischen La Jolla, dass injizierter iPS-Zellen zur Abstoßung des neuen Gewebes führen. Deswegen sind weitere langwierige, zeitaufwendige und kostspielige Untersuchungen nötig, bevor iPS-Zellen in der Therapie sicher eingesetzt werden können.

Viele Forscher beharren darauf, dass embryonale Stammzellen unumstritten am besten für die Regenerationsmedizin geeignet sind und alle anderen Forschungsrichtungen nur Zeitverschwendung seien. Forschungsaktivitäten mit humanen embryonalen Stammzellen werden in den USA seit kurzem wieder staatlich finanziert. Ein Ausweg aus dem Ethik-Dilemma der embryonalen Stammzellforschung ist noch weiter entfernt als gedacht[143].

Der Stammzellforscher Dr. Hwang aus Süd Korea, bekannt durch den größten Forschungs-Skandal, hatte für seine Versuche mit frischen Eizellen besseren Erfolg. Dr. Hwang wurde zu Fall gebracht, weil er Eizellen *ethisch nichtakzeptabel* von Mitarbeiterinnen gewonnen hatte.

Wissenschaftler versuchen seit langer Zeit, Ei- und Samenzellen im Labor herzustellen. Wenn dieser Schritt gelingt, verlieren jedoch auch iPS-Zellen ihren ethischen Anspruch. Man will dadurch fundamentale Fragen der Reproduktionsmedizin besser beantworten. Neue Wege könnten eröffnet werden, unfruchtbaren Paaren zu helfen. Letztendlich würde die Stammzellforschung nicht mehr von Spenderinnen abhängig sein.

Reprogrammierte Hautzellen sind ausgereift und diploid. Die Zeituhr im Zellkern einer Hautzelle wurde zurück gedreht. Allerdings ist man bis jetzt nicht in der Lage, soweit zurück zu gehen, dass die Zellen wieder haploid werden, d.h. so haploid wie der Kern einer Ei- und Samenzelle. Embryonale und induzierte Stammzellen können sich theoretisch auch in Ei- und Samenzellen umwandeln. Viele Wissenschaftler hatten bei diesen Umwandlungs-Experimenten in den letzten Jahren allerdings keinen Erfolg. Bleibt es ein Traum, aus Stammzellen Eizellen zu gewinnen?

Am 4. August 2011 veröffentlichte das *Science Magazine* einen Artikel von Denise Normile mit dem Titel: *Sperm Made (Mostly) in a Dish Produce Normal Mice*. Einem Team der Kyoto Universität in Japan gelang es, Mäuse-Samenzellen aus embryonalen Mäusezellen zu gewinnen, welche erfolgreich Nachwuchs erzeugten.

<<In ferner Zukunft könnten diese Forschungsergebnisse eventuell dazu führen, die männliche Unfruchtbarkeit einzudämmen>>, berichtete Mitinori Saitou, der Chef des Kyoto-Teams. Ei- und Samenzellen entwickeln sich aus sogenannten Keimzellen, die schon in einem sehr frühen Stadium im Embryo vorhanden sind. Zu

166

embryonalen Stammzellen gaben die Forscher ein Gemisch aus Eiweißen und Wachstumshormonen, um keimzellenähnliche Zellen zu gewinnen. Diese Keimzellen wurden in die Hoden von unfruchtbaren Mäusen gepflanzt und daraus entwickelten sich normale Samenzellen mit denen man Mäuse-Eizellen befruchtete und in Leihmuttertiere pflanzte. Die so erschaffenen Mäuse konnten sich weiterhin fortpflanzen.

Saitou verdeutlichte, dass noch viele Hürden zu überwinden seien. Letztendlich wolle man auch Eizellen im Labor züchten. <<Wir müssen sehen, ob unser Mäuserezept auf den Menschen übertragbar ist. Die bisherige Praxis zeigte jedoch, dass viele Experimente nur bei unseren Versuchstieren gelingen, aber niemals bei Menschen[144].>>

Wissenschaftler der Kyoto-Universität in Japan berichteten am 4. 10. 2012 im *Science Magazine online* über ein anderes Mäuse-Experiment. Sie reprogrammierten Hautzellen von Mäusen bis zu dem Stadium, wo sie embryonalen Zellen ähnlich sind. Da man aber nicht weiß, wie aus derartigen pluripotenten Zellen Körperzellen werden, bediente man sich eines Tricks:

Die Wissenschaftler von Kyoto vermischten die reprogrammierten Zellen mit Mäuse-Eierstockzellen und implantierten dieses Gemisch in den Eierstock von Mäusen. Nach vier Wochen entnahmen sie das Eierstock-Gewebe wieder und hatten so unreife Eizellen gewonnen.

Diese ließ man im Labor nachreifen, befruchtete sie mit Mäuse-Samenzellen und pflanzte sie in ein surrogates Muttertier ein. Drei Mäuse-Babies entwickelten sich. Diese wurden normal befruchtet und warfen nach einiger Zeit Jungtiere.

Dr. Katsuhiko Hayashi, ein Mitarbeiter der japanischen Studie räumt ein, dass das Verfahren viel zu mühselig und ineffizient ist, um bei Menschen angewandt zu werden. Man weiß, dass Verfahren, die erfolgreich bei der Maus wirken, nicht beim Menschen angewendet werden können – bzw. dort gerade das Gegenteil bewirken.

<<Das Ganze bleibt wahrscheinlich nur eine Vision der Technik>>, sagt Dr. Hayashi:

<<Die biologischen Unterschiede werden wir nie überwinden. Auch wenn wir als Ausgansmaterial Hautzellen nehmen und diese zurückentwickeln, müssen wir generell mehr darüber wissen, wie Eizellen gebildet werden – und das ist immer noch ein Mysterium>>.

Die Schwierigkeiten sind sehr groß. Viele Wissenschaftler zweifeln, ob sie diese jemals überwinden können. Andere sind wiederum optimistischer – oder utopischer?

Man spekuliert, dass man auf diese Weise Millionen von Frauen zum eigenen Kind verhelfen könnte. Der biologischen Uhr der Frau, wie auch ihrer Unfruchtbarkeit könnte man damit entgegenwirken. Technische wie auch ethische Gründe lassen allerdings daran zweifeln, ob ein derartiges Verfahren in naher Zukunft realisiert werden kann. Dr. Greely, Juraprofessor in Standford, glaubt, dass wir in 20 bis 40 Jahren soweit sind:

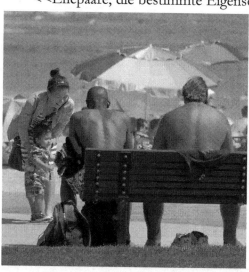

<<Ehepaare, die bestimmte Eigenschaften in ihren Kindern haben wollen, müssen sich nicht mehr der gefahrvollen Prozedur der eigenen Eizellgewinnung unterziehen, sondern nehmen lieber eine Hautzelle. In Zukunft könnten so Eizellen gewonnen und genetische Defekte ausgemerzt werden. Die Optionen, welches Kind man sich einpflanzen lässt, verbessern sich. Erwünschte Eigenschaften, wie blaue Augen oder sportliche Talente, könnten ausgewählt werden>>.

Debra Mathews vom bioethischen *John Hopkins Berman Institut* bezweifelt, dass jemals ein Markt für derartige Verfahren vorzufinden sein wird:

<<Und die Menschen werden auch nicht aufhören, Geschlechtsverkehr zu haben. Ich würde die Sicherheit der Methode in

Frage stellen>>, gibt Lawrence Goldstein, Direktor des Stammzellforschungs-Programms der Universität von Kalifornien in San Diego zu bedenken. <<Es sieht aus, als würden wir an solchen Kindern herumexperimentieren>>[145].

Forscher sind nach eigenen Angaben noch weit davon entfernt, embryonale Stammzellen in Organ- oder Nervenzellen zu verwandeln. Organe für Transplantate sind rar, adulte Stammzellforscher sehen den kürzeren Weg zum erwünschten Erfolg darin, adulte Stammzellen direkt in andere Körperzellen zu verwandeln. Ein Schritt der in der Medizin bereits angewandt wird, denn man hat festgestellt, dass auch adulte Stammzellen eine gewisse Plastizität besitzen, die man bisher nur embryonalen pluripotenten oder induzierten pluripotenten Stammzellen zugeschrieben hatte[146]."

8.3 Das nicht kalkulierbare Sicherheitsrisiko der Gentechnik

„Biomediziner sehen ihre Aufgabe darin, den Menschen vollkommen zu machen. Krankheit und andere Gebrechen soll es nicht mehr geben", bemerkt Emily. „Wir haben uns an die Verkündigungen der Gentechniker gewöhnt, die in regelmäßigen Abständen von einem Durchbruch, einem Meilenstein oder einer bahnbrechenden Errungenschaft in der Forschung reden, womit das ganze Gesundheitswesen verändert wird. In den fünfziger Jahren entdeckte man die Doppelhelixstruktur der DNA. Zehn Jahre später wurde das genetische Alphabet entschlüsselt. 1970 analysierten Wissenschaftler mit Hilfe bakterieller Enzyme die unterschiedliche Herkunft der DNA. In den achtziger Jahren wurden die ersten embryonalen Stammzellen aus der Maus isoliert. Dolly, das berühmteste Schaf der Welt, verhalf in den neunziger Jahren, das Klonen von Säugetieren als eine Option für die Tierzucht anzugehen. Nach weiteren zehn Jahren wurde die komplette Sequenzierung des menschlichen Genoms entschlüsselt. Mit dem sogenannten CRISPR/CAS9 System kann man eine natürlich im Erbgut vorkommende DNA-Sequenzen herausschneiden und dafür andere Sequenzen einfügen. Dadurch kann man im Zuge einer

Gentherapie gezielte Eingriffe vornehmen. Es ist ein gut funktionierendes und leicht anwendbares Präzisionsschneidewerkzeug auf molekularer Ebene. Eine *Such-RNA* wird mit einer *Enzym-Schere* verbunden, die jedes beliebige Gen findet und herausschneidet.

Es scheint dadurch bald möglich zu sein, durch somatische Gentherapie schadhaftes Erbmaterial in bestimmten Körperzellen zu ersetzen. Theoretisch würde so vor der Geburt eine Heilung erfolgen.

Krankheiten, die auf kleinen Gendefekten beruhen, wie Sichelzellanämie oder β-Thalassämie, könnten mit reparierten adulten Stammzellen aus dem Knochenmark geheilt werden.

Bevor eine neue Methode angewendet werden kann, muss man allerdings erst einmal die Risiken und Schwachstellen ausloten. Wie der Reparaturmechanismus auf einen zellulären Eingriff reagiert, lässt sich durch Affen- oder Mäuse-Versuche nicht vorhersagen[147].

Am 22. April 2015 erläuterte Junjiu Huang und sein Kollege von der Sun Yat-sen Universität Gangzhou, dass sie die CRISPR/CAS9-Technologie anwenden, um das Hämoglobin-B Gen in menschlichen Embryonen zu verändern. Sie wollten damit nachweisen, dass es möglich ist, Beta-Thalassämie, eine Bluterkrankung, die eintritt, wenn das Gen verändert ist, zu heilen. Für ihren Versuch nahmen sie 86 menschliche Embryos, die man ihnen für ihre Studien spendete. Nur vier Embryos überlebten den Eingriff. Nach zwei Tagen hatten die vier übriggebliebenen Embryos in einigen ihrer Gene die erwünschten genetischen Veränderungen. Daneben zeigten sie viele gefährliche, unbeabsichtigte Mutationen in ihrem Erbgut. Der Versuch bewies, wie sehr man noch in den Anfängen der Forschung steckt. Aus ethischen Gründen nahm man Embryos, die 72 anstatt der üblichen 48 Chromosomen besitzen. Eine Eizelle war mit zwei Samenzellen befruchtet worden.

Das Projekt war vom Ethischen-Universitäts-Komitee der Universität von Huang genehmigt worden. Die Studie wollte man aus ethischen Gründen nicht an normalen menschlichen Embryos vornehmen. Deshalb wurden absichtlich abnormale Embryos herangezogen. Trotzdem sind solche Versuche unethisch, weil sie darauf abzielen, später echte humane Embryonen zu verwenden.

Die Veröffentlichung bewirkte in wissenschaftlichen Kreisen einen Feuersturm der Entrüstung. Gerüchte über den Versuch gab es schon seit einigen Monaten. Dr. David Baltimore, Präsident des California Institute of Technology in Pasadena und 17 andere Kollegen riefen Wissenschaftler auf, von derartigen Versuchen, die das menschliche Erbmaterial verändern, abzusehen.

Viele andere Institute äußerten ihren Missmut und verlangten den sofortigen Stopp solcher Experimente. Andere Wissenschaftler sind der Meinung, man könne solche Versuche durchführen, solange der Embryo nicht länger als 14 Tage am Leben erhalten wird. Die Experimente wären aufschlussreich, damit die Technologie besser verstanden wird. <<Man muss wissen, wie wirksam die spezifischen Genveränderungen sind, um Krankheiten heilen zu können>>, sagt Daley, Mitherausgeber des *Science Magazine*[148].

Die CRISPR/CAS9-Technolgie, die 2012 publiziert wurde[149], wird als die größte biotechnologische Entdeckung des Jahrhunderts zelebriert.

Für viele Wissenschaftler bedeutet die Veränderung an menschlichen Embryonen eine ethische Grenzüberschreitung, die Auswirkungen auf künftige Generationen hat. Ethische Regeln für den Gebrauch von Embryonen gibt es nicht.

Bereits 1975 hatten Molekularbiologen dazu aufgerufen, über die Konsequenzen der neuen Gentechnologien nachzudenken. Paul Berg, bekam vor 40 Jahren den Nobelpreis. Ihm war es das erste Mal gelungen, einzelne Gene in einen fremden Organismus zu übertragen. Nach seiner Entdeckung hatte er sich 1975 im südkalifornischen Asilomar, Monterey Carmel, mit 140 Experten zusammengetan. Sie wollten über die Folgen gentechnischer Experimente beraten. Man wollte verhindern, dass die Technik der Öffentlichkeit, Tieren, Pflanzen oder dem Laborpersonal schadet. Man stellte damals strenge Regeln auf[150].

8.4 Wem gehört der Embryo ?

Das ethische Dilemma fängt mit dem Zeitpunkt der Befruchtung an. Ein berühmtes Paradebeispiel für den Streit um Embryos ist die öffentliche Auseinandersetzung zwischen der Schauspielerin Sofia Vergas und ihrem Ex-Ehemann Nick Loeb. Halb Amerika diskutiert zur Zeit über zwei tiefgefrorene Embryos. Im Sommer 2012 verlobte sich das Paar. Im April 2013 hatte Sofia einige Eizellen von ihrem Partner befruchten lassen. Zwei Embryos, die für eine künstliche Befruchtung vorgesehen waren, wurden eingefroren. Mit der Scheidung des Paares wurden ethische Fragen aufgeworfen, wie man mit den Embryos umgehen soll. Nick Loeb wollte die Embryos mit Hilfe von Leihmüttern austragen lassen.

Sofia wollte die Embryos ursprünglich vernichten lassen. <<Für mich kommt das einer Tötung gleich>>, erklärte Loeb im Mai 2015, der *New York Times*. Loeb hatte angeboten, auf jede finanzielle Unterstützung von seiner Exgattin zu verzichten.

<<Eine Frau darf ein Kind austragen, selbst wenn der Mann dagegen ist. Sollte ein Mann, der bereit ist, sämtliche elterliche Verantwortung zu übernehmen, nicht auch ein entsprechendes Recht haben?>> Für Loeb beginnt das menschliche Leben ab dem Zeitpunkt der Befruchtung. Embryos sind menschliche Wesen, aber können sie jemandem gehören?

In den USA existieren rund 600.000 tiefgefrorene Embryos. Ihre Rechtslage ist unklar. Gerichte müssen über sie entscheiden. Im US Bundestaat Illinois ging ein 33-Jähriger vor Gericht, weil er die mit seinem Samen befruchteten Embryos zerstören lassen will. Seine Partnerin hatte Krebs. Um trotzdem Kinder bekommen zu können, ließ sie einige ihrer Eizellen vor der Therapie einfrieren. Jetzt will der Ex-Mann verhindern, Vater zu werden. Ein Gericht entschied zu Gunsten der Mutter. <<Der Wunsch, Mutter zu werden wiege

172

schwerer als der Wunsch des Mannes>>. Mit dem Urteil gab sich der Mann nicht zufrieden und ging in Revision.

2008 bekam ein Ehemann in Husten Recht, der seiner Frau die Austragung des gemeinsamen Embryos untersagte.

Die Frage bleibt. Was machen frischgebackene Eltern, die ihr Glück der künstlichen Befruchtung zu verdanken haben, mit ihren restlichen eingefrorenen Embryos?

70 Prozent der US-Amerikanischen Fruchtbarkeitskliniken bieten an, die Embryos zu spenden. So wird Eltern die Möglichkeit gegeben, ein *adoptiertes Kind* selbst zur Welt zu bringen.

Paare mit Kinderwunsch können alles über einen Adoptiv-Embryo erfahren. Von der Religionszugehörigkeit der Eltern, bis zu den Einkommensverhältnissen, Essgewohnheiten und politischen Ansichten.

Tiefgefrorene Embryos können auch für die Stammzellforschung gespendet werden. Andere Paare trennen sich von ihren tiefgefrorenen Kindern durch eine Art Zeremonie[151].

Am 11. Oktober 2010, dem Tag an dem Amerika den Columbus Tag zelebriert, wurden im Good Shepherd Center, einem 132-Betten Krankenhaus in Atlanta, im Bundestaat Georgia, einem Patienten undifferenzierte humane embryonale Stammzellen injiziert. Das Krankenhaus, eine Rehaklinik und Forschungsstätte für Gehirn- und Rückenmarksverletzungen, nahm an einer Studie teil, um Rückenmarksverletzten zu helfen.

Es bestand eine Zusammenarbeit mit der Geron-Corporation, einer kalifornische Firma, die bekannt dafür ist, zweifelhafte Versuche mit embryonalen Stammzellen durchzuführen. Die Firma verkündete, die erste in der Geschichte zu sein, die ihre Patienten mit embryonalen Stammzellen behandelt.

Dr. Okarma, Direktor von Geron erklärte: <<Einem Menschen wurden humane embryonale Stammzellen verabreicht, die von Embryos einer künstlichen Befruchtung stammten>>.

Sieben US-Kliniken hatten Patienten für diesen Versuch zur Verfügung gestellt. Geron-Corporation hatte dafür von der amerikanischen Food und Drug Behörde die Erlaubnis erhalten.

In Frage kamen Kranke, die sieben bis 14 Tage vorher eine Verletzung erlitten hatten, die ihre Beine lähmten. Sie sollten in der Lage sein, selber zu atmen und ihre Arme zu bewegen.

Verabreicht wurden humane embryonale Stammzellen, die noch nicht differenziert waren bzw. sich in den ersten Anfängen ihrer Differenzierung befanden. Geron-Corporation hoffte, die Zellen würden sich von selber ausdifferenzieren und zur Verletzungsstelle wandern, wo Substanzen freigesetzt werden sollten, welche den Schaden reparieren. Eine Heilung im eigentlichen Sinne war nicht Bestandteil der Behandlung.

Man wollte lediglich klären, ob humane embryonale Stammzellen die *Sicherheitsbestimmungen* einer Therapie erfüllen und es nicht durch ihren Einsatz zu Komplikationen, wie z.B. zur Tumorbildung, kommen kann. Die Forscher wissen, es wird einige Zeit, wenn nicht sogar Jahre dauern, bis man ein Ergebnis erwarten kann. Selbst dann wird man nicht wissen, ob es die eingesetzten Zellen waren, die geholfen haben.

Es wird versucht eine Differenzierung von humanen Stammzellen mit Hilfe von Vitamin A oder anderen Reagenzien im Nährmedium der Petri-Schale zu erzielen. Auch die Methode der Co-Cultur macht man sich zunutze, indem man embryonale Zellen mit andern Organzellen inkubiert. Dadurch kommt es allerdings zu einer riskanten Verunreinigung der embryonalen Zellen.

Eine andere Möglichkeit, um bereits ausdifferenzierte Organzellen zu erhalten, bietet das Fötale Gewebe von abgetriebenen Kindern.

Prof. Dr. John A. Kessler, Direktor des Stamm-Zell Institutes der Nordwest Universität in Chicago bemerkte: <<der angeblich erste humane Stamm-Zell-Versuch von Geron täuscht falsche Tatsachen vor>>.

Bereits 2008 gab der Neurowissenschaftler Evan Synder vom Burnham Institut für Medizinische Forschung in San Diego zu bedenken, dass die humane embryonale Stammzellforschung noch nicht ausgereift ist für den Einsatz am Menschen. Die Mäuse, die in Vorversuchen für den Einsatz am Menschen von Geron benutzt wurden, hatten exzessive Verletzungen. Geron hätte die Versuche zuerst an größeren Tieren durchführen müssen, bevor die Erlaubnis der Food und Drug Administration eingeholt wurde.

Jerry Silver, ein Neurowissenschaftler der Case Western Reserve Universität von Cleveland, war der absoluten Überzeugung, dass Geron zu schnell gehandelt hat. Viele Forscher teilen seine Ansicht, dass man keine menschlichen Versuche mit embryonalen Stammzellen durchführen kann, die direkt auf die Versuche mit Nagern folgen.

Klinische Vorversuche rechtfertigen noch lange keine klinischen Versuche. Die Wissenschaft zeigt uns, dass eine Therapie bei Mäusen gut anschlägt, jedoch beim Menschen von keinerlei Nutzen ist[152].

Sind Erfolgsmeldungen in der Medizin übertrieben? oder liegt es an den Medien, die nach Schlagzeilen suchen und behaupten, bald könne man Krankheiten wie Alzheimer, Parkinson und Krebs heilen.

Erstaunlich ist, dass die Wissenschaftler selber euphorisch darüber sind in einer Epoche zu leben, die endlich den Durchbruch im Kampf gegen Herzinfarkte, Schlaganfälle, Diabetes, Multiple Sklerose erzielt hat. Das Wundermittel sind Stammzellen, welche eine individualisierte Therapie ermöglichen sollen. Die Sensationsmeldungen entbehren meist einer wissenschaftlichen Grundlage. Zu selten kommt es zu einem wirklichen Durchbruch. Ärzte und Wissenschaftler verkünden ihre Sensationsmeldungen viel zu früh. Ihre übertriebenen Prognosen der Heilung wecken unbegründete, völlig falsche Hoffnungen, stellte das *British Medical Journal* Anfang Dezember 2014 fest.

Petroc Sumner und sein Team von der Cardiff Universität hat 462 Pressemeldungen von 20 führenden britischen Universitäten untersucht. Er fand heraus, dass vierzig Prozent der Ratschläge, ein gesünderes Leben zu führen, aus der Luft gegriffen waren. 36 Prozent der Aussagen über Diagnostik und Therapie basierten einzig allein auf Tierversuchen. Patienten orientieren sich für eine Therapie anhand von

Medienberichten. Ein bekanntes Beispiel ist ein Brustkrebsmedikament, dessen Nebenwirkungen meist außer Acht gelassen werden.

<<Dass Ergebnisse überinterpretieren werden, ist nicht primär den Medien zuzuschreiben. Die Übertreibungen finden sich vielmehr bereits in den Texten, die von Akademikern und ihrem Umfeld produziert werden>>, erklärt Petroc Sumner. Das hängt mit der Konkurrenz zwischen den Universitäten und Instituten zusammen. Diese Selbstdarstellungen nehmen zu und kommen den übereifrigen Journalisten, die möglichst viele Artikel in kurzer Zeit schreiben wollen, sehr entgegen. Behauptungen sollten nachverfolgt werden können bzw. transparent für die Öffentlichkeit sein, fordert Ben Goldacre, ein Forscher an der London School of Hygiene und Tropical Medizin, der das Buch *Bad Science*, (Schlechte Wissenschaft), geschrieben hat[153].

Dennoch entschied ein U.S.-Amerikanisches Gericht am 29. April 2011, dass die humane embryonale Stammzellforschung weiterhin mit Staatsgeldern gefördert werden darf. Wissenschaftler sprachen von einem Sieg zugunsten des medizinischen Fortschrittes. Obwohl bisher kein einziger Mensch (oder Tier) mit embryonalen Stammzellen behandelt wurde. Die Frage ist somit durchaus berechtigt, ob überhaupt jemals eine Therapie mit humanen embryonalen Stammzellen einsatzfähig sein wird.

An Geldern mangelt es nicht, um die vielen Versprechungen der Forscher wahrmachen zu können. Private Gelder, und nicht zu knapp, fließen seit jeher in die sehr umstrittene Forschung, bei der man menschliche Embryonen zerstört.

Staatliche Universitäten, die kaum private Förderer haben, sind auf öffentliche Mittel angewiesen. Humane Stammzellen werden gewonnen, indem man Embryos, die man in vitro, im Labor oder in einer Fertilisationsklinik erzeugt hat, zerstört, anstatt sie in den Mutterleib einzupflanzen. Am 25. August 2010 hatte der U.S. Verwaltungs-Richter Royce Lambert der Forderung der adulten Stammzellforscher Dr. James Sherely und Dr. Theresa Diesher stattgegeben, humane embryonale Stammzellforschung nicht mehr mit Steuergeldern zu finanzieren. Er berief sich auf das seit den neunziger Jahren bestehende Dickey-Wicker Gesetz, in welchem festgelegt wurde, dass Staatsgelder nicht für Experimente eingesetzt werden dürfen, in denen Embryos zerstört werden.

Wissenschaftler der Staatlichen Universität in Madison/Wisconsin sowie der bis Ende 2010 noch amtierende Gouverneur Doyle nahmen den Urteilsspruch vom August 2010 mit Entsetzen auf. Doyle sprach der Universität seine volle Unterstützung im Kampf gegen die Steuergeldsperrung zu. Er fand es inakzeptabel, dass sich Geldfragen zerstörerisch auf die Forschung auswirken. Die akademische Freiheit, die auch in ethischen Fragen die freie Wahl der Forscher respektieren muss, werde dadurch vehement eingeschränkt. Die Universität von Madison habe Pionierarbeit in der humanen embryonalen Stammzellforschung gelcistet und wurde von jeher mit staatlichen Mitteln gefördert. Es wurde argumentiert, dass ein plötzlicher Stopp der staatlichen Mittel die Universitätsforscher erheblich gegenüber privat geförderten Institutionen benachteiligt. Das Verbot, Embryos zu zerstören, wirke sich destruktiv auf die Forschung aus, erklärten die Pionier-Stammzellforscher Ende August 2010 in einer eilig zusammengerufenen Sitzung mit dem Gouverneur.

Ein solches Verbot drehe die Uhr zurück in die Zeit des U.S. Präsidenten George Bush, der humane embryonale Stammzellforschung nur in Ausnahmefällen mit Steuergeldern finanzierte. Präsident Obama hatte 2009 neue Richtlinien gesetzt, damit die humane embryonale Stammzellforschung mit Geldern des National Institute of Health (NIH) finanziert werden kann. Die humane embryonale Stammzellforschung ist von der Zerstörung von menschlichen Embryos abhängig.

Das Nationale Gesundheits-Institut (NIH) in Washington interpretierte das *Dickey-Wicker Gesetz* von jeher auf seine Weise und lockerte den Bann der Finanzierung erheblich. Die direkte Zerstörung der Embryos werde zwar nicht mehr gefördert, aber die Gelder dürften angewandt werden für Forschungen an bereits vorhandenen humanen embryonalen Stammzelllinien. Es wurde auch behauptet, dass

177

Stammzellen keine Embryos sind. Auch das Gericht, das über einen Einspruch der embryonalen Stammzellforscher gegen den Finanzierungs-Stopp tagte, benutzte diese Argumentation, um weiterhin den Einsatz von Steuergeldern für humane embryonale Stammzellforschung zu rechtfertigen. Somit wurde das Urteil von Richter Royce Lamberth vom August 2010 am 29. April 2011 von einem US Gericht wieder aufgehoben.

Forscher glauben, embryonale Stammzellen hätten (wenn auch in ferner Zukunft) das Potential, unheilbare Krankheiten wie z. B. Parkinson zu heilen. Es hat sich allerdings gezeigt, dass es viel schwieriger ist als vorgesehen war, embryonale Stammzellen z.B. in Knochenzellen oder Nervenzellen umzuwandeln. Zudem ist der Vorgang überhaupt nicht effizient. Warum sollte man nicht den einfachen Weg gehen und eine schon spezialisierte adulte Zelle in eine andere spezialisierte Zelle umwandeln? Viele Wissenschaftler sehen in der adulten Stammzellforschung einen viel schnelleren und vielversprechenderen Weg Krankheiten zu heilen und somit gehört diesem Forschungszweig die Zukunft der Biomedizin. Die Befürchtung von Dr. Theresa Diescher und Dr. James Sherely, Steuergelder für die humane embryonale Stammzellforschung zu *vergeuden*, ist voll gerechtfertigt. Der neue Senator von Wisconsin Ron Jonson sagte im November 2010 der Presse: <<Meine tiefste Überzeugung ist es, dass wir nicht in eine Situation geraten sollten, in der wir Leben erzeugen indem wir es zerstören>> (My basic belief is you don't want to get in a situation where you are creating life by destroying it)[154]."

8.5 Das misshandelte Gewissen

„Unter diesem Aspekt fragt man sich, wie die Zukunft des medizinischen Personals und der Wissenschaftler in den USA aussieht, die aus ethischen Gründen diese Art der Forschung lieber nicht machen wollen. Haben katholische Wissenschaftler in Zukunft die Wahl zwischen Exkommunikation oder Entlassung?", fragt Leonhard.

Bei einem Neurowissenschaftlichen Meeting in Madison, Wisconsin, 2006, zu dem alle führenden humanen embryonalen

Stammzellforscher geladen waren, unter anderem der damals noch gefeierte Dr. Hwang Wo Suk, äußerte sich der aus Madison stammende Vorsitzende einer Sitzung kritisch über die Katholische Kirche, die aus purer Unkenntnis die äußerst wertvolle Arbeit der embryonalen Stammzellforschung behindere.

Wenn der wissenschaftliche intellektuelle Austausch nicht gewährleistet sei, könne man keine neuen Entdeckungen machen. Doch die Meinungsfreiheit hört bei der Stammzellforschung auf.

Anfang April 2011 veröffentlichte der Kanzler der Universität Madison, Wisconsin, die man gemeinhin wegen ihres politischen *touches* als das Berkeley des Mittleren Westens bezeichnet, ein Rundschreiben an die Universitäts-Mitglieder (Talking Points Memo, TPM, 1.April 2011).

Der Kanzler teilte seinen Kollegen mit, dass der Parteisprecher der Republikaner die Freigabe der Akteneinsicht über einen Professor William Cronon angefordert hat. Professor Cronon hatte sich u.a. in der New York Times kritisch über den neuen republikanischen Pro-Life Gouverneur Scott Walker geäußert, der ein Gesetz über staatliche Mittelkürzungen in Wisconsin erlassen hat. Der Kanzler teilte in seinem Rundschreiben mit, er sei stolz, Prof. Cronon als Mitglied des Lehrkörpers zu haben. Die Regierung habe jedoch das Recht, Akten anzufordern, und muss dafür nicht den Grund nennen.

Von dem Gesetz der Akteneinsicht wird oft Gebrauch gemacht, entweder von einer links- oder einer rechtsorientierten Partei und dieses scheint nichts Ungewöhnliches zu sein. Die Universität sieht sich verpflichtet, diese Akteneinsicht zu gewähren, weil sich die Regierung ein Bild über die politische Ausgeglichenheit der Mitarbeiter der Universität machen will.

Der Kanzler betonte in seinem Rundschreiben, dass er niemals Unterlagen über Studenten herausgibt. Dritte werden von der Einsicht in persönliche Emails, oder in den wissenschaftlichen Austausch unter Kollegen ausgeschlossen. Diese Informationen fallen unter die Akademische Meinungsfreiheit. Über seine Forschungen und sein Fachwissen, das man sich an der Universität angeeignet hat, soll man frei diskutieren können. Man solle sich keine Sorge machen, irgendeinen Nachteil zu erleiden wegen seiner Ansichten, die eventuell von der allgemeinen Auffassung oder sogar Lehrmeinung abweichen.

Wenn der wissenschaftliche intellektuelle Austausch nicht gewährleistet ist, könnte man keine neuen, eventuell lebensrettenden Entdeckungen machen, vermerkt der Kanzler der Universität. Auch die politischen Auseinandersetzungen in einer hitzigen Debatte gehören zum Akademischen Leben, sie sind Inbegriff der Akademischen Freiheit. Dies trifft gerade für die Universität Wisconsin-Madison zu.

Wenn Mitarbeiter Emails oder andere Mittel benutzen, um miteinander zu diskutieren, sollten die Inhalte ihres Austausches nicht der Öffentlichkeit preisgegeben werden, denn so ein Vorgang würde ihre Akademische Freiheit massiv verletzen und jede Diskussion im Keim ersticken.

Der Kanzler ermutigte seine Mitarbeiter, auch weiterhin furchtlos schwierige und unpopuläre Fragen zu stellen, ohne Angst zu haben, deswegen eine Sonderstellung einzunehmen oder Repressalien zu erleiden. Dies sei ganz nach dem Motto der Universität: *Continual and fearless sifting and winnowing of ideas* (Kontinuierlich und furchtlos, Sichtung und Worfeln der Ideen. Worfel ist ein Dreschflegel, der die Spreu von den Körnern trennt).

Das Schreiben des Kanzlers wurde nicht von allen als korrekt bezeichnet. Ein Mitglied der Universität stellte dazu fest, dass man nur dann keine Repressalien befürchten muss, wenn man eine Dauerstelle an der Universität hat. Er selber habe Freunde, die als Wissenschaftliche Angestellte oder Postdoc's an der Universität arbeiten und sich nicht trauen, ihre Meinung kund zu tun, weil sie sonst fristlos und ohne weitere Diskussion entlassen würden.

Mitarbeiter von Instituten, die Forschungen an humanen embryonalen Stammzellen betreiben, und das sind sehr viele an dieser Universität, wagen es nicht zum Ausdruck zu bringen, dass sie moralische Einwände und Gewissensbisse haben. <<Sein Chef dürfe auf gar keinen Fall davon erfahren>>, vertraute der Freund ihm an, denn schon bei der Einstellung ist es Standartfrage, ob man gegen Tierversuche oder humane embryonale Stammzellforschung sei.

Weiterhin weiß der Universitätsangehörige über einen Bekannten zu berichten, der sogar gezwungen wurde, seine Kündigung einzureichen, weil er wissenschaftliche Bedenken an einem vollkommen unnützen Tierversuch hatte, bei dem humane embryonale Stammzellen involviert waren.

Der nun schon seit 30 Jahren an der Universität Beschäftigte stellt immer wieder fest, dass die Toleranz bei Andersdenkenden sehr schnell aufhört. Er erlebt ein Arbeitsumfeld, in dem akademische Freiheit limitiert wird. Viele seiner Bekannten schweigen lieber aus Angst davor, ihren Job zu verlieren[155].

Eigentlich hatte noch nie in der Geschichte der USA eine Regierung den Einwohnern ihres Landes Vorschriften gemacht, wie sie ihren Glauben zu leben haben.

Papst Paul der VI. hatte bereits nach Humane Vitae bemerkt, dass es dazu kommen würde. Schreibt nicht das neue Gesundheitsgesetz der USA Katholiken vor, gegen ihr Gewissen zu handeln und ihrer Morallehre schlichtweg den Rücken zu kehren?

Abtreibung, Sterilisation und die Ausgabe von Verhütungsmitteln muss der Arbeitgeber im neuen Gesundheitsplan unentgeltlich anbieten. *Arbeitgeber*, das sind auch katholische Krankenhäuser. Diese hatten jedoch bis August 2013 eine Übergangsfrist, sich dem neuen Gesetz anzupassen. Die Gewissensklausel, auf die man sich bis dato berufen konnte, wurde für nichtig erklärt. Katholische Krankenhäuser und das medizinische Personal, die bisher aus Gewissensgründen Abtreibungen abgelehnt haben, können nun dazu gezwungen werden, Abtreibungen durchzuführen. Katholische Universitäten, Schulen und sonstige Einrichtungen müssen Verhütungsmittel unentgeltlich anbieten. Apotheker dürfen die Ausgabe auch nicht mehr verweigern, wenn sie nicht ihre Berufslizenz verlieren wollen. Auch sind Wissenschaftler davon betroffen, die keine humane embryonale Stammzellforschung machen wollen.

181

Viele junge Postdoc's in den USA kommen aus Europa. D.h. ihr Visumsstatus ist von ihrer Arbeitsstelle abhängig. Wenn sie ihre Stelle verlieren, droht ihnen am Ende möglicherweise sogar die Deportation.

Eine neue Anstellung bekommen die Katholiken, die entweder selbst gekündigt haben oder denen gekündigt wurde, nicht: Ihnen eilt ihr schlecht Ruf voraus. Arbeitslos zu sein, bedeutet in den USA: Keine Krankenkasse, keine Rentenvorsorge, rein gar nichts. Unter dem Freiheitsbegriff verstanden die Gründungsväter Amerikas: *Leben, Freiheit und das Streben nach Glückseligkeit*, was jedem Amerikaner seit der Unabhängigkeitserklärung der Vereinigten Staaten von Amerika im Jahre 1776 zusteht.

<<Alle Menschen sind gleich erschaffen und wurden von ihrem Schöpfer mit diesen unveräußerlichen Rechten ausgestattet>>. Die Amerikanische Verfassung gesteht dieses Recht allen Menschen Ihres Landes zu, geboren oder ungeboren, da ist kein Unterschied. Soll den Geborenen jetzt ihre Freiheit genommen werden, und sollen sie per Gesetz dazu gezwungen werden, dass ihre eigenen Nachkommen kein Recht auf Leben, Freiheit und das Streben nach Glückseligkeit haben?

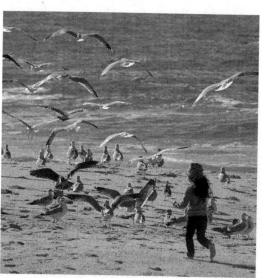

Die US-amerikanische Bischöfe waren empört, sie riefen am 28.1.2012 und am 29.1.2012 in allen katholischen Kirchen mit Hirtenbriefen dazu auf, sich gegen das neuen Gesundheitsgesetz zu wehren. Katholiken standen nicht alleine da, auch Juden und Mitchristen haben sie unterstützt.

Aber wie sieht die Zukunft aus? Wird es allen Krankenhäusern so ergehen wie dem St. Joseph's Krankenhaus in Phoenix/Arizona?

182

Ist das St. Joseph's Krankenhaus das Modell, wie es allen katholischen Krankenhäusern der USA ergeht? Müssen in Zukunft katholische Ärzte, katholische Krankenschwestern und katholisches medizinisches Personal gnadenlos wählen zwischen ihrer Exkommunikation und ihrem Job? Wo bleibt die Religionsfreiheit[156]?

Das St. Joseph´s in Phoenix war in die Diskussion geraten, nachdem bekannt geworden war, dass es eine Abtreibung durchgeführt hatte. Der zuständige Bischof hatte bereits 2010 das Attribut *katholisch* aberkannt.

Das St. Joseph's-Krankenhaus in Phoenix/Arizona heißt jetzt *Dignity Health*. Das entschied die Dachgesellschaft des Krankenhauses. Damit wird für 25 Krankenhäuser in den USA die katholische Leitung und die enge Verbindung zur Katholischen Kirche aufgehoben.

Dignity Health, eine in San Franzisco ansässige Gesundheits-Organisation, übernimmt das bisherige St. Joseph's Krankenhaus. Die Vereinigung sieht in der Übernahme einen wegweisenden Schritt in die Zukunft, um katholische und andere Krankenhäuser gemeinsam voran zu bringen. Krankenhaus-Bedienstete waren der Auffassung, dass die Zugehörigkeit zur katholischen Kirche bisher eine Fusion mit nichtkatholischen Einrichtungen behindert hat. Der Zusammenarbeit mit anderen Gesundheitseinrichtungen stand nun nichts mehr im Wege, erläuterte der Geschäftsführer des Krankenhauses, Lloyd Dean:<<Die neue Dachorganisation unterstützt Langzeitpläne zur Expansion und Koordination der Gesundheitsdienste>>, sagte Lloyd Sean Dean gegenüber der Tageszeitung *The Arizona Republik* vom 24. Januar 2012. Linda Hunt von Dignity Health Care und Fusionsleiterin des Projekts erwartete keinerlei Schwierigkeiten durch die Namensänderung oder die neue Leitung des Hauses. In ihren Augen war es eine einfache Anpassung, da viele Patienten nicht wissen, was katholisches Gesundheitswesen bedeutet. <<Patienten müssen die gleiche Qualität von Dienstleistungen in ihren Gesundheitseinrichtungen erwarten. Einer Institution einen neuen Namen zu geben, ist eine neue, prickelnde Erfahrung, und eigentlich veranschaulicht der Name ja viel

besser unsere Motivation oder Identität. Es muss jedem sofort klar sein, für was wir stehen>>, erläuterte Frau Hunt.

In katholischen Krankenhäusern der USA gibt es keine Abtreibungen, auch keine Sterilisationen, und es werden keine Verhütungsmittel verabreicht. Deswegen war es bisher nicht möglich, dass ein katholisches Krankenhaus mit anderen Krankenhäusern fusionierte. Gerade in letzter Zeit hatte das St. Joseph's Krankenhaus einen enormen Patientenzuwachs. Viele Leute können sich keine Krankenkasse leisten>>.

Bisher konnten sich katholische Ärzte und katholische Krankenschwestern in den USA auf ihr Gewissen berufen, um freigestellt zu werden, gewisse Dienste zu tun. Obwohl man immer öfter von fristlosen Entlassungen aus diesem Grund hört. Wie werden sich katholische Ärzte, Krankenschwestern und medizinisches Personal verhalten, wenn sie gezwungen werden, dem neuen Gesundheitsgesetz Folge zu leisten? Ist das St. Joseph's in Phoenix ein Präzedenzfall[157]?

Schwester Carol Keehan ist eine schillernde Figur in den heftigen Auseinandersetzungen zwischen der Obama-Regierung und den katholischen Bischöfen der USA. Nicht umsonst wird sie auch als *Power -Nonne* bezeichnet.

Am 6. März 2012 sagte US-Präsidentschaftskandidat Rick Santorum in einer Wahlrede:

<<Unsere Rechte erhalten wir von unserem Schöpfer und bekommen sie nicht von der Regierung. Die Regierung muss die Rechte der Bürger beschützen. Die Regierung darf nicht von oben herab Befehle geben und Kontrolle ausüben. Präsident Obama glaubt, er kann besser für die Bürger entscheiden als diese selber. Es geht um fundamentale Rechte - die Regierung zwingt dich, Versicherungen zu kaufen, die dir deine Freiheit nehmen und gegen dein Gewissen sind>>.

Kardinal Dolan, Vorsitzender der Amerikanischen Bischofskonferenz, der mit verschiedenen anderen Organisationen wie EWTN gegen die Gesetzesreform von *Obamacare* klagte, äußerte sich genauso besorgt über die scheinbare Überheblichkeit des *Weißen Hauses.*

Dolan schreibt in seinem Internetblock: <<Das Weiße Haus meint, es müsse die Bischofskonferenz anweisen, damit wir den *erleuchteten* Eingebungen der wohlgesonnen Gesundheits-Gesetz-Korrektur Folge leisten. Es wird so getan, als ob wir Bischöfe unsere katholische Lehre nicht kennen oder verstehen würden. Deshalb müssen uns die von *ihnen* auserwählten Katholiken erklären, wie man die religiöse Freiheit zu verstehen hat>>.

Die vom Weißen Haus auserwählte Katholikin ist die Vinzentinerin Schwester Carol Keehan. Sie ist eine der einflussreichsten Frauen der USA, was die Gesundheitsreform anbetrifft. Sr. Keehan wurde oft mit Präsident Obama und Vizepräsident Joe Biden fotografiert. Medien zitieren sie als die *Katholische Autorität* bezüglich Krankenkassenreformen. Ihr ist es zu verdanken, dass auch Katholiken 2010 dem Gesundheitsgesetz (Obamacare genannt), zustimmten.

Schwester Keehan, Krankenschwester von Beruf, wurde 2005 Präsidentin der Katholischen Gesundheitsgesellschaft (Catholic Health Association/CHA), der Krankenhäuser, Altenheime, Chirurgische Zentren und Kliniken unterstehen. Eine Organisation, die am meisten dazu beitrug, in den USA Krankenversicherungen für alle einzuführen, wobei die Gesellschaft nicht im Namen der katholischen Kirche spricht oder sich an ihrer Moral orientiert. Die katholische Kirche ist für die Einführung von Krankenversicherungen, jedoch nicht auf Kosten ihrer Glaubenslehre.

Sr. Keehan's Ziel war es, eine Krankenversicherung für alle zugänglich zu machen, koste es, was es wolle. Sie stellte sogar ihre persönliche Meinung über die Lehrmeinung der Kirche, auch wenn das bedeutete, die bischöfliche Autorität zu unterminieren. Kraft ihres Amtes als Präsidentin der CHA war sie die *Most powerful Person in Healthcare*, wie sie die führende Zeitung Modern Healthcare im August 27, 2007 bezeichnete. Auch ihr persönliches Gehalt von $962.467 im Jahr 2010 bestätigen das.

Sr. Keehan war der festen Überzeugung, dem Gesetzesentwurf sei zuzustimmen und *Kleinigkeiten*, wie die Finanzierung von Abtreibungen seien später zu klären. Die Schwester berief sich auf ihre langjährige

185

Erfahrung. Als sie 1989 Präsidentin des Providence Krankenhauses in Washington wurde, hatte sie trotz der roten Zahlen nie Arme abgewiesen. Auch jetzt sollte man die größere Sache, die Krankenversicherung der Armen, im Auge haben. Sr. Keehan war voll des Lobes, dass nun sogar der Präsident der USA sich *ihrer Sache* annahm.

Einige Bischöfe warnten, sie wollten keine Katze im Sack kaufen. Die Schwester beruhigte und gab an, dass moralische und ethische Bedenken fehl am Platz seien. Sie war zuversichtlich, dass das neue Gesetz die Finanzierung von Abtreibungen mit Staatsmitteln verbietet und auch auf das Gewissen des medizinischen Personals achtet.

Als die Einwände der Bischöfe zunahmen, drängte die Schwester, über das Gesetz schnell zu entscheiden. Am 28. Januar 2010 schrieb sie in einem Brief an das Weiße Haus:

<<Politische Gegebenheiten und Bedenken sollten nicht dazu führen, die letzte Gelegenheit zu verpassen, unseren Armen die Chance auf eine Krankenversicherung zu geben>>. Am 25. Februar 2010 wiederholte sie:

<<Der Preis, den wir zahlen, wenn wir nicht handeln, ist zu hoch>>. Als der Präsident das neue Gesetz am 23. März 2010 unterzeichnete, erhielt Schwester Carol einen der dazu benutzten Stifte als Dank, dass sie dazu beigetragen hatte, die nötig Stimmenmehrheit zu bekommen. Auch ein Foto mit ihr und dem Präsidenten wurde veröffentlicht. Das *Time Magazine* ehrte Schwester Carol 2010 als eine der <100 einflussreichsten Menschen der Welt>.

Leute, die im Konflikt mit der Kirchenhierarchie standen, bejubelten sie. Die Liste der Ehrungen von Schwester Carol durch verschiedene Zeitungen ist lang.

Als am 20. Januar 2012 die Obama-Administration von Katholischen Krankenhäusern, Schulen, Hochschulen und anderen Institutionen verlangte, ihren Angestellten ab August 2013 kostenfreie Sterilisationen, Abtreibungen und die Ausgabe von Kontrazeptiva zu gewähren, gesellte sich Sr. Carol zu den Protestierenden gegen das Gesetz. Sie reihte sich damit in die *treuen Katholiken* ein, die in dieser

Forderung des Präsidenten einen Verstoß gegen die religiöse Freiheit sahen. Denn der Staat kann und darf in den USA auf seine Bürger keinen Zwang ausüben. So etwas steht im klaren Gegensatz zur amerikanischen Verfassung. Katholische Einrichtungen in den USA können nicht gezwungen werden, entgegen ihrer religiösen Überzeugung die Kosten für Kontrazeptiva, Abtreibungen und Sterilisationen zu übernehmen.

Eine Woche nach stürmischen Protesten lenkte die Obama-Administration mit einer sogenannten *Gefälligkeit* (accomodation) ein, die darin bestand, dass nunmehr Krankenkassen diese Kosten übernehmen sollen. Schwester Carol und mit ihr 50 andere Ordensschwestern, die man als *Magisterium of Nun's* bezeichnet, obwohl sie keinerlei moralische Autorität besitzen, unterstützten den *Kompromiss.* Schwester Carol schrieb:

<<Die katholische Gesundheitsorganisation (CHA) ist sehr erfreut über die Ankündigung des Weißen Hauses, dass eine Lösung erzielt wurde, die im Einklang mit der religiösen Freiheit und dem Gewissen der Katholischen Institutionen steht[158]>>.

Bereits am 21.Mai 2010 wiesen drei Bischöfe, die sich besonders mit dem Thema der Gesundheitsreform beschäftigten, darauf hin, dass sie diejenigen seien, die auf die Moral und Auslegeng der Lehrmeinung der Kirche achten müssen und es nicht Aufgabe katholischer Medizinischer Gruppen (Catholic Health Association) sei, Orientierungshilfen zu geben und den Kongress zu beraten. Die CHA habe grundlegenden Auffassungen der Kirche widersprochen und somit zur Verwirrung innerhalb der Katholiken beigetragen. Schwester Carol schien sich noch nie darum gekümmert zu haben, dass sie nicht die oberste Autorität der katholischen Kirche ist.

Im Gegenteil, sie fuhr fort, *Ratschläge* zu erteilen und lobte am 22. Dezember 2010 das Katholische St. Josefs Krankenhaus in Phoenix, das eine Abtreibung erlaubte. Damit widersprach sie öffentlich dem Diözesanbischof Thomas Olmsted, der befunden hatte, dass das Krankenhaus mit der durchgeführten Abtreibung gegen die ethischen

187

und religiösen Richtlinien katholischer Gesundheitseinrichtungen verstoßen hatte.

Als nun Schwester Keehan die *sogenannte* Abänderung des Gesetzes befürwortete und auch die Jesuitenzeitschrift *America magazine* die Katholische US-Bischofskonferenz heftig kritisierte, weil sie die Abänderung von *Obamacare* nicht akzeptiert, bemerkte das Weiße Haus und die Demokraten, dass die Einheit unter den Katholiken schwindet, was ein gegebener Anlass war, an der Glaubwürdigkeit der Bischöfe zu zweifeln.

Kardinal Dolan beschwörte am 3. März 2012 alle Katholiken zu handeln. <<Es ist ein religiöser Kampf, es geht nicht um die Gesundheit der Frauen (oft hört man die Pille wäre ein *lebensrettendes Medikament*, obwohl sie eine frühabtreibende Wirkung hat und nachweislich z.B. Krebs erzeugt), nicht um Kontrazeptiva, sondern es geht um eine nie dagewesene unbefugte, radikale Einmischung, die der Kirche ihre Fähigkeit abspricht zu lehren, zu dienen und sich selbst zu heiligen>>.

<<Nichts sollte zwischen einem Menschen und Gott stehen>>, erklärt Kardinal Francis George von Chicago in einem YouTube Video. <<Wenn ein Mediziner gegen die Todesstrafe ist, kann man ihn nicht zwingen, einem Verurteilten die Todesspritze zu geben. Es sei eines der fundamentalsten Grundrechte, dem Mitmenschen zuzugestehen, sein Gewissen achten zu dürfen. So darf auch medizinisches Personal nicht vom Staat gezwungen werden, gegen sein Gewissen zu handeln[159]>>.

Im Oktober 2012 wurde ein Katholisches Familienunternehmen vom US-Justizministerium hart bestraft, weil es den Auflagen des neuen Gesundheitsgesetzes nicht nachkommt. 265 Angestellte waren betroffen. Das US-amerikanische katholische Familienunternehmen *Hercules* muss seinen Angestellten entweder Verhütungsmittel, Sterilisation und abtreibungsinduzierende Medikamente unentgeltlich anbieten oder eine Strafe bezahlen. Das entschied das US-Justizministerium in seiner Revision einer einstweiligen Verfügung, die *Hercules* erwirken konnte. *Hercules*, ein 1962 gegründetes katholisches Familienunternehmen, das Heizungen und Klimaanlagen herstellt und heute viele Mitarbeiter beschäftigt, argumentierte, dass man nicht gezwungen werden darf, gegen sein Gewissen zu handeln, das widerspräche der amerikanischen Verfassung. In der Begründung der Revision durch das Justizministerium hieß es: <<Ein Urteilsspruch kann die Obama Verwaltung nicht daran hindern, ein katholisches Familienunternehmen zu bestrafen, wenn dieses sich weigert, den Auflagen des neuen Gesundheitsgesetzes nachzukommen>>.

Hercules hatte die US-Gesundheitsministerin Kathleen Sebelius verklagt, das neue Gesetz verletzte den gemeinsamen katholischen Glauben. Das Unternehmen muss Millionen US-Dollars aufbringen, um die Strafe zu zahlen. Viele Mitarbeiter verloren dadurch ihre Stellen. Matt Bowman, Chefberater der *Alliance Defending Freedom* bemerkte dazu: <<Das Justizministerium vertritt mit diesem Urteil eine klare Botschaft. Familien sollen gezwungen werden, ihren Glauben aufzugeben, damit sie ihren Unterhalt bestreiten können. Das ist das Gegenteil von religiöser Freiheit>>.

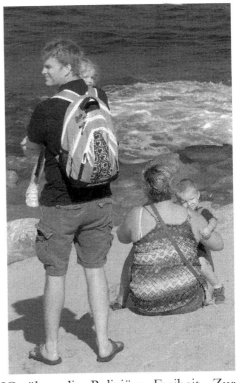

Die Anwälte der Regierung der USA sehen dagegen in dem neuen Gesundheits-Gesetz eine Notwendigkeit, um die Gleichstellung der Geschlechter zu gewährleisten und um die Gesundheit von Frauen und Kindern zu verbessern.

Maureen Ferguson und Ashley McGuire von der *Katholischen Vereinigung* bemerkten hierzu: <<Am Tage des Berufungsverfahrens sprach Präsident Obama vor der UNO über die Religiöse Freiheit. Zur gleichen Zeit verweigerte das US-Justizministerium einem kleinen

189

Unternehmen diese Freiheit. Der Glaube darf demnach nur am Sonntag in den vier Wänden der Kirche praktiziert werden. Aber nicht unter der Woche>>.

Journalisten äußerten sich zunehmend besorgt über die neue Gesundheitsreform.

<<Obamacare bedeutet zusätzliche Steuererhöhungen, denn irgendwoher muss das Geld stammen für die unentgeltlichen Dienste. Dazu kommt die Gewissensfrage, die sich jeder Wähler in den USA stellen muss. Der Präsident hat, wie alle Präsidenten, bei seinem Amtseid auf die Bibel geschworen. Er sagt, er sei bekennender Christ, scheint aber die biblischen Lehren in Bezug auf die Ehe und die Würde des menschlichen Lebens zu ignorieren. Er unterstützt Abtreibung, befürwortet gleichgeschlechtige Eheschließungen>>, schreibt Patrick Hardyman im Wisconsin State Journal. Weiter heißt es: <<Obwohl der Präsident die religiöse Freiheit attackiert, wenngleich er religiöse Arbeitgeber zwingt, für Kontrazeptiva zu bezahlen, obschon die nationale Arbeitslosenquote unverändert bei über acht Prozent und der Bevölkerungsanteil unter der Armutsgrenze so hoch wie 1965 lag und trotzdem die nationalen Schulden unter der Obama-Administration auf 16 Billionen US-Dollar angestiegen sind, wurde Obama 2012 wiedergewählt>>.

Für Hardyman ist es unverständlich, wie Christen Obama und Biden guten Gewissens fördern konnten. Trotz allem wird immer wieder von U.S. Bürgern berichtet, denen ihre Werte wichtiger sind als ihr Arbeitsplatz.

Die Zeitung *Chicago Tribune* schrieb am 28. September 2012 über die Apotheker Luke VanderBleek und Glen Kosirog, welche Einspruch erhoben hatten gegen ein Gesetz, das Apothekern vorschreibt, die Pille danach zu verschreiben und auch auszugeben. Die Klagenden beriefen sich auf das Gewissensrecht, das der Bundestaat Illinois Apothekern einräumt. Frances Manion, der Anwalt der Apotheker, stellte fest: <<Dieses Gesetz bietet den breitesten Schutz für medizinisches Personal, nicht gegen ihr Gewissen handeln zu müssen>>.

Der Richter des Chicagoer Bezirksgerichtes urteilte zugunsten der klagenden Apotheker: <<Staatsgesetze müssen die Entscheidung und das Gewissen von Apothekern achten, die Ausgabe der Pille danach zu verweigern>>.

Karen Bauer, Präsidentin der *Pharmazeuten für das Leben,* (Pharmacists for Life International) bemerkte:

<<Sie habe viele Apotheker gesehen, die ihre Stelle verloren hatten, weil sie sich geweigert hatten, gegen ihr Gewissen zu handeln. Wenn man in so einer Situation sei und seine Stelle verloren habe, weil man eigentlich das Richtige getan hat, stehe man oft alleine da und wisse nicht, was man nun tun soll oder wohin man sich wenden kann. Aus medizinischer Sicht ist klar, dass die *Morning After Pill* (Die Pille danach) in vielen Fällen eine Frühabtreibung bewirkt. Alle, die das Gegenteil behaupten, sprechen wider besseres Wissens und haben gelogen>>, erläutert Karen Brauer. Brauer ist deshalb der Ansicht, dass Apotheker keine Angst davor haben sollten, ihre Stelle zu verlieren, nur weil sie aus Gewissensgründen handeln, und sie sollten, falls notwendig, ihre Rechte vor Gericht verteidigen[160].

Nicht nur medizinisches Personal wird vor die Gewissensentscheidung gestellt. Als New York die Homo-Ehe erlaubte, kündigten christliche Standesbeamte. Viele Probleme um das Sorgerecht der Kinder entstehen vor allem dann, wenn sich die gleichgeschlechtlichen Partner wieder trennen. Am 24. Juli 2011 wurde das neue New Yorker Gesetz zur homosexuellen Verbindung euphorisch gefeiert. Das Standesamt blieb den ganzen Tag offen. Wer in New York heiraten will, muss sonst zwischen der Ausstellung der Ehelizenz und der Ehe-Zeremonie 24 Stunden warten. Doch am Sonntag war alles anders. Mehr als 60 Richter und viele Freiwillige boten 823 homosexuellen Paaren an, sie zu *verehelichen,* und zwar ohne Wartezeit. Eigentlich ist das Standesamt am Sonntag geschlossen, viele Beamte machten jedoch eine Ausnahme, um - wie sie sagen - diesen *historischen Tag* zu feiern.

Einen Tag nach Inkrafttreten des Gesetzes klagte ein Vertreter des New Yorker *Vereins der Verfassungsmäßigen Freiheit* und ein Rabbi gegen das neue Gesetz mit dem Argument, das Gesetz sei viel zu schnell durchgezogen worden. Die übliche Warteperiode von drei Tagen zwischen der Vorstellung eines neuen Gesetzes und der Abstimmung wurde zudem nicht eingehalten. In der Debatte wurden nur Gesetzes-Befürworter zugelassen.

Doch was passierte mit Standesbeamten, die dem neuen Gesetz in New York kritisch gegenüber stehen? Manche können es nicht mit ihrem Gewissen vereinbaren, einer gleichgeschlechtlichen *Heirats-Zeremonie* vorzustehen.

Rosemary Centi, eine Katholikin, trat am 24 Juni 2011, als das neue Gesetz in Kraft trat, von ihrer Stelle zurück, berichtete CBS 6 News. Zehn Jahre lang hatte sie Ehen geschlossen.

Ihr Chef äußerte sein Unbehagen gegenüber Centis Entscheidung. <<Ich war überrascht, wir alle legen einen Eid ab, der Bevölkerung zu dienen und versprechen, den Gesetzen zu folgen>>, betonte Ken Runion gegenüber CBS6 News. <<Egal welche persönliche Einstellung wir haben - gleichgeschlechtliche Ehen sind nun einmal legal und wir müssen diesen Gesetzen Folge leisten>>.

Auch Laura Fotusky berichtet: <<Ich kann nicht meine Unterschrift unter etwas setzten, das gegen Gott ist. In der Bibel steht, dass Gott die Ehe zwischen Mann und Frau geschaffen hat; die Ehe ist ein göttliches Geschenk, das die Familie und Kultur schützt>>.

Von Befürwortern des neuen Gesetzes werden solche Einwände als religiöser Fanatismus abgetan. <<Es muss hart für solche bigotte Menschen sein, die sich als Märtyrer fühlen und mit der Bibel argumentieren>>, schreibt Kaili Joy Gray in Daily Kos Media LLC.

Zudem ist mehr und mehr zu beobachten, dass in den USA Homo-*Eheleute* bevorzugt behandelt werden, um Kinder zu adoptieren. Katholische Einrichtungen, die sich weigern, Kinder an gleichgeschlechtliche Paare zu vermitteln, verlieren ihre staatlichen Zuschüsse.

Kinder, die durch künstliche Befruchtung erzeugt wurden, sind die Leidtragenden, wenn eine solche Partnerschaft auseinander geht. Gerichte können beschließen, ob das Kind dem nicht-biologischen

Elternteil oder der Mutter zugesprochen wird. Geburtsmütter kämpfen um das Sorgerecht ihrer durch künstliche Befruchtung entstandenen Kinder.

Key Mullen und ihre Partnerin Michele Hobbs wollten 2003 ein Kind durch künstliche Befruchtung bekommen; Hobbes fungierte als Mit-Elternteil (co-parented), während Mullen das Kind austrug.

2007 trennten sich die beiden Frauen und Mullen entschied, ihre leibliche Tochter von Hobbes fernzuhalten. Hobbes klagte vor Gericht das Sorgerecht ein, aber ohne Erfolg, da die Geburtsmutter ihr kein geteiltes Sorgerecht einräumen wollte.

Bei biologischen Eltern würde das Sorgerecht im Falle einer Scheidung beiden Eltern zukommen oder einem Elternteil zugesprochen werden. Bei *Coparenting*, so das Gericht, verhalte sich die Sachlage anders und das Recht der Kindererziehung wird der biologischen Mutter allein zugesprochen.

<<Es handelt sich um einen großen Sieg für die Elternrechte>>, betonte Mathew D. Staver, Gründer der Liberty Counsel Gesellschaft und Dekan der Juristischen Fakultät der Christlichen Liberty University von Lynchburg, Virginia: Hobbes stand in keiner Beziehung zur Tochter von Mullen. Eine Person, die weder biologischer Elternteil ist noch das Kind adoptiert hatte, kann man de facto nicht als Elternteil bezeichnen. Ein emotionales Band zum Kind sei nicht ausschlaggebend, ein Sorgerecht einzuräumen.

Der Gerichtsspruch von Ohio erinnert an den Aufsehen erregenden Fall *Lisa Miller*, der in Montpelier, VT, vor Gericht kam. Lisa Miller, eine Christin und Ex-Lesbe, floh 2009 mit ihrer leiblichen Tochter Isabell aus den USA, bevor ihre ehemalige lesbische Partnerin das Sorgerecht für Isabell zugesprochen bekam. Damit wurde Lisa zur meistgesuchten Frau der USA und der ausländischen Polizei, aber auch der Presse.

Isabell wurde durch künstliche Befruchtung erzeugt. Die damalige Partnerin von Miller, Janet Jenkins, hat Isabell nicht adoptiert. 2003 trennte sich Miller von Jenkins, nachdem sie jahrelang von ihr missbraucht worden war.

Miller schwor ihre lesbische Vergangenheit ab und ging mit Isabell nach Virginia, wo beide den christlichen Glauben als Baptisten annahmen. Um Isabell vor Jenkins zu beschützen, wurde jeglicher Kontakt mit ihr vermieden. Jenkins reichte eine Klage auf Sorgerecht beim Gericht in Vermont ein. Richter Richard Cohen gab der Klage statt, obwohl es im Staat Vermont nicht *automatisch* Elternrechte für unverheiratete Partner gibt. Jenkins durfte nun, so oft sie wollte, Isabell kontaktieren.

Miller wandte sich wiederum an das Gericht, weil sie an ihrer Tochter traumatische Veränderungen wahrnahm und nicht wollte, dass ihre Tochter mit Jenkins weiterhin Kontakt hat. 2009 veranlasste Richter Cohen, dass Isabell ihrer Mutter weggenommen werden sollte und Jenkins das alleinige Sorgerecht erhalten sollte.

Doch bevor es überhaupt zum Richterspruch kam, waren Miller und Isabell bereits verschwunden. Es wird angenommen, dass Miller nach Nicaragua floh. Als Fluchthelfer kommt ihr Mennonitischer Pfarrer Timothy in Frage. Nicaraguanische Mennoniten berichteten der Presse, sie hätten Miller und Isabell aufgenommen. Die Polizei von Nicaragua weiß nicht, ob sich Miller im Land befindet oder nicht, sie habe zwar Hinweise, könne diese aber nicht der Öffentlichkeit preisgeben. Pastor Timothy wurde vom FBI wegen Beihilfe zur Flucht angeklagt.

Mennoniten und Quäker aus Nicaragua berichteten der Presse, dass sie den beiden mit der gleichen Selbstverständlichkeit halfen, wie ihre Glaubensbrüder im Amerikanischen Bürgerkrieg von 1861-1865 entflohenen Sklaven Hilfestellung gaben, um nach Kanada zu gelangen. Auf der Webseite der *Pastor Miller Hilfsvereinigung* (TimoMiller.org) fragt man sich, wieso einem biologisch nicht Verwandten, der keine Adoption beantragt hat, Elternrechte zugesprochen werden können. Gleichgeschlechtliche Ehen sind in den meisten Staaten der USA nicht anerkannt, auch deswegen, damit solche Situationen nicht auftreten, sagen Beobachter des Miller-Falles[161]."

9. WEGWERFGESELLSCHAFT

9.1 Kinder, die nichts für ihre Entstehung können

„Im Allgemeinen herrscht jedoch die Auffassung, dass Kinder die aus Vergewaltigungen stammen, nicht das Recht haben, geboren zu werden", bemerkt Emily Vague. „An Sätze wie: <<Ich glaube, Abtreibung ist falsch, es sei denn in extremen Situationen, wie bei einer Vergewaltigung>>, haben wir uns fast gewöhnt. Das Ungeborene ist ein menschliches Wesen. In unseren Gesetzen heißt es, menschliches Leben zu schützen. Wenn wir meinen, es handle sich bei einer Vergewaltigung um eine Ausnahme, die wir machen dürfen, um dem Kind das Leben zu nehmen, sagen wir dann nicht indirekt, ein so empfangenes Kind ist weniger wert? Beziehen wir unsere Schlüsse auf die Art und Weise, wie das Kind empfangen wurde? Hat nicht jedes Ungeborene ein Recht auf Leben[162]?

Zu selten hört man von Frauen, die nach einer Vergewaltigung ihr Kind bekamen. Kinder, die aus einer Vergewaltigung stammen und ihr *Schicksal* öffentlich machen, werden oft schwer diskriminiert. Man sagt ihnen, ihre Mutter hätte sie abtreiben sollen. Das erfährt auch eine junge Juristin, die nun selber Mutter von vielen Kindern ist, wenn sie vor Studentinnen an US-Universitäten Vorträge hält.

Unter solchen Bedingungen ist der Bericht einer jungen Mutter fast heroisch. Die Frau berichtet von einer Dienstreise. Sie übernachtete in einem kleinen Hotel einer Universitätsstadt. An diesem Abend in Januar 2014 schneite es heftig, so dass die Frau nicht auf ihre Umgebung achtete, als sie sich ihrer Unterkunft näherte. Sie hörte nicht die Schritte, die ihr folgten. Alles passierte so schnell. Sie öffnete die Tür und da stand ein großer Mann. Ihre erste Reaktion war nicht Angst. Sie war eher verwirrt. Sofort schlug er sie in ihr Gesicht, dann erinnerte sie sich an nichts mehr. Man fand sie im Treppenhaus. Sie wusste nicht, wie sie dorthin gekommen war. Vielleicht wollte sie Hilfe holen. Ihre anschließenden Tests für HIV und all die andern sexuell übertragbaren

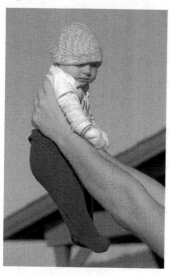

Krankheiten waren alle negativ. Dafür war sie dankbar. Die folgenden Monate arbeitete sie auf einem Kreuzdampfer.

Ein Durchfall, der mit Antibiotika nicht besser wurde, veranlasste sie, ein Krankenhaus in Cartagena, Kolumbien aufzusuchen. Eine Ultraschalluntersuchung zeigte ihren kleinen Sohn. Es war am Valentins Tag.

Zurück auf dem Kreuzer berichtete sie dem Schiffsarzt von ihrer Schwangerschaft und in etwas abgeänderter Form, wie es dazu kam. Der Mediziner sendete die junge Mutter in Quarantäne. Man fürchtete, sie würde Selbstmord begehen. Die folgenden Wochen hörte sie den Rat von wohlmeinenden Ärzten und Krankenschwestern, wie einfach es wäre: *alles wieder gut zu machen, das Kind zu töten, damit sie neu starten könnte.*

Es folgten viele aufreibende Telefonate über den Atlantik nach Hause. Es kam nie über ihre oder ihres Mannes Lippen, das Kind abtreiben zu lassen. Als sie ihrem Mann sagte, sie sei schwanger, antwortete er mit einer ruhigen, festen Stimme: << Okay, Okay... das ist in Ordnung>>.

Sie fragte zurück, was er damit meinte. <<Wir können das tun. Wir stehen das durch- ich liebe Babies. Wir werden ein anderes Kind haben. Liebling das ist ein Geschenk>>. Die Schwangerschaft war alles andere als leicht. Die Mutter hatte Präeklampsie, hohen Blutdruck und unkontrollierbare Krämpfe. In der 26igsten Woche dachten die Ärzte, sie müssten das Kind per Kaiserschnitt holen. Die Mutter war entsetzt. Sie wollte, dass ihr Kind lebt. Sie spürte sowieso, dass sie nicht die Kontrolle über ihre Situation hatte — und dies bereits seit dem Tag, an dem sie vergewaltigt wurde. Im Oktober 2014 gebar sie einen wunderschönen Jungen. Ihre Ärzte, die sie zu einer Abtreibung überreden wollten, hatten Tränen in den Augen. <<Das erste Mal

196

dachte ich, wie Gott Gutes aus Schlechtem machen kann und wie er uns benutzt, um für andere zu wirken>>.

Ihr Arzt, der all ihre Kinder auf die Welt gebracht hatte, kandidierte als U.S. Senator. Oft fragen ihn Leute, ob man eine Abtreibung bei Vergewaltigung erlauben sollte.

Die Mutter ist dankbar, sich mit anderen Müttern zusammengeschlossen zu haben, die in der gleichen Situation waren. Sie fühlten sich alle als Überlebende und sehen sich nicht als Opfer. Jedes Mal, wenn sie mit anderen vergewaltigten Müttern zusammen ist, teilen sie ihre Geschichten. Das gibt ihnen Kraft. Sie hoffen, vielen Kindern helfen zu dürfen[163].

Die berühmte US-Fernsehmoderatorin Mutter Angelika betont immer wieder, dass wir von Gott geliebt werden. Sein Wille ermöglicht uns, leben zu dürfen. Die Umstände, wie wir gezeugt wurden, spielen dabei keine Rolle. Jede Sekunde unseres Lebens hängt von unserem Schöpfer ab. Ohne ihn könnten wir nicht einmal atmen.

Wie konträr klingt so gesehen die Meinung von Dr. Jonathan Gruber vom *Massachusetts Institute of Technology*, dessen Forschung die Freigabe der Abtreibung in den Vereinigten Staaten 1973 beeinflusste.

<<Durch die Abtreibungsgesetze spart der Staat 1.6 Milliarden US-Dollars pro Jahr an Ausgaben ein>>. Für Dr. Gruber ist die Abtreibung eine *positive Selektion*, weil sonst Kinder aus der unteren Klasse geboren worden wären, die in ihrem späteren Leben vom Wohlfahrtsystem des Staates abhängig gewesen wären.

Dr. Grubers *positive Selektion* ist im Grunde genommen ein anders Wort für Eugenik, bemerkt der Ethiker und Publizist George Weigel, vom *Public Policy Center in Washington*, D.C., in einem Artikel: *To Defend the Disposable*. <<Wenn wir absichtlich den Mitmenschen das Recht auf Leben verweigern, die Schwierigkeiten mit unserer postindustriellen, informationssüchtigen Gesellschaft haben, offenbaren wir unsere eugenische Gesinnung. Dr. Ruth Bader Ginsburg, Mitglied des Obersten Gerichtshofes Amerikas, erklärte vor einigen Jahren in einem Interview, dass Aktivisten bereits vor 1973 die Legalisierung der

Abtreibung in den USA anstrebten. Sie dachten, sie könnten damit eine Abnahme der Weltbevölkerung erzielen>>, sagt Weigel.

Papst Franziskus spricht von einer *Wegwerfgesellschaft*, die sich der Ungeborenen und alten Menschen, die am schwächsten und verletzlichsten sind, entledigt. Ethiker sehen darin einen Verstoß gegenüber unserer christlichen Grundlage, die uns lehrt, sich um die geringsten unserer Brüder zu kümmern[164].

Die neueste Projektion zur Bevölkerungsentwicklung, die Ende 2014 in der renommierten Zeitschrift *Science* veröffentlicht wurde, zeigt, dass die Meinung von Experten, wonach sich die Weltbevölkerung im kommenden Jahrhundert stabilisieren wird, falsch ist.

Unter Anwendung von eleganten und innovativen demographischen Techniken kommt die Studie zu folgender Schlussfolgerung:

Mit 80% Wahrscheinlichkeit wird die Bevölkerung von jetzt 7,2 Milliarden im Jahr 2100 auf 9,6 bis 12,3 Milliarden Menschen zunehmen.

Die Zahl der Menschen würde damit um mehr als fünf Milliarden steigen. Das wäre eine größere absolute Zunahme als die Gesamtzahl der Menschen, die im 20igsten Jahrhundert gelebt haben.

Es besteht kein Zweifel, dass die Science-Studie auch die Klimaänderungsdebatte beeinflussen wird, denn Milliarden mehr Konsumenten bedeuten auch mehr Treibhausgas-Emissionen.

Aber etwas Skepsis ist bei dieser Prognose angebracht. Konventionelle Bevölkerungsprojektionen, auch jene eingeschlossen, die von der UN-Bevölkerungsabteilung durchgeführt werden, bieten hohe, mittlere oder niedrige Szenarien. Damit sollen lediglich die plausiblen Zukunftsmodelle illustriert werden, ohne exakte Werte auszusagen.

In der Science-Studie liegt der hauptsächliche Grund für die schnelle Zunahme der Weltbevölkerung im südlich der Sahara gelegenen Afrika.

Die durchschnittliche Geburtenrate einer Frau liegt dort bei fünf Geburten und mehr. Sie ist damit zweimal höher als in der restlichen Welt. Zwischen 1950 und heute ist die Bevölkerungszahl in dieser Region um eine Milliarde Menschen gestiegen. Beim Anhalten dieser raschen Bevölkerungsvermehrung in Afrika könnte die weltweite Bevölkerung bis 2100 um 5 Milliarden Menschen zunehmen.

Die Schlüsselfrage hierbei lautet, ob die benutzten Methoden für eine langfristige Vorhersage über die Bevölkerungsentwicklungen fehlerfrei sind. Die kurze Antwort lautet: *Nein.*

Die grundlegenden Schwierigkeiten für alle Berechnungen über langfristige Bevölkerungsentwicklungen hängen mit den Geburtenzahlen zusammen. Denn es gibt bis heute noch keine vertrauenswürdige Methode, um die Geburtenrate der nächsten Generation vorauszusagen, geschweige denn für ein ganzes Jahrhundert.

Vor einem halben Jahrhundert, in den frühen 1960ern, betrug die Geburtenrate in Ostasien 5,5 Geburten pro Frau. Heute liegt sie gemäß der UN-Bevölkerungsabteilung statistisch bei 1,6 Geburten pro Frau. Das sind 70% weniger. In der gesamten Geschichte der Menschheit gab es keinen derartigen schnellen Rückgang der Fertilitätsraten.

Überall in der Welt können wir heute eine hohe Lebenserwartung, eine niedrige Geburtenrate und eine wesentliche Verbesserung der Gesundheitskonditionen feststellen. Unter solchen Umständen ist eine Vorhersage der demographischen Zukunft schwieriger als je zuvor. Zur Zeit ist die Geburtenrate in Afrika, südlich der Sahara, doppelt so hoch als notwendig, um die langfristige Stabilität der Bevölkerungszahl aufrecht zu erhalten.

Die Autoren der *Science*-Studie gehen davon aus, dass diese Region eine demographische Ausnahme auch für weitere Generationen bleiben wird. Es kann sein, dass diese Annahme korrekt ist - oder auch nicht.

Einige Gegebenheiten sollten berücksichtigt werden. Im Jahr 2000 hatte ein Drittel der afrikanischen Frauen im gebärfähigen Alter (15-49) eine höhere Schulbildung. 2050 werden nach Berechnungen des *Internationalen Instituts für angewandte Systemanalysen in Wien* 70% der

Frauen in Afrika eine höhere Bildung aufweisen - und die Lebenserwartungen werden bei durchschnittlich 70 Jahren liegen.

Wird unter diesen Umständen Afrika resistent bleiben gegen eine Geburtsratenabnahme? Einige werden antworten, dass kulturelle Traditionen und ähnliche Faktoren die hohe Fertilitätsrate fortsetzen werden.

Die gleichen Argumente wurden vor nicht allzu langer Zeit auch über den Mittleren Osten benutzt. Jetzt weiß man, wie falsch diese Annahmen über die unveränderbaren Familienwerte dort waren. Die globale Fruchtbarkeit ist eine Angelegenheit des menschlichen Willens - und keine Berechnung kann diese grundlegenden Gegebenheiten ändern. Plausible Voraussagen über die Fertilität von Ungeborenen oder deren Nachkommen sind offensichtlich mangelhaft[165]."

9.2 Gewissenhafte Gynäkologen

„Überbevölkerung hin oder her. Vielleicht ist das auch nur eine Ausrede", sagt Mathilde. „Die Frage, die mich momentan interessiert, ist, ob gewissenhafte Gynäkologen unerwünscht sind. Pro-Life Ärzte werden in den USA zunehmend diskriminiert, da sie keine Sterilisation oder Abtreibungen vornehmen und sich so angeblich nicht für die reproduktionsmedizinische Gesundheit ihrer Patientinnen einsetzen.

Während des 19. Jahrhunderts hingen an Ladentüren der USA Schilder: <<Irländer dürfen sich nicht bewerben>>. Diskriminierung scheint heutzutage tabu. Und doch sieht der Philosophie-Professor Christopher Kaczor der Loyola Mary Mount Universität in Los Angeles, dass heutzutage mehr und mehr Ärzte negativ auffallen, wenn sie nichts anderes tun, als dem Hippokrates Eid Folge zu leisten. Weiß der Professor denn nicht, dass man diesen Eid in den USA gar nicht mehr leistet?

Im November 2007 veröffentlichte die Amerikanische Akademie für Geburtshelfer und Gynäkologen (*American-College of Obstetricians and Gynecologists/ACOG*) eine Stellungnahme des Ausschusses (Kennziffer 385) mit dem Titel: *Die Grenzen der Gewissensverweigerung in der Reproduktionsmedizin.*

200

Darin heißt es, medizinisches Personal dürfe seine religiösen und moralischen Überzeugungen anderen nicht aufdrängen. Dadurch könnte man Patienten einen ausreichenden Zugang zu reproduktiven Gesundheitsleistungen verwehren. Und sei es auch nur, dass Frauen dadurch finanzielle und zeitliche Einbußen hinnehmen müssten oder ihnen gar der ausreichende freie Zugang zur reproduktiven Gesundheitsvorsorge verwehrt wird.

Das Wort *Reproduktive Gesundheitsversorgung* ist irreführend, weil damit nicht der Schutz der Fruchtbarkeit gemeint ist, sondern im Gegenteil, man meint damit, Frauen durch eine chemische oder chirurgische Sterilisation unfruchtbar zu machen.

Auch eine Abtreibung ist keine gesundheitsvorbeuge nde Maßnahme. Sonst wäre eine Schwangerschaft eine Krankheit, die man kurieren müsste. So gesehen funktioniert der Körper der Frau eigentlich besser ohne den Eingriff 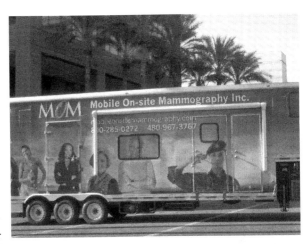 von Hormonen, von deren Nebenwirkungen wir heute nur erahnen, dass sie im glimpflichsten Falle zu Brustkrebs führen können. Wenn wir von einem Arzt erwarten, Kontrazeptiva zu verschreiben oder eine Abtreibung durchzuführen, verlangen wir von ihm eigentlich, dass er gegen seine ethische Überzeugung verstößt und oft wider bessern Wissens der Gesundheit seiner Patienten schadet.

Die Anzeigen gegen Pharmakonzerne, welche die Pille herstellen, sprechen für sich. Frauen mögen es als ihr *Recht* ansehen, Verhütungsmittel verschrieben zu bekommen, das verpflichtet ihre Ärzte jedoch nicht, sie darin zu unterstützen[166].

Die Frage um die Patientensicherheit bei einer Abtreibung scheint wenige zu interessieren. *Planned Parenthood* Arizona und das *Women's Center* in Tucson, beides Einrichtungen, die Abtreibungen anbieten, verklagen den US-Bundestaat Arizona, weil dieser ein neues Gesetz verabschiedete, welches die bisher üblichen Abtreibungspillen unterbindet. Anwälte des Zentrums für Reproduktive-Rechte und der *Planned Parenthood Federation* von Amerika wollen Frauen helfen, die seit dem 1. April 2014 keinen Zugang mehr zu Medikamente bekommen, welche eine Abtreibung einleiten.

Im Januar 2014 verkündete das Gesundheitsministerium von Arizona, dass abtreibungsinduzierende Arzneimittel nur bis zur siebten Schwangerschaftswoche in der von der Food und Drug Administration anerkannten Dosierung verabreicht werden dürfen. Die Einnahme von zwei Tabletten muss in der Klinik erfolgen.

Vor dem Gesetz war eine induzierte Abtreibung bis zur neunten Lebenswoche des Kindes möglich. Auch wurde nur die erste Tablette in der Klinik eingenommen. Ein zweites, niedriger dosiertes Präparat wurde daheim verabreicht, was die Kosten dämpfen sollte. Allerdings erhöhte diese Praxis das Komplikationsrisiko der Frau. Laut dem neuen Gesetz müssen Ärzte, die chirurgische Abtreibungen vornehmen, eine Arbeitserlaubnis in einem Krankenhaus in einem Umkreis von 30 km haben. Ärzte, welche eine medikamentöse Abtreibung durchführen, müssen Patienten in dieses Krankenhaus einweisen dürfen und sind verpflichtet, Komplikationen zu melden. Ein Krankenwagen muss bereit stehen, wenn es zu Zwischenfällen kommt.

Planned Parenthood sieht in dem neuen Gesetz eine Behinderung der Reproduktiven-Rechte der Frau, weil dadurch eine Abtreibung erschwert wird. <<Das Gesetz bedeutet einen Eingriff in die private medizinische Entscheidung der Frau>>, sagt der Direktor von *Planned Parenthood* von Arizona Bryan Howard.

<<Für Abtreibungs-Befürworter ist der jetzt begrenzte Gebrauch von Mifepristone, besser als RU-468 bekannt, problematisch. Eine Studie des Guttmacher Institutes in New York, die von Abtreibungs-Befürworten durchgeführt wurde, zeigt, dass auch eine geringere RU-

468-Dosis, verbunden mit einem anderen Wirkstoff, genauso wirksam ist. Die bisherige Methode ermöglichte zudem eine Abtreibung bis in die neunte Schwangerschaftswoche. Durch das neue Gesetz, welches nur FDA genehmigte Präparate erlaubt, ist diese kostengünstigere Methode nun verboten>>, erläutert Elizabeth Nash, Managerin vom Guttmacher-Institut.

Viele Frauen, die in der neunten Schwangerschafts-Woche sind, müssen sich in Zukunft einem chirurgischen Eingriff unterziehen. <<Arizona raubt Frauen ihre verfassungsmäßig geschützten Rechte (constitutionally protective rights)>>, sagte David Brown, ein Anwalt des Zentrums für Reproduktions-Rechte. Deswegen wird der US-Bundestaat Arizona verklagt.

<<Es ist eine Schande, wenn *Planned Parenthood* sich benachteiligt sieht, gehen sie vor Gericht, um ihre Ansichten durchzusetzen>>, erklärt Cathi Herrod, Präsidentin einer sehr mächtigen Anti-Abtreibungsgruppe[167].

Die USA entwickelte bereits 2011 ein Prostaglandin Präparat, welches eine Abtreibung zuhause ohne die Mithilfe eines Arztes ermöglicht. Über die Frage, inwieweit dieses Mittel den Frauen letztendlich schadet, scheiden sich die Geister. Misoprostol, wurde am 3. Juni 2011 von der Weltgesundheitsorganisation WHO in New York für die USA zugelassen. Es wird eingesetzt, um nachgeburtliche Blutungen zu stillen und kann so vielen Frauen das Leben retten, sagt das WHO-Statement. Es ist aber auch für selbstinduzierte Abtreibungen zugelassen.

Ärzte sprechen von einer Wunderdroge, die Frauen im Wochenbett das Leben rettet. Das Präparat muss weder kühl gelagert, noch mit einer Spritze steril verabreicht werden.

Maternal Life International (Mütterliches Leben International) zeigt sich eher skeptisch, denn die Frauensterblichkeit in medizinisch unterversorgten Gebieten liegt sowieso höher. Misoprostol erweckt den Eindruck, die Sterblichkeit der Mütter im Wochenbett in derartigen Gegenden zu verringern, was jedoch nicht der Fall ist.

Dr. Joe DeCook, ein Arzt der Pro-Life Bewegung Amerikas, vergleicht das Präparat mit dem Rauschmittel Morphin: <<Es kann benutzt werden, um Gutes oder auch Schlechtes zu tun>>.

In Deutschland wurde Misoprostol im Januar 2006 vom Markt genommen. Es war nur für die Behandlung von Magen-Darmkrebs zugelassen. Für eine andere Indikation hatte der Hersteller nie einen Antrag gestellt, trotz zahlreicher Studien, die einen Einsatz in der Gynäkologie und Geburtshilfe sinnvoll erscheinen ließen[168].

Immer öfter wird der spontane Weheneinsatz nicht mehr abgewartet. Obwohl die WHO (Fortaleza-Konsensus-Konferenz, 1985) in ihrer *Mutterfreundlichen Kindergeburtsinitiative* (Mother-friendly Childbirth Initiative) davor warnt, eine Technisierung der Geburten aus Gründen der Praktikabilität und ohne medizinische Indikation zu *erzwingen*. Frauen sprechen in Internetforen über das schlimmste Erlebnis, das sie mit einer *induzierten*, vorangetriebenen Geburt je hatten.

In der Geschichte der Frauenheilkunde wurden ursprünglich Prostaglandine, d. h. induzierte medizinische Verfahren angewendet, um eine Geburtseinleitung im Rahmen der medikamentösen Abtreibung im ersten und zweiten Trimenon vorzunehmen.

Die Weltgesundheitsorganisation fürchtet, dass das am 3. Juni 2011 für den US-Markt zugelassene Präparat Misoprostol von nicht medizinisch geschulten Frauen angewendet wird, um eine Abtreibung <zu Hause> durchzuführen. Damit könnte es für diejenigen, die es einnehmen, auch gewisse Risiken bergen. Das Präparat wurde für den Privatgebrauch freigegeben, aber gerade in ländlichen Gebieten der USA, wo die Gesundheitsversorgung suboptimal ist und keine Notaufnahmeeinrichtungen vorhanden sind, kann die nicht medizinisch überwachte Einnahme von Misoprostol zum Problem werden.

Die Intention war, dass mit dem neuen Präparat eine Abtreibung ohne den Arzt vorgenommen werden kann. In Vietnam waren 1.734 Frauen in die Vorversuche für das Medikament involviert. Abtreibungen wurden bis zum 63. Schwangerschaftstag durchgeführt, ohne das Mitwirken eines Arztes.

Gynuity, eine Organisation, die sich für die Aufklärung der

Bevölkerung bezüglich Reproduktionsmedizin einsetzt und in den USA arbeitet, unterstützt selbstinduzierte Abtreibungen und versucht, sie in ein positives Licht zu stellen. 2009 wurde berichtet, dass sich Gynuity gegen Gesetze ausspricht, die die Personenwürde des ungeborenen Kindes hervorheben wollen. Etwas besorgt war die Organisation über eine eigene Studie, die 2002 zeigte, dass Misoprostol Geburtsfehler bei Ungeborenen hervorrufen kann, wenn das Kind die eigene Abtreibung *überleben* sollte. Meistens handelt es sich um Klumpfüße, Gesichtsnerven-Abnormalitäten und nicht vollständig ausgebildete Finger.

Ein Viertel der medikamentös induzierten Abtreibungen schlagen fehl und benötigen dringend eine medizinische Versorgung. Vor allem Abtreibungen, die nach der siebten Schwangerschaftswoche vorgenommen werden, setzen das Leben der Mutter auf das Spiel[169].

Dennoch wird Ärzten, die gegen eine Abtreibung sind, in Kanada nahegelegt, sich ein anderes Fachgebiet zu suchen. Hausärzte, die ihre Patienten nicht in eine Abtreibungsklinik überweisen oder Verhütungsmittel verschreiben wollen, müssen in Ontario mit einem Disziplinarverfahren rechnen und können eventuell sogar ihre Approbation verlieren. <<Wenn Ärzte bestimmte Dienste nicht anbieten, weil sie der religiösen Einstellung widersprechen, müssen sie den Patienten an Kollegen weiterleiten, die diese Bedenken nicht teilen. In Notfällen sollten Ärzte gezwungen werden, eine Abtreibung selber durchzuführen, selbst dann, wenn die Prozedur nicht mit ihrem Gewissen vereinbar ist. Es handle sich um standesgemäße Pflichten des Mediziners>>, erklärt Dr. Mare Gabel, die ehemalige Präsidentin des *Ontario Colleges of Physicians and Surgeons*.

Patienten haben demnach ein Recht auf eine Behandlung, die ihren Wünschen entspricht. Professor Douglas Farrow ist der Meinung, Ärzte sollten nach bestem Wissen und Gewissen praktizieren – und ihre Meinung kundtun dürfen, wenn sie eine Abtreibung als den falschen Weg ansehen. Dr. Farrow sagte weiterhin: <<Der Anspruch auf ein Recht auf Freiheit, der jedem Bürger garantiert ist, sollten gerade das

Gewissen und die religiösen Gefühle miteinbeziehen. So kann keiner gezwungen werden, gegen seine Überzeugung zu handeln. Genau das verlangt jedoch das Ontario College für Gynäkologen und Chirurgen[170]>>.

Manchmal warten Ärzte gar nicht auf irgendwelche Komitees, die ihnen Vorschriften machen. Ein Arzt kündigte, weil die künstliche Befruchtung das Ideal der Ehe zerstört; der andere Arzt trieb auf Wunsch der Mutter bei einer Achtlingsschwangerschaft keine überzähligen ungeborenen Kinder ab.

Anthony Caruso, berühmter Reproduktionsmediziner aus Chicago, kündigte seine Stelle, nachdem er realisierte, dass künstliche Befruchtung der falsche Weg ist, kinderlosen Ehepaaren zu helfen.

<<Ich kann Ihnen nicht sagen, wie sehr es mir in der Seele leid tut, anderen Leuten geschadet zu haben>>, betonte Caruso gegenüber *EWTN*, dem katholischen Fernsehsender der USA.

Der Reproduktionsmediziner war eine Kapazität auf seinem Gebiet, sein Anliegen unterschied sich nicht von dem seiner Kollegen, den sehnlichsten Wunsch vieler Paare zu erfüllen, Kinder bekommen zu können, damit sie glücklich werden. Mit Entsetzen stellte der Endokrinologe jedoch fest, dass er mit seiner Arbeit an der zunehmenden Objektivierung bzw. Vergegenständlichung von Kindern teilnimmt. Als Caruso seinen Kollegen dies offenbarte, erntete er dafür nur Spott und Hohn. Trotz allem war der Arzt bestürzt, so viele Menschen in die Irre geführt zu haben. In einer Ehe opfert man sich für den anderen, so der Experte. Künstliche Befruchtung zerstört dieses Ideal, denn nun kann ein Mensch selbst bestimmen, wann und wie viele Kinder er haben will. Caruso zog seine Konsequenzen und kündigte seine Stelle.

EWTN News berichtete am 9. Juni 2011 auch über Michael Kamrava, der seine Lizenz als Arzt am 1. Juli 2011 verlor. Kamrava behandelte im Januar 2009 Nadya Suleman und implantierte alle ihre durch künstliche Befruchtung erzeugten Embryonen in den Mutterleib. Die geborenen Achtlinge erregten damals das Aufsehen der Welt.

Medizinethiker waren geschockt, als die Mutter im Januar 2009 in Los Angeles acht Babies auf die Welt brachte. Der Fertilisationsklinik im berühmten Beverly Hills stand daraufhin ein Gerichtsverfahren ins Haus. Die kalifornische Gesundheitsbehörde prüfte, ob der behandelnde Arzt Kamrava seine medizinische Fürsorgepflicht verletzt hat, da die künstliche Familienplanung normalerweise nur zwei oder drei Embryos für eine Einpflanzung vorsieht.

Die 33-jährige Alleinerziehende Mutter hatte bereits fünf Kinder. Auch diese kamen durch künstliche Befruchtung auf die Welt. Die Mutter wollte, dass alle ihre durch In-Vitro-Fertilisation erzeugten Embryos eingepflanzt werden. Sie wollte nicht, dass die Ärzte selektieren, wer ihr Kind werden darf und wer nicht. Auch später, als sie erfuhr, dass sie acht Kinder bekommt, wollte sie nicht, dass eines ihrer Kinder abgetrieben wird. Schon immer hatte sie den Wunsch eine große Familie zu haben, verteidigte sich die werdende Mutter. Sie erachtete es als schmerzlicher, ein Kind durch eine Abtreibung zu verlieren, als alle acht zur Welt zu bringen. Die Achtlinge, die per Kaiserschnitt zur Welt kamen und die alle überlebten, erregten großes Aufsehen in der Presse. Man redete von Kinderwahn anstatt Kinderwunsch. Unter die gleiche Kategorie zählte man 60- oder 70-Jährige werdende Mütter, die *Designer-Babies* zur Welt bringen, bzw. Eltern, die ein Kind nur deshalb empfangen, weil sie einen Spender für ein anderes bereits vorhandenes krankes Kind brauchen. Künstliche Befruchtung macht es möglich, ein Geschwisterkind zu zeugen und auszuwählen, das sich als Zell- und Organspender eignet.

Dass die Mutter der Achtlinge ihre insgesamt 13 Kinder nur mit Hilfe staatlicher Unterstützung aufziehen kann, sorgte für heftige Empörung. James Gifro, Professor für Gynäkologie und Geburtshilfe der New Yorker Universität verteidigte sich damals.

<<Es sei nicht seine Aufgabe, Leuten zu sagen, wie viele Kinder sie bekommen dürfen. Er sei Arzt und nicht Polizist>>.

Eigentlich hatte die Mutter der Achtlinge nur konsequent das getan, was die In-Vitro-Fertilisations-Technik bietet. Warum sollte man den Ärzten plötzlich ihre Approbation entziehen, wo sie doch ihren

Lebensunterhalt mit diesem für sie tagtäglichem *Geschäft* verdienen? Die Öffentlichkeit war der Meinung man hätte die Mediziner verpflichten sollen, *überzählige* ungeborene Kinder abzutreiben. Der Wunsch der Mutter hätte in keinem Fall ausschlaggebend sein dürfen, weil es ja letztendlich auch um das Wohl der einzelnen Babies ging. Die Ansicht, dass weniger Babies eine bessere vorgeburtliche Entwicklung durchlaufen, hätte der Mutter einleuchten müssen. Egal, ob es darüber Daten gibt oder nur Theorien.

Man wollte den Gynäkologen regresspflichtig machen, damit er und nicht die Steuerzahler für den Unterhalt der Achtlinge aufkommt. Darf ein Arzt einer Mutter ihr Recht auf Reproduktion verweigern? Handelt es sich um einen Skandal, heraufbeschworen von dem mitschuldigen medizinischen Personal?

Ist unsere Weltanschauung diesbezüglich gespalten und misst man mit zweierlei Maß? Bisher schien es die Öffentlichkeit kaum zu interessieren, dass mit Steuergeldern ganz selbstverständlich Abtreibungen und humane embryonale Stammzellforschung finanziert werden.

Ist der Elternwunsch entscheidend und bietet die Reproduktionsmedizin Eltern die technische Möglichkeit für *Designerkinder* und damit indirekt auch eine Rechtfertigung für eine Mutter, ihr Kind im Mutterschoß zu töten? Es scheint ein Dilemma zu sein, weil man entweder auf das Wohl der Kinder schaut, oder auf das Recht der Eltern. Medizin-Ethiker waren besorgt um das Wohlergehen der acht Babies, man scheint aber nicht betroffen, wenn Embryos ausselektiert und entsorgt werden, weil ihre Augen blau anstatt braun sind[171].

10. REPRODUKTIVE GESUNDHEIT

10.1 Versicherungs-Management

Noch nie zuvor hatte eine US-Regierung Personen und Organisationen zu Maßnahmen gezwungen, die sie mit ihrem Gewissen nicht vereinbaren können. Das erinnert mich alles an eine Begebenheit, die sich am Unabhängigkeit's Tag des Wahljahres 2012 in Amerika ereignete. Man meint, man könne einfach alles regulieren und managen. Unzählige Leute tummelten sich in der Hafengegend von San Diego am Abend des 4. Julie. <<Alle Parkplätze waren besetzt, Hotelzimmer schon seit Monaten ausgebucht. Man kam kaum noch durch, so viele Besucher tummelten sich im Hafen. Über Lautsprecher hörte man den lokalen Radiosender, welcher die Musik zu dem zu erwartenden Feuerwerk synchronisierte. 20 Minuten sollte es dauern. Sponsoren hatten $380.000 beigesteuert>>, berichtete Sandy Purdon, der Chef Organisator des Feuerwerkes. Der Hafen von San Diego bezuschusste das Spektakel mit $145.000. 50.000 sammelte der Hafendistrikt, womit man die Kosten deckte, um den Verkehr zu regeln. Mit dem Gewinn von $50.000 wollte man jungen Familien helfen. Mike Newton, ein 29-jähriger Photograph, wollte das Spektakel mit seinen Freunden vom 28. Stock seines Apartmenthauses ansehen. Aber was dann passierte, konnte niemand vorausahnen. Es gab einen riesigen Knall, alle Raketen gingen auf einmal los. Ein unwahrscheinliches Schauspiel mit viel Licht, lautem Krachen und viel Rauch. Nach 20 Sekunden war alles vorbei.

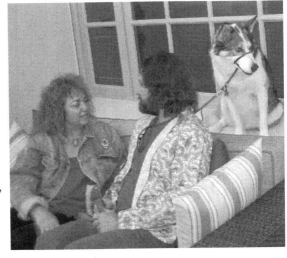

209

<<Wir standen nur da und schauten ungläubig, danach saßen wir herum und warteten. Aber es passierte nichts mehr>>, erzählte Bre Nelson ein 26-jähriger Hochzeitsplaner. Was war geschehen? Warum dauerte ein Feuerwerk, das für 20 Minuten geplant war, nur 20 Sekunden? Ein Computer-Fehler hieß es, er zündete alle Raketen auf einmal.

<<Verletzt wurde keiner, so müssen wir auch keinen entschädigen. Wir sind von der Technologie abhängig>>, sagte August Santore, Miteigentümer der Feuerwerksgesellschaft[172].

Ein Feuerwerk gehört unabdinglich zum 4. Juli, an dem sich jeder Amerikaner an die Unabhängigkeitserklärung von 1776 erinnern soll.

An diesem 4. Juli feierten die Vereinigten Staaten zum 236. Mal ihre Unabhängigkeit von Großbritannien. 1776 lebten 2,15 Millionen Menschen in den damals 13 Staaten von Amerika, die sich nicht nur von England lossagten, sondern in ihrer Unabhängigkeitserklärung auch fünf Mal Gott erwähnten. Gott als ihren Schöpfer, als den obersten Gesetzgeber, als die Quelle allen Rechtes, als den Obersten Richter der Welt und als ihren Beschützer.

Kurz vor dem 4. Juli 2012 kam der Film, *For the Greater Glory* [Cristiada] in die US-Kinos. Eine wahre Geschichte, die zeigt, wie die mexikanische Regierung Christen von 1926 bis 1929 verfolgte. Amerikaner sollten durch den Film daran erinnert werden, wie sehr Christen gehasst werden, nicht in einem fernen Land, sondern in ihrem eigenen Nachbarland. 1926 wurde jegliche Religion durch den mexikanischen Präsidenten Plutarco Elias Calles unterdrückt. Priester wurden getötet, Kirchen zerstört. 90.000 Mexikaner, die sich selbst als Christeros bezeichneten, fanden den Tod. Im Jahr 2000 wurden 25 Märtyrer von ihnen heiliggesprochen. Die Reaktion der Amerikaner auf den Film war, dass so etwas natürlich nicht in den USA passieren kann. <<Der blutige Teil vielleicht nicht, aber die Verachtung der Religion bekommt man schon zu spüren>>, schreibt Phyllis Schlafly am 4. Juli 2012 in seiner Kolumne des *Eagle Forums: Obama censors the declaration of independence.*

In der Unabhängigkeitserklärung heißt es, dass alle Menschen gleich erschaffen worden sind und von ihrem Schöpfer mit gewissen unveräußerlichen Rechten ausgestattet worden sind, worunter Leben, Freiheit und das Streben nach Glückseligkeit zu verstehen ist. Die Unabhängigkeitserklärung bekräftigt somit eine tiefe Gottesgläubigkeit. Die Absicht der Regierung soll es sein, diese von Gott gegebenen unveräußerlichen persönlichen Rechte zu beschützen. Phyllis Schlafley kann sich allerdings vorstellen, dass sich ähnliche hasserfüllte Tiraden gegenüber Christen, wie sie einst der mexikanische Präsident benutzte, in den USA wiederholen könnten.

Seit Donnerstag, dem 28.06.2012, müssen alle katholischen Arbeitgeber und Arbeitnehmer in den USA aufgrund des vom Obersten Gericht der USA bestätigten neuen Kranken-Versicherungsgesetzes Krankenversicherungen akzeptieren, die auch Sterilisierungen, Abtreibungen und Verhütungsmittel abdecken. In den USA wehren sich die Katholiken und viele andere mit ethischen und religiösen Einwänden gegen diesen massiven Eingriff in die Gewissensfreiheit. Es scheint fast absurd, da viele Einwanderer gerade wegen der in der U.S.-Verfassung garantierten Religions- und Gewissensfreiheit in die USA gekommen sind. In allen katholischen Kirchen der USA wurde am 4. Juli 2012 folgender Text der U.S. Konferenz der katholischen Bischöfe gebetet:

<<O Gott unser Schöpfer, von Deiner vorsehenden Hand haben wir unser Recht zum Leben, zur Freiheit und dem Streben nach Glückseligkeit erhalten. Du hast uns Dein Volk genannt und uns das Recht und die Pflicht gegeben, Dich anzubeten, den einzigen wahren Gott und Deinen Sohn Jesus Christus. Durch die Macht und das Wirken Deines Heiligen Geistes hast Du uns gerufen, unseren Glauben in der Mitte der Welt zu leben und das Licht und die Wahrheitsfindung des Evangeliums in jeden Winkel der Gesellschaft zu tragen. Wir bitten Dich, unsere Wachsamkeit über das Geschenk der religiösen Freiheit zu segnen. Gib uns die Stärke von Leib und Seele, unsere Freiheiten zu beschützen, wenn sie angegriffen werden. Gib uns Mut, damit unsere

Stimmen für die Rechte Deiner Kirche gehört werden und die Gewissensfreiheit aller Menschen des Glaubens gewährleistet wird. Wir beten, gewähre uns, oh himmlischer Vater, dass wir mit klarer und vereinter Stimme zu all unseren Söhnen und Töchtern, die in Deiner Kirche versammelt sind, sprechen. Damit wir in dieser entscheidenden Stunde in der Geschichte unserer Nation allen Versuchungen widerstehen und alle Gefahren überwinden, zum Wohl unserer Kinder und Kindeskinder und von allen, die nach uns kommen. Dieses große Land wird immer *eine Nation unter Gott sein, untrennbar von der Freiheit und Gerechtigkeit für alle.* Wir bitten Dich durch Christus unseren Herrn Amen>>.

Das neue *Obamacare*-Krankenversicherungsgesetz war nun essentiell bestätigt. Es gab nur einen Weg, um es zu annullieren. Es ist derselbe Weg, der zur Gesetzgebung geführt hat - ein neuer Präsident und ein neuer Kongress hätte gewählt werden müssen. Diese Auffassung hatte auch der Oberste Richter Roberts vertreten: <<Es ist Euer Job, nicht meiner. Ich will es Euch nicht zu leicht machen[173]>>.

So gesehen waren Katholiken der USA enttäuscht über den Wahlausgang im November 2012. Man hatte gehofft, die Wahl würde alle Katholiken wachrütteln und im Kampf für die Ungeborenen und die religiöse Freiheit vereinen.

In den Tagen nach der Wahl redeten die Menschen nur noch davon. Ein alter Mann schimpft auf Joe Biden, der ihm zu katholisch sei, trotzdem habe er Obama gewählt. Die ältere Dame, mit der er sich unterhielt, fand es unakzeptabel, wie die Republikaner *Planned Parenthood* behandeln. Eine andere Dame mexikanischer Herkunft, schwärmt im Café, sie hätte am Montag vor der Wahl beinahe Obama die Hand geschüttelt, als er in Madison/Wisconsin vorbeikam. Doch kurz vor dem persönlichen Highlight drehte sich der Präsident um, sagte sie enttäuscht. Der Cafébesitzer lächelte und fragte die Frau, ob sie daraufhin Romney gewählt habe. Die Frau verneinte und lobte den Präsidenten. Sie strahlte so wie die Demokratischen Wahlhelfer, die in den Tagen vor der Wahl von Tür zu Tür gingen und aufforderten, Obama zu wählen.

Am Radio hörte man eine konservative Sprecherin, die erläuterte, dass die Leute die komischsten Kriterien heranzögen, um jemanden zu wählen. Es lag bestimmt nicht an den Kandidaten, betonte sie. Es seien einfach die Lügen gewesen, welche die Republikaner nicht zurückgewiesen hätten.

Die Katholiken fühlen sich besiegt, obwohl sie hart gekämpft haben. Eine Frau, die seit einem halben Jahr jeden Donnerstagabend vor dem Kapitol von Madison mit vielen anderen für einen guten Ausgang der Wahl gebetet hatte, sagte, sie fühle sich seit dem Tag der Wahl sehr elend. Viele Kirchenführer sprachen sich gegen das neue Gesundheitsgesetz aus. Über die Wahl sagten sie aber nichts.

Verantwortliche riefen die Polizei, um Leute zu verjagen, wenn sie auf Kirchenparkplätzen Hintergrundinformationen über die Kandidaten an den Windschutzscheiben befestigten. Nur einige Bischöfe warnten davor, einen Kandidaten zu wählen, der Abtreibung, embryonale Stammzellforschung und Homoverbindungen favorisiert. Der Kollisions-Kurse der katholischen Kirche mit der Obama Administration hätte beendet sein können, aber nun hat sich der Konflikt noch verstärkt.

Father Pavone, der Gründer-Priester *Für das Leben*, war entsetzt wie viele Katholiken Obama gewählt haben. <<Wir werden uns weiterhin für das Leben einsetzen. Die Verlierer dieser Wahl sind die Ungeborenen>>.

Deal Hudson, Präsident des Katholischen Networks in Pennsylvania, äußerte sich enttäuscht über den meist fehlenden oder zu späten Rückhalt seitens einiger Bischöfe. Hudson hatte so gehofft, die Wahl würde alle Katholiken wachrütteln. Besonders jene, die bisher über das neue Gesundheitsgesetz geschwiegen hatten und ihren Mitkatholiken nicht zur Seite gestanden waren, als diese ihre Religionsfreiheit verteidigten. Er hatte gehofft, dass diejenigen, welche die Führung in diesem Streit übernommen hatten, solange ihre Position halten würden, bis sich die Ängstlichen schließlich angeschlossen hätten:

<<Der Präsident habe absichtlich *sogenannten* Katholiken, wie dem Vizepräsidenten Joe Biden und der Kongressabgeordneten Nancy Pelosi, hohe Ämter gegeben. Denn all diese Leute sind vehement für Abtreibung und ihre Finanzierung. Damit handeln sie gegen die Lehre der Kirche und sind gar nicht mehr katholisch. Öffentliche Sünder sind nach den Kirchengesetzen nicht zu den Sakramenten zugelassen und man sollte ihnen nicht die Hl. Kommunion spenden. Ein anderer prominenter katholischer Abtreibungsbefürworter war z. B. John Kerry, der 2004 Präsidentschaftskandidat der Demokraten der USA war. Trotz allem zögern viele Bischöfe, solchen Herrschaften die Sakramente zu verweigern>>.

Kardinal Raymond Burke, Präfekt des Obersten Kirchengerichtes bis 2014, findet diese Rücksichtnahme abwegig. <<Hohe Politiker, die sich durch ihre Ansichten selber von der Kirche entfernt haben, legen es regelrecht darauf an, unter den Augen der Öffentlichkeit die Hl. Sakramente zu empfangen, um damit die lauen Gläubigen zu verwirren. Sie wollen nicht nur die Hl. Kommunion von einem Bischof empfangen, sie wollen auch noch, dass ein Bild davon im *Time Magazine* erscheint, damit Leute, die das sehen, sich denken: er muss seine Sachen in Ordnung haben, sonst würde er nicht die Hl. Kommunion empfangen. Solche Leute benutzen die Hl. Eucharistie als ein politisches Werkzeug>>.

<<Liebe Pro-Life-Kämpfer, bleibt unerschütterlich und kämpft weiterhin den guten Kampf. Gebt niemals auf. Amerikas Ungeborene haben heute mehr denn je einen Grund zum Zittern. Die Wähler haben beschlossen, dass weitere vier Jahre ein Krieg gegen die Ungeborenen geführt wird. Gegen unsere Mitmenschen, die am wehrlosesten und unschuldigsten sind. Wir hatten so sehr gehofft, dass diese Wahl dazu führen würde, den Ungeborenen mehr Schutz zukommen zu lassen>>, schrieb Peter Baklinski in *LifeSiteNews* am 7. November 2012.

<<Trotzdem müssen wir mehr denn je versuchen, uns für die Rechte der Ungeborenen einzusetzen und dürfen uns nicht vom Ausgang der Wahl entmutigen lassen[174]>>."

„Über dieses Thema könnte man bestimmt noch viel sagen", bemerkt Leonhard. "Versicherungen bezahlen aufgrund des neuen Gesundheits-Gesetzes der USA nicht nur Verhütungsmittel sondern auch klinisch vorbeugende Dienste für Frauen (*Clinical Preventive Services for Women*).

Die katholische Gesundheitsministerin Kathleen Sebelius unterstützte die routinemäßig angebotene kostenlose vorgeburtliche Genuntersuchung der Ungeborenen. Down Syndrom kann mit diesem Test allerdings nicht verhindert werden. Die Krankheit manifestiert sich ab dem Zeitpunkt der Zeugung. Es wird berichtet, dass Frauen, bei denen Down Syndrom festgestellt wird, zu 90% ihre Kinder abtreiben.

2012 wurde durch ein Gesetz eine Abtreibung wegen einer bestimmten Rasse oder wegen des Geschlechts eines Kindes verboten. Genetische Abnormalien werden darin nicht erwähnt. Ein ungeborenes Kind wegen irregulärer Gene zu *eliminieren*, ist nicht nur straffrei in den USA, es wird sogar über Steuergelder finanziert.

Als der Präsidentschaftskandidat der Republikaner Rick Santorum im Februar 2012 behauptete, Pränatale-Tests führten in 90% zu einer Abtreibung des Kindes, entfachte er eine heiße Diskussion.

Die Medien wie z.B. die *Tampa Bay Times*, verneinten die genannten Zusammenhänge. Internationale wissenschaftliche Studien bestätigten hingegen die Aussagen Santorums.

Bereits 1990 betonte der Gesundheitsminister Joycelyn Elders von Arkansas *den wichtigen und positiven Gesundheits Effekt der Abtreibung*. Durch Abtreibung wurde die Anzahl der Kinder mit schwerwiegenden Geburtsfehlern reduziert. 1976 war die Anzahl der Down Syndrom Kinder bereits um 64% zurückgegangen.

Eine vom Life Issues Institute durchgeführte Studie kommt zu dem Schluss: <<Abtreibungen waren billiger, als hohe Kosten für kranke Kinder aufzubringen. Die Organisation *March of Dimes*

finanzierte den größten Teil der 180 Millionen Dollar Studie. Es wurde verkündet: <<Verbreitete genetische Tests könnten der Regierung Milliarden an Geldern einsparen, die ansonsten für die Pflege von Kindern mit genetischen Krankheiten ausgegeben werden>>.

Die damalige Gesundheitssekretärin Sebelius behauptete am 1. März 2012, dass die Kostengründe ausschlaggebend für die Ausgabe freier Kontrazeptiva seien. <<Der Rückgang von Schwangerschaften kompensiert die Ausgaben für Verhütungsmittel>>.

10.2 Down Syndrom

1959 entdeckte Dr. Jerome Lejeune die Trisomy 21, welche das Down Syndrom verursacht. Dies führte dazu, dass man mit Pränatalen-Tests die Chromosomen-Abnormalie erkannte. Lejeune war sehr bekümmert über seine Entdeckung, die dazu benutzt wurde, um, wie er sagte, *Eugenische-Abtreibungen* durchzuführen. Mit seinen weiteren Forschungen wollte er das Down Syndrom heilen. Er hoffte, Kindern das Leben zu retten. Lejeune setzte sich für die Würde der Ungeborenen ein. Er wusste, dass er damit seine Chance, den Nobel-Preis in Medizin zu bekommen, aufs Spiel setzte.

Die Kirche würdigte jedoch die hervorragenden Tugenden des Wissenschaftlers. Am 28. Juni 2007 wurde Lejeune's Seligsprechung eingeleitet. Aufgrund von zwei Wundern wird die Kirche vielleicht bald ihren eigenen Patron für diese Krankheit haben.

Einige sagen, Lejeune wirke bereits als Fürsprecher, weil die Forschung über Down Syndrom enorme Fortschritte macht. Medikamente befinden sich bereits in der klinischen Phase.

Beim Beten helfen die Petites Soeurs de L'Agneau von der Communauté de l'Agneau. Sie sind 1985 in Le Blanc, der Diözese von Bourges, gegründet worden. Sie sind der einzige Orden, der Schwestern mit Down Syndrom aufnimmt. <<Der Orden existiert, um denen, die den letzten Platz in der Gesellschaft haben, zu erlauben, der Kirche als Ordensleute zu dienen. Diejenigen, die von anderen abhängen, ihre Leben zu gestalten, bestürmen mit ihren Gebeten den Himmel>>. Professor Jerome Lejeune hat die Gemeinschaft sehr unterstützt und

216

ermutigt. Er sagte: <<Auch Down Syndrom Kranke können sich entwickeln. In ihrem Herzen sind sie nicht behindert. Ein ihnen angepasstes religiöses Leben ist für sie möglich[175]>>.

Die Vereinigten Nationen feierten den Welt-Down-Syndrom Tag am 21. März 2012. Das Datum 3/21 repräsentiert die drei Kopien des 21. Chromosoms, das für Down Syndrom verantwortlich ist. Eltern und Juristen, die sich für Down Syndrom Kranke einsetzen, sind begeistert über diese Anerkennung. Diane Grover, Gründerin der internationalen Down Syndrom Vereinigung, betont, wie sehr man in der heutigen Zeit diesen Tag braucht. <<Eltern müssen darauf vorbereitet sein, wenn ein Arzt ihnen einen genetischen pränatalen Test anbietet. Zu oft erhalten sie das Ergebnis, ohne zu verstehen, worum es sich eigentlich handelt. Oft entscheiden sie sich zu schnell in einer Zeit ihres Lebens, wenn sie am meisten Unterstützung brauchen. Eltern müssen über die unzählbaren Möglichkeiten Bescheid wissen, die ihnen zur Verfügung stehen[176]>>."

"Wisst ihr, was passiert, wenn ein Baby mit Down Syndrom geboren wird, weil Ärzte anstatt der kindlichen Plazenta-Gewebeprobe aus Versehen den mütterlichen Teil der Plazenta untersuchten und davon ausgingen, dass eine gesunde Schwangerschaft vorliegt?" fragt Mathilde.

„Kalanit, ein Kind mit Down Syndrom ist heute vier Jahre alt. Seine Eltern Ariel und Deborah Levy hätten sie abgetrieben, wenn sie gewusst hätten, eine behinderte Tochter zu bekommen. Ihre *Chance* dazu wurde durch den Missgriff der Ärzte des Legacy Health Krankenhauses in Portland vertan, und man sprach von einer *widerrechtlichen Geburt*. Die Eltern lieben ihre Tochter. Die Anwälte der Familie verklagten trotzdem das Krankenhaus. Es solle für die *Fehldiagnose* zahlen, solange Kalanit lebt. Die Geschworenen entschieden mit 12-0 für einen Schadensersatz in Höhe von 3 Millionen US-Dollars.

Melinda Delahoyde, Präsidentin des Pregnancy resource centers network Care-Net, einer Hilfs-Organisation der USA, die sich besonders schwangerer Frauen annimmt, die nicht über genügend finanzielle Mittel verfügen, ein Kind auszutragen, ist selber Mutter eines Down Syndrom Kindes. Sie beklagte sich über den Urteilsspruch.

<<Der Begriff widerrechtliche Geburt ist widersprüchlich. Das einzige Widerrecht ist es, ein behindertes Kind abzutreiben. Wie schwierig die Umstände auch immer sind, die Geburt eines Kindes ist ein Wunder>>, erklärte Melinda.

Sie betet für Kalanits Eltern, damit sie in ihrer Tochter nicht einen medizinischen Fehler sehen, sondern die perfekte Ergänzung zu ihrer Familie. Die Levy's sind kein Einzelfall. Neulich bekam eine Familie aus Florida US$ 4,5 Millionen für ihren Sohn, der ohne Arme und mit nur einem Bein geboren wurde[177]."

10.3 Behinderten Stigma aufgehoben

„Familien wachsen durch schwere Prüfungen zusammen", antwortet Emily. „Leider ist das nicht immer der Fall. Samuel Forrests Sohn hatte Down Syndrom. Er und seine Frau aus Auckland, Neu Seeland, waren überglücklich, als ihr Sohn am 21. Januar 2015 geboren wurde. Dann merkte er, dass seine Frau anders darüber dachte. <<Nach der Geburt kam der Arzt zu mir und sagte, es gäbe ein Problem mit meinem Jungen. Ich folgte ihm in den Kreissaal. Man teilte mit, Leo hat Down Syndrom. Ich könne das Kind sofort zur Adoption freigeben, ohne es überhaupt mit nach Hause zu nehmen. Meine Frau hatte schon entschieden. Alles geschah hinter meinem Rücken. Sie verlangte von mir, entweder solle ich das Kind freigeben oder sie wolle sich scheiden lassen. Ich ging, um meinen Sohn zu sehen. Ich schaute ihn an und dachte mir: Er ist wunderschön, er ist perfekt, ich werde ihn auf jeden Fall behalten. Meine Frau reichte wirklich die Scheidung ein>>.

Forrest musste mit der neuen Situation alleine fertig werden. Er brauchte eine Halbtagsstelle, denn er wollte Leo nicht in die Kindertagesstätte geben. Er musste irgendwie 60.000 Dollars für die Kosten, die nun auf ihn zukamen, auftreiben. Er gründete die *GoFoundMe-Seite*, und nach neun Tagen hatte er 340.194 Dollars beisammen. <<Leo hatte Glück, die Unterstützung von Tausenden von Freunden aus der ganzen Welt zu erhalten. Das extra Geld sollte dazu dienen, damit Leo ein gutes Zuhause und eine gute Schule bekommt. Ein Teil des Geldes sollte Einrichtungen unterstützen, um Eltern mit behinderten Kindern zu helfen. In Amerika gibt es nur ein einziges Kinderheim, das sich um Down Syndrom Babies kümmert>>

Gegenüber *ABC-News* bezeichnete Forrest die Abtreibung als eine Form der Diskriminierung von Menschen mit Entwicklungsbeeinträchtigungen. Eltern, die ein Kind mit einer Behinderung erwarten, werden meist unter Druck gesetzt. Für den jungen Vater ist das eine Form der Eugenik.

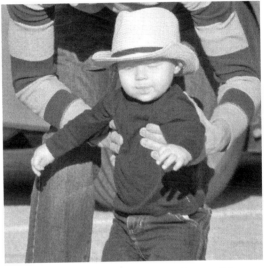

Eine Studie von 2011 des *American Journals of Medical Genetics* besagt, dass nur vier Prozent der Eltern bedauern, ein behindertes Kind zu haben. 99 Prozent der Betroffenen geben an, glücklich mit ihrem Leben zu sein.

Forrest hofft, eines Tages werden Eltern und dann vielleicht auch unsere Gesellschaft fähig sein, solche Kinder zu lieben und zu schätzen. <<Wir stigmatisieren Kinder mit Down Syndrom und sehen dadurch nicht, wie normal solche Menschen sind. Ich will hart arbeiten, um zu zeigen, dass Leo seine Begabungen hat und ein besonderer Mensch ist. Für mich ist mein kleiner Leo jetzt schon der Größte>>[178].

Bei der Mercedes Benz Modeschau 2015 in New York sah man, wie sehr das Behinderten-Stigma seine Vorurteile selbst in der Pop Kultur verliert. Eine Frau mit Down Syndrom war zum ersten Mal in der Geschichte mit dabei, Kleider vorzuführen. Die 30-jährige Jamie

Brewer, die man auch als Schauspielerin in dem Film *FX's America's Horror Story* und als die jüngste Präsidentin einer Kunstausstellung kennt, war als Modell für ein Carrie Hammer Kleid dabei. Viele berühmte Modells waren mit ihr auf dem Laufsteg. Jamie gibt Zeugnis, wie sehr sich die Gesellschaft gewandelt hat und hilft, behinderte Menschen als einen Teil von ihr anzuerkennen.

<<Wir sind berufen, zu den Menschen Kontakt aufzunehmen, die am Rand der Gesellschaft leben. Unser Solidarität gilt unseren Brüdern und Schwestern, die: arm, behindert, ungeboren, krank, arbeitslos, Flüchtlinge, Einwanderer und alte Leuten sind>>, sagte Papst Franziskus am 4. Oktober 2013.

Die Mode Woche, die bekannt ist für ihre superschlanken Modelle und luxuriösen Kleider, bekennt sich mit Jamie zu den behinderten Mitmenschen. Katholiken achten die Würde des Menschen von der Zeugung bis zum Tod. Sie ist unabhängig von seinem Intelligenz-Quotienten oder äußeren Behinderungen. Oft realisieren wir nicht, dass solche Menschen in vielerlei Hinsicht begabt sind. Oft bleiben uns ihre Talente verborgen.

Obwohl es 400.000 Amerikaner mit Down Syndrom gibt, wissen viele gar nicht, was für eine Krankheit das ist. 2009 berichtete *ABC News* von einer Mutter, deren ungeborenes Kind diese Krankheit hatte. Man gab ihr die Adresse des Massachusetts Down Syndrom Congress First Call Programms. Dort sah sie ein kleines behindertes Mädchen. Die Schwangere war erstaunt, wie sehr das Kind anderen, gesunden Kindern ähnelte. <<Sie war bezaubernd. Ich dachte sie würde ohne Regungen in einem Stuhl sitzen und von ihrer Umwelt nichts mit bekommen>>.

Die Amerikanische Pop Kultur versucht die allgemeine Auffassung über das Down Syndrom zu ändern und die Träger als ganz normale Menschen darzustellen. Einige Fernsehsendungen haben behinderte Schauspielerinnen. David DeSanctis, hat Down Syndrom. Er ist ein erfolgreicher, 23 Jahre alter Schauspieler in dem Film: *Where Hope Grows*. Neulich erklärte er: <<Ich bin einer von 10% der nicht abgetrieben worden ist>>.

Auch die Cheerleaderin Becky Jackson wird von der 24-jährigen behinderten Lauren Potter gespielt. Um die Stigmatisierung zu beenden, veranlasste das US-Geschäft Target an Weihnachten 2014, eine Reklame zu zeigen, in der die zweijährige Izzy Bradley, die Down Syndrom hat, mit einem Spielzeug spielt.

Selbst YouTube hat eine eigene Sensation. Die 13-jährige Madison Tevlin hat Millionen Zuschauer. Es ist sehr schwer, ja fast undenkbar, mit Down Syndrom zu singen. Doch die Kanadierin scheint durch viel Übung das Unmögliche geschafft zu haben.

Viele hoffen, diese Beispiele können Eltern dazu bewegen, ihr Down Syndrom Kind anzunehmen. In North Dakota und vielleicht auch bald in Ohio ist eine Abtreibung nach der Diagnose Down Syndrom verboten.

Es ist noch nicht so lange her, dass man Kinder mit Down Syndrom in psychiatrische Einrichtungen steckte und deren Eltern so behandelte, als hätten sie etwas Unmoralisches getan. Heute werden Kinder mit Down Syndrom nicht mehr von den Augen der Öffentlichkeit weggesperrt. Im Gegenteil, sie spielen mehr und mehr eine prominente und einflussreiche Rolle in Amerikas Gesellschaft[179]."

„Im Frühsommer 2014 habe ich über die außergewöhnliche Leistung der 14-jährigen Christina Clapp in einer amerikanischen Zeitung gelesen[180].

Mit Leichtigkeit hatte das Mädchen mit dem Jugendsymphonieorchester von Phoenix, Arizona, ein schwieriges Klavierstück von Beethoven gespielt", unterbricht Leonhard.

„Ihre Mutter ist ihre Lehrerin in allen Dingen, weil Christina zuhause unterrichtet wird. Die Kirche hatte den Musik-Wettbewerb veranstaltet, an dem 12 Schulen teilnahmen.

Dadurch war es möglich, die 14-Jährige mit anderen Kindern zusammen zu bringen, die ebenfalls Musik als Therapie benutzen, um z. B. Verhaltensstörungen entgegenzuwirken.

Christina konnte sich, als sie noch kleiner war, nur schwer auf eine Sache konzentrieren. Die Musik änderte das. Alle waren erstaunt über

Christinas Talent. Sie ging als Siegerin des Wettbewerbs hervor. Sie war froh, vor allen Leuten Klavier spielen zu dürfen. Sie weiß, dass sie anderes ist als ihre Mitschüler. Sie wusste, dass man über sie redete und so ist sie stolz, ihren Platz als Pianistin gefunden zu haben. Der Erfolg zeigte, dass sie auch mit ihrer Krankheit erstaunliche Dinge im Leben leisten kann. Leute mit Down Syndrom sind auch menschliche Wesen, heißt es am Ende des Zeitungsartikels[181]

Es ist interessant, dass wir ihnen einen allzu hohen IQ absprechen. Obwohl es sich immer öfter zeigt, wie schlau sie sind. Ich rede von der 11-jährigen Chole. Bei ihrer Geburt merkte der Vater Kurt Kondrich, dass irgend etwas nicht stimmte. Der Arzt erklärte ihm kurz darauf, sein Neugeborenes hätte Anzeichen für Down Syndrom. Als Kondrich fragte, ob er seine Tochter in den Arm nehmen darf, war der Mediziner sogar erstaunt. Im dem Moment, wo der Papa das Kind hatte, war er stolz. Nichts sollte zwischen seiner Tochter und ihm stehen. Als er sie zuhause hatte, war er noch mehr erstaunt über die Fähigkeiten seiner kleinen Chole. Vor kurzer Zeit noch war es üblich, Kinder mit Down Syndrom in ein Heim für Behinderte zu stecken, um sie von anderen Menschen auszuschließen.

Der Vater, ein Polizist, gab seinen Job auf und ging zurück auf die Universität, um seinen Masterabschluss in Pädagogik für behinderte Kinder zu machen. Seine Tochter konnte mit drei Jahren lesen und ist mit 11 Jahren genauso weit in der Schule, wie ihre Klassenkameraden. Die ganze Familie hilft, damit Chole ihre Fähigkeiten voll entfalten kann.

Der Vater kämpfte für seine Tochter. Zusammen mit ihr hat er 2014 ein neues Gesetz initiiert, das in Pennsylvania als die *Chole's Massage* oder auch der *Down Syndrome Prenatal Education Act.* bekannt ist. Viele Kinder hätten gerettet werden können, wenn die Ärzte eine präzise up-to-date Information den Eltern gegeben hätten, was die Krankheit konkret bedeutet.

Heute klärt das Gesundheitsministerium von Pennsylvania Frauen auf und macht ihnen Mut, wie sie ein Kind mit Down Syndrom fördern und welche staatlichen Mittel sie in Anspruch nehmen können. Die Medizin ist sehr weit. Viele wissen nichts von speziellen Programmen, die eine Physiotherapie oder Schönheitschirurgie miteinschließen.

Kondrich sagte der *Pittsburgh Post*: <<Schwangere sollten nicht über die Diagnose Down Syndrom bestürzt sein oder sich alleingelassen fühlen. Ich möchte, dass das neue Gesetz den Frauen Mut macht. Meine Tochter Chole war ein Segen für uns alle>>[182]."

10.4 Gebete für Ungeborene

Emily ergreift das Wort. „Vor einigen Jahren nahm mich mein Chef mit auf eine Tagung. Eigentlich sind da keine Sekretärinnen, nur bei mir ist das etwas anders. Ich bin ja seine rechte Hand. Und so flogen wir nach San Diego in Kalifornien. Meine Schwester bestand darauf, dass ich mir dort unbedingt eine alte Mission ansehe.

Ich erlebte folgendes: Nach der Feier der Sonntags-Messe trat eine junge Frau an den Ambo der Missionskirche. Man spürte, dass sie allen Mut zusammennehmen musste, um vor der vollbesetzten Kirche zu sprechen. Doch schließlich fasste sie sich ein Herz und sagt mit lauter Stimme: <<Ich habe Down Syndrom. Ich verstehe nicht, warum jedes Robbenbaby ein Recht auf Leben hat, nur ich nicht>>.

Sofort hatte die junge Frau die Herzen ihrer Zuhörer erobert. <<Ich habe Gefühle wie Sie, und manchmal kann ich ganz schön stur sein. Welcher Arzt oder welche Mutter meint, über mein Leben bestimmen zu können, meint sagen zu können, dass es unwert sei?>>, fuhr sie fort. <<Ich genieße das Leben so wie jeder von Ihnen, der hier sitzt. Und ich danke meiner Mutter, dass sie für mich das Leben wählte, auch wenn ich oft bestaunt und bemitleidet werde. Aber ich bin von Gott gewollt, so wie jeder andere Mensch und habe meine ganz persönlichen Talente. Bitte helfen Sie mir, für das vorgeburtliche Leben einzutreten, für meine Brüder und Schwestern, denen das Recht auf Leben abgesprochen wird>>.

Die Zuhörer waren sichtlich gerührt. Die junge Frau atmete durch und verließ erleichtert den Ambo. Ihr Appell, man möge sich mit ihr im Rahmen der Kampagne *40 days for Life* für das Leben einsetzen und in den kommenden vierzig Tagen eine Stunde Gebet vor einer Abtreibungs-Klinik übernehmen, hat die Menschen wachgerüttelt. Sie bat die Frauen, die eine Abtreibung hinter sich haben, nicht zu verzweifeln. Gott sei bereit, ihnen jederzeit zu vergeben, war ihr Trost. Nicht verzweifeln – diese Aufforderung klang noch lange nach.

Wir alle wissen, Amerikaner aller Altersklassen und Berufssparten, selbst Bischöfe, Priester und Seminaristen, stehen oft betend vor den Abtreibungskliniken. 40 Tage im Jahr beten, fasten und singen sie, um das Ende einer vorgeburtlichen Kindstötung herbeizuführen. Mit ihrem Gebet, so glauben sie, können sie alle erreichen, und sie bringen große Opfer, um selbst in der Nacht, bei Kälte und Regen, vor den Klinken auszuharren.

Meinungsfreiheit ist in den USA verfassungsrechtlich geschützt. Dennoch scheinen manche Leute über die Beter und ihre sanfte Botschaft verärgert zu sein und rufen die Polizei, weil sie sich in ihren eigenen Rechten und Gefühlen verletzt sehen oder nicht möchten, dass ihr Gewissen belastet wird. Sicher, man darf sich auf keinen Fall zu nahe an einer Abtreibungsklinik aufhalten. Doch nur Insidern ist bekannt, dass Polizisten friedlich demonstrierende Menschen, die keiner Fliege etwas zu Leide tun, verhaften. Ihr Vergehen? Sie stehen betend mit einem Anti-Abtreibungsschild vor einer Klinik. In einer

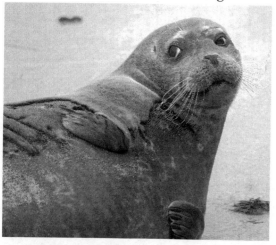

Stadt im Mittleren Westen der USA wurde neun Personen deshalb kürzlich sogar der Prozess gemacht. Einer verheirateten jungen Frau, die legal in den USA lebt und mitbetete, drohten die Behörden sogar mit der Deportation. Die Mitbeter haben Angst

einzugreifen, wenn der Nachbar abgeführt wird. In den Zeitungen, im Radio oder im Fernsehen wird darüber nicht berichtet.

Stattdessen berichtet man über das Hinschlachten von Robbenbabies, wie die junge Frau mit Down Syndrom nach der Sonntagsmesse in einer alten Missionskirche in Kalifornien festgestellt hatte[183].

Es geht nicht immer so friedlich zu. Die 52-jährige Melanie Toney wurde in Austin, im US-Bundesstaat Texas am Montag, dem 23. 03. 2015, verhaftet, weil sie aus ihrem Auto einen Molotov-Cocktail in eine Gruppe von Pro-Life-Betern warf, die vor einer *Planned Parenthood* Abtreibungsklinik beteten. Zeugen berichteten, wie Toney am Abend einen brennenden Gegenstand im Vorbeifahren aus ihrem Wagen warf. Ihr Nummernschild hatte sie abgedeckt. Trotz allem konnte die Frau drei Meilen von der Klinik entfernt von der Polizei verhaftet werden.

Heather Gardner, Exekutiv Direktorin der Zentralen Pro-Life Koalition von Texas sagte, ihre Gruppe werde für die Frau beten. Auch andere Pro-Life-Aktivisten waren in letzter Zeit Gewalttätigkeiten von Abtreibungsbefürwortern ausgesetzt. 2011 wurden Pro-Life-Aktivisten in Kalispeli, im US-Bundestaat Montana, tätlich angegriffen. Die Polizei unternahm nichts mit der Begründung, die Aktivisten hätten mit dieser Art von Reaktionen rechnen müssen. Einige Monate später wurde eine Gruppe von Aktivisten in New Mexiko gewaltsam von Abtreibungs-Befürwortern angegriffen, wobei ein Betender eine tiefe Kopfwunde davontrug.

Dieses sind nur zwei von vielen Vorfällen, die in letzter Zeit dokumentiert wurden. In einem anderen Fall wurde ein Bus einer katholischen Pro-Life-Schule in Rockford-Illinois, angezündet.

Bereits im Februar 2011 hatte examiner.com berichtet, dass der amerikanische Liberalismus in seinen Wurzeln eine hasserfüllte Ideologie sei: <<Unglücklicherweise bezeugen die Liberalen diese Einstellung an jedem x-beliebigen Tag. Wollen die Liberalen wirklich einen zweiten Bürgerkrieg in den USA? *Planned Parenthood* Lobbyisten fordern z. B. ein Recht auf Tötung von Neugeborenen>>, heißt es im *examiner.com* vom 24. März 2015[184].

Pro-Life Amerikaner sind dennoch sehr aktiv. Jedes Jahr, Ende Januar, machen sie sich auf, um am *Pro-Life-March* teilzunehmen. Die größte Rally für das Leben ist in Washington. Es gibt also noch viele Menschen, die Strapazen auf sich nehmen, um sich einer Pro-Life-Rally anzuschließen.

<<Eigentlich dachten wir, so ein Marsch für das Leben wäre nur für ein paar Jahre notwendig, und bald würde jeder einsehen, dass Abtreibung eine Ungerechtigkeit ist>>, erklärte die schon betagte Präsidentin der Pro-Life Bewegung in Washington am 22. Januar 2010. Mit zunehmender Technik gewinnen wir immer größere Einblicke in die Entwicklung des Ungeborenen.

<<Einige Institutionen weigern sich ein Ultraschallbild, das vor einer Abtreibung gemacht werden muss, den Müttern zu zeigen. Abtreibung beherrscht das ganze Denken dieser Beratungseinrichtungen>>, erläutert Abby Johnson, die jahrelang bei *Planned Parenthood* ihr Brot verdiente und somit weiß, wovon sie spricht. <<Das Ziel von *Planned Parenthood* ist es immer, eine Abtreibung anzustreben. Achtzig Prozent schrecken vor einer Abtreibung zurück, wenn sie ein Ultraschallbild sehen.

Zwei Superabtreibungszentren waren 2010 in den USA geplant. Ich sollte eine Direktorin werden. Aber dann wohnte ich einer Ultraschalluntersuchung bei und sah das Kind. Ich musste einfach meinen Job aufgeben. Seitdem erfüllt mich ein großer innerer Frieden!>>, erklärte Abby in einem Interview.

<<Wir haben einfach unsere Ichsucht an die Stelle der Wahrheit gesetzt>>, argumentierte ein anderer Teilnehmer der Pro-Life-Rally. <<So können wir die Wahrheit nicht erkennen und auch nicht, dass Gott der Urheber allen Lebens ist>> fuhr er fort.

In einer katholischen Zeitung war die Predigt von Bischof Olmsted veröffentlicht. Er ist Bischof von Phoenix in Arizona. Er sagte in einer Pro-Life-Messe[185] in der Jesuitenkirche von Phoenix/Arizona/USA:

<<Wir meinen, es seien die Eltern oder die Forscher, die Embryos erschaffen. Wenn wir unser Ego in das Zentrum unserer Weltanschauung rücken, erliegen wir leicht dem Trugschluss, dass wir

das Recht besitzen, dieses Leben wieder auslöschen zu dürfen. Es ist wichtig, dass wir niemals den tragischen Tod vergessen, der tagtäglich durch das unausgesprochene Übel der Abtreibung herbeigebracht wird. Wir müssen alles tun, was in unserer Macht steht, den Müttern und Vätern und allen beizustehen, die emotional und psychisch unter einer Abtreibung leiden>>."

Am Dienstag, dem 17. März 2015, wurde im Deutschen Fernsehen *Arte* der Dokumentarfilm *Tabu Abtreibung. Warum länger schweigen?*, ausgestrahlt. Er will keinen anklagen, sondern den einsamen Kampf schildern, den Frauen nach einer Abtreibung oft austragen. Günther-Greene, die Filmproduzentin, hat selber eine Abtreibung hinter sich. Als sie nach 40 Jahren die damalige Klinik aufsuchte, ereilte sie ein tiefer Schmerz. <<Ich frage mich, warum ein so kleiner Eingriff so viel auslöst>>, kommentierte Günther-Greene.

<<Jede fünfte Frau hat eine Abtreibung hinter sich. Sie leidet unter den psychischen Folgen. Nur wenige trauen sich, darüber zu reden>>, erklärt die Psychotherapeutin Angelika Pokropp-Hippen. <<50% von ihnen entwickeln später starke Depressionen oder Angst. In diesem Zustand kann ihnen nur noch ein Mediziner helfen. Die geringe Masse, die entfernt wird, steht in keinem Zusammenhang mit ihrer Bedeutung. In der Beratung wird häufig nur von *Zellklumpen* gesprochen oder von *Schwangerschaftsgewebe*. Nicht von einer *Person*, sondern von *Etwas*. Und wenn die Frauen hinterher merken, dass sie nicht *Etwas*, sondern *Jemanden* verloren haben, geraten sie oft in eine Kaskade von massiver Trauer und Schuld>>.

Professor Nikolaus Knoeppfler, Lehrstuhlinhaber für Angewandte Ethik an der Friedrich-Schiller Universität, regt sich darüber auf, wenn man ungeborenes Leben als Zellklumpen bezeichnet. <<Da schlägt ein Herz, da sieht man ein menschliches Antlitz, zumindest ab der siebten Woche. Ich verstehe nicht, warum eine Gesellschaft es nötig findet, das zu verharmlosen[186]>>.

Papst Benedikt XVI. bemerkte 2008 zu dem Thema: <<Wenn menschliche Wesen im schwächsten und wehrlosesten Zustand ihrer

Existenz selektiert, aufgegeben, getötet oder gar als *biologisches Material* verwendet werden, wie ließe sich dann leugnen, dass sie nicht mehr als ein *Jemand*, sondern als ein *Etwas* behandelt werden, wodurch der Begriff der Menschenwürde selbst in Frage gestellt wird[187]? Das grundlegendste Menschenrecht, die Voraussetzung für alle anderen Rechte, ist das Recht auf das Leben selbst. Das gilt für das Leben von der Empfängnis bis zu seinem natürlichen Ende. Abtreibung kann demgemäß kein Menschenrecht sein - sie ist das Gegenteil davon[188]>>."

10.5 Die besten Gene

„Vielleicht klingt es naiv, nur rein theoretisch möchte ich doch eine Frage einbringen. Wie wäre es, wenn man Down Syndrom heilen könnte? – Wünschen wir uns nicht alle eine Welt ohne Down Syndrom, Alzheimer oder Huntington?", erwägt Leonhard.

„Das ist schon eine gewagte Frage", sagt Emily. „Ihr werdet es nicht glauben, ich beschäftige mich sehr damit. Vielleicht liegt es an meinem Job, wo man so hautnah am Leben teil hat.

Neulich schrieb der weltberühmte atheistische Wissenschaftler Richard Dawkins auf *Twitter* bezüglich Kindern mit Down Syndrom: <<Treibe es ab, wenn Du die Chance hast. Es ist unmoralisch, so ein Kind auf die Welt zu bringen>>.

Er erteilte Ratschläge in Dingen, in denen er sich wohl nicht auskennt. Bei einem Kind handelt es sich entweder um einen *Er* oder eine *Sie*, aber niemals um ein *Es*, empörten sich viele.

Andere meinten, man müsse sich über die Aussagen nicht wundern, die aus der Feder des Autors des Buches: *Der Gotteswahn (The God Delusion)*, stammen. Der britische Evolutionsbiologe Richard Dawkins ist überzeugt, dass nur der Mensch mit den besten Genen überlebt und die moralische Verpflichtung hat, Behinderte auszumerzen. So unterstützt er die Tötung von Kindern. Durch seine Äußerung Down Syndrom Kinder abzutreiben, war die *Twitterwelt* entsetzt. Die Mutter eines Kindes hat demnach nicht einmal die freie Wahl, selbst zu entscheiden, was sie tun will. Mit diesem Gedankengut steht der Wissenschaftler nicht alleine da. Die Britische Autorin Virginia

Ironsides schockierte im Oktober 2010 ihre *BBC-Moderatorin* Joanna Jepson mit dem Satz:

<<Wenn ein Baby unerwünscht ist oder mit schweren Geburtsfehlern auf die Welt kommt, ist seine Abtreibung der selbstlose Liebesakt der Mutter>> Sie würde ihrem eigenen Kind, wenn es behindert wäre, ein Kissen über den Kopf halten, um es zu ersticken und von seinen Leiden zu erlösen. Zuhörer und Behindertenvereine waren entrüstet über die eugenischen Äußerungen einer Mutter und Großmutter[189].

Später schreibt Dawkins, seine Äußerungen könnten falsch verstanden werden, dies sei alles eine Sache der Interpretation, und manche wollen ihn absichtlich falsch verstehen.

<<Was kann man an seiner Aussage falsch verstehen?>>, fragt der Wissenschaftler James McCallum, der Dawkins Bücher eigentlich immer bewundert hat. Bis, ja bis er selber stolzer Vater von einem Kind mit Down Syndrom wurde. Das Gebrechen wurde nicht während der Schwangerschaft erkannt. <<Zum Glück>, meinte McCallum, <<denn sonst hätten wir uns auf die inkorrekten, mit Vorurteilen belasteten Informationen über Down Syndrom verlassen. Heute weiß ich, wie sehr unsere Tochter unser Leben bereichert. Unsere Augen wurden geöffnet. Wir führen eigentlich ein ganz normales Leben. Es ist so gewöhnlich wie das einer Familie mit einem gesunden Baby. Ohne es zu wissen, hat uns unsere Tochter grundlegende Dinge über das Leben gelehrt. Wir würden nichts tun, um sie zu verändern. Meine Einstellung über ein erfolgreiches Leben hat sich komplett geändert. Ich wünsche mir für Rosi das Gleiche wie für meine anderen Kinder. Es ist Glück und Zufriedenheit. Ich weiß, sie wird es in Fülle haben.

Unsere Gesellschaft misst Erfolg mit einem Akademischen Titel, einer Traumkarriere oder einem dicken Monatsgehalt. Eine solche Anspruchshaltung der Eltern kann Kinder überfordern und lässt sie oft scheitern>>.

McCallum analysiert unter diesem Aspekt die Aussage Dawkins, die Eltern auffordert, es solange zu probieren, bis sie das in den Augen der Gesellschaft *Perfekte Kind* bekommen.

Forschern wird es überlassen, das genetisch überlegene Kind auszusuchen. Dabei übersieht der Professor das glückliche, zufriedene und vollendete Leben, das Menschen mit Down Syndrom führen. Ohne sie würde die Welt viel düsterer aussehen. McCallum kann sich ein Leben ohne die Freude, die seine Tochter in ihm und allen entfachte, nicht mehr vorstellen[190]."

„Sind es denn nicht meist Fehlinformationen oder Klischees, von denen wir uns leiten lassen?", fragt Mathilde. „Auch eine andere genetische Abnormalie kann man durch einen Schwangerschaftstest ausfindig machen. Ich erinnere mich an eine Newsmeldung über das Klinefelter Syndrom.

Eltern sind oft der Meinung, diese Krankheit sei mit einem niedrigen IQ gleichzusetzten und treiben ihr Kind lieber ab. Es ging in der Meldung um zwei Jungen mit einer bestimmten Chromosomenaberration:

Als David 15 Jahre alt war, wunderte er sich, noch nicht in die Pubertät gekommen zu sein. Er bat seine Eltern, einen Arzt aufzusuchen. Dieser erklärte David, er sei ein Spätzünder. Weil der Junge in der Schule so gehänselt wurde, und in der Oberschule immer noch wie ein Achtklässler aussah, holte er eine zweite Meinung ein. Der Arzt diagnostizierte einen Chromosomen Karyotyp 47, XXY. David war glücklich, endlich die Ursache zu kennen, um etwas dagegen tun zu können.

Der andere Fall beschreibt einen prominenten, besonders einfühlsam Familien Therapeuten, der 32 Jahre verheiratet und zwei erwachsenen Kinder hatte. Bei einer Tagung brach er sich ein Bein. Wie der Zufall es wollte, traf er auf einen Arzt, der es mit der Anamnese sehr genau nahm. Am Ende stand die Diagnose. Es handelte sich zweifelsfrei um eine Osteoporose, die durch das Klinefelter Syndrom, einem XXY Chromosomensatz, verursacht wird. Es gibt nur wenige Veröffentlichungen über diese sehr seltene Chromosomen-Kondition. Auffallend ist der späte Eintritt in die Pubertät sowie der spärliche Bartwuchs. Daneben treten Venen- und Knochenprobleme in

Erscheinung. Erkrankte können ein Risiko haben, Brustkrebs zu bekommen.

Einige der Erkrankten entscheiden sich für eine Testosteron-Therapie. Viele von ihnen fallen eventuell auf, weil sie die typisch weiblichen Eigenschaften verkörpern, wie: Einfühlsamkeit, Liebenswürdigkeit und Mitgefühl. Einige Wissenschaftler wollen Menschen mit Klinefelter Syndrom dem Gender Intersex zuordnen. Andere sprechen von einer sexuellen Störung. Bei vorgeburtlichen Gentests kann man Chromosomensätze mit 47, XXY finden. Tragisch bei der Sache ist, dass diese Genabnormalität oft einem Todesurteil des Ungeborenen gelichkommt, betont der Psychologie Professor William Van Ornum, der am Maristen Kolleg in New York City arbeitet[191].

Der Autor David Shenk kritisiert in seinem Buch *The Paradoxical Nature of Information Technology* die Instrumentalisierung moderner Gentechnologie. Shenk gibt zu bedenken, dass Probleme entstehen können, wenn wir anhand eines Gentests von Krankheitsanlagen erfahren, die zu Erkrankungen führen können. Ein Gentest bietet demzufolge keine Lösung. Noch dazu, wenn man bedenkt, dass das menschliche Genom ca. 20.000 Gene besitzt. Es ist sehr schwierig, vorherzusagen, wie viele dieser Gene eventuell dazu beitragen, damit eine Krankheit wirklich zum Ausbruch kommt. Auch andere Informationen – wie Epigene und Umwelteinflüsse – beeinträchtigen die Entwicklungsprozesse. In einem Artikel über Biokapitalismus fragt Shenk, was für einen Preis wir für die Genetische Revolution zahlen müssen? Er bezieht sich dabei auf die *if-then conclusions*. Wenn wir erfahren, dass das ungeborene Kind einen Defekt hat, würden wir es dann behalten? Die Analyse des menschlichen Genoms könnte einen Grund liefern, ein Kind zu töten, wenn es z. B. Down Syndrom hat. Oder wir selektieren den gesunden Embryo nach einem kleinen genetischen Einblick. <<Soll es Eltern erlaubt sein, ein Kind abzulehnen, wenn es nicht ihren genetischen Vorstellungen entspricht?>>, fragt Shenk.

Ein Gentest gibt uns Einblicke in das Naturgesetz. Man geht davon aus, dass ein bestimmtes Gen eine bestimmte Krankheit verursacht. Und jetzt versucht man, das Naturgesetz durch ein menschliches Gesetz zu ersetzten.

Wenn eine werdende Mutter erfährt, dass sie ein behindertes Kind erwartet, darf sie es laut menschlichem Gesetz abtreiben. Und wenn das kranke Kind schon geboren ist, darf man es in den Niederlanden per Gesetz auch nach der Geburt euthanasieren.

Im Oktober 2013 hatte der 44-jährige Verhelst infolge einer Geschlechtsumwandlung unerträgliche psychische Leiden erdulden müssen und bat um *Sterbehilfe*[192].

Diese wurde in Belgien gewährt, weil die Euthanasie dort durch das Euthanasiegesetz abgedeckt ist. Man könnte schlussfolgern, dass diese Person in diesem Fall nicht mit der eigenen Natur einverstanden war. Shenk bezieht sich in seinem Artikel auf ein persönliches Beispiel: Shenk und seiner Frau wurde eine Tochter mit Down Syndrom diagnostiziert.

Eine Fruchtwasseruntersuchung hätte jedoch eine Fehlgeburt herbeiführen können. Dieses Risiko wollten Shenk und seine Frau nicht eingehen, nur um sicher zu sein, dass ihre Tochter wirklich erkrankt ist. Dann hätten sie das Kind mit Sicherheit abgetrieben. Sie sahen jedoch keinen Grund, eine Fehlgeburt zu riskieren, nur weil sie neugierig waren. Ihre Tochter war tatsächlich gesund. Was also bringt uns die Gentechnik? So wie Shenk sie schildert, schadet sie uns[193]."

„Neulich sah ich ein Interview mit dem berühmter Kardiologen, Prof. Dr. Strauer, im *Cicero Magazin für Politische Kultur*", meldet sich Emily. "Er sagte: <<Eine Behinderung wird als *unwertes Leben* angesehen, und man mindert damit den ethischen Wert eines Lebens überhaupt. Das kann man als Deutscher eigentlich nicht zulassen, da wir doch in diesem Punkt gebrannte Kinder sind>>[194]. Professor Strauer erläutert weiterhin: <<Wenn man schon einen Embryo, der im befruchteten Stadium ein kleiner Mensch ist, für nicht lebenswert erachtet, weil er nicht denkt und fühlt, dann ist der Schritt, Behinderte zum unwerten Leben zu erklären, auch nicht mehr so weit>>. Strauer steht mit seiner

Meinung keineswegs allein da. <<Wollen wir eine genetisch gesäuberte Zukunft?>> lautet ein Statement, das aus dem Mund des schwer behinderten Bioethikers Dr. Tom Shakespeare kommt. Früher kämpfte Shakespeare für ein Verbot, behinderte Kinder abzutreiben, heute sind wir soweit, dass man froh sein muss, wenn man nicht dafür diskriminiert wird, wenn man eines austrägt[195]."

11. FÖTALE ANOMALIE

„Laura, eine junge Frau aus Nord Irland, schrieb neulich eine Petition an Edwin Poots, den Gesundheitsminister ihres Landes. Sie bat, eine Abtreibung durchführen zu lassen. Eine vorgeburtliche Untersuchung zeigte, dass ihre Zwillinge eine fötale Anomalie hatten", berichtet Leonhard.

„Ihr Neuralrohr hatte sich nicht geschlossen und Teile des knöchernen Schädeldaches, der Hirnhäute und der Kopfhaut waren nicht vorhanden[196]. Das Neuralrohr entsteht zwischen dem 20. und 28. Tag nach der Befruchtung. Seine Zellen bilden später das zentrale Nervensystem. Eine Ursache für die Missbildung ist nicht bekannt. Die Umwelt und genetische Einflüsse könnten eine Rolle spielen. Folsäure, ein Vitamin, könnte den Neuralrohrdefekt in 50-70% verhindern[197].

Allerdings setzt die Anti-Baby-Pille den Folsäurespiegel im Blut herunter[198]. Viele Babies mit solchen Defekten sterben während der Geburt oder kurz danach.

Ein Fall existiert, wo ein Kind mit Anencephalie mehrere Monate gelebt hat. Wenn man bereits ein Kind mit dieser Krankheit hatte, liegt die Wahrscheinlichkeit bei zwei bis vier Prozent, ein zweites Kind mit Anencephalie zu bekommen[199].

Als man Laura die Diagnose in der 22. Schwangerschaftswoche mitteilte, reiste sie nach England, um ihre Zwillinge abtreiben zu lassen. In Irland darf man Ungeborene nur töten, wenn das Leben bzw. die geistige Gesundheit der Mutter, langfristig oder permanent, beeinträchtigt wird.

Der Irische Justizminister David Ford will das Abtreibungsgesetz ausweiten. Er möchte schwierige Fälle, wie genetische Erkrankungen der Ungeborenen, einbeziehen. In Ländern, wo Abtreibung freigegeben ist, werden 95% der Kinder mit Anencephalie vor der Geburt getötet.

11.1 Emotionale Traumata

Medien berichten häufig über das emotionale Befinden einer Mutter, die mit so einem Kind schwanger ist. Eine Abtreibung wird von der Gesellschaft überwiegend unterstützt.

Nur wenige möchten diese Entscheidung der Mutter infrage stellen. Mütter, die ihr Kind austragen, sind später froh, es nicht abgetrieben zu haben. Was bewegte diese *Wenigen*, so eine Entscheidung zu treffen? Ein Arzt versuchte etwas Licht in die Sache zu bringen und publizierte eine Liste mit 20 Gründen. Er berichtete, bevor er Arzt wurde, teilte er die allgemeine Ansicht bezüglich Abtreibung. Ein Erlebnis änderte jedoch seine Einstellung gegenüber Behinderungen.

Dr. Saunders sagte:

1. Ein Baby mit Anencephalie ist ein menschliches Wesen. Man kann die Menschlichkeit einem Kranken, der an einem Gebrechen seines geistigen Zustandes leidet, nicht absprechen. So sollte man Behinderte mit dem gleichen Respekt und Mitgefühl behandeln wie seine Mitmenschen und ihnen den gleichen Schutz zukommen lassen.

2. Kinder mit Anecephalie sind nicht hirntot. Sie können selbständig atmen. Ihre Organe stehen nicht für eine Organspende zur Verfügung.

3. Sie haben Eltern, eventuell Geschwister und sollten so behandelt werden, wie man sich um einen sterbenden Verwandten kümmern sollte.

4. Es handelt sich um Behinderungen, wie bei Sauerstoffmangel bei der Geburt, einem Schlaganfall, einem Trauma oder einem Hirntumor.

5. Palliativmedizin und Hospizarbeit ist der beste Weg, sie in ihrem Sterben zu begleiten.

6. Wir sollten nicht darüber richten, ob das Leben eines anderen einen Wert hat. Besonders nicht, wenn der Mitmensch keine

Möglichkeit hat, uns seine eigene Meinung kundzutun. Deshalb dürfen wir ihm nicht das Leben nehmen, ungeachtet der Bürde, die wir empfinden, wenn wir uns um ihn kümmern.

7. Anencephalie wird erst um die 18. Schwangerschafts-Woche diagnostiziert. Eine Abtreibung findet deshalb nach der 20. Woche statt. Ein Zeitpunkt, den viele Menschen ablehnen, weil das Kind bereits sehr früh Schmerz empfindet.

8. Ärzte und Personal setzen Mütter mit behinderten Kindern oft unter massiven Druck, ihr Kind abzutreiben. Wenn sich die Eltern dagegen entscheiden, werden sie bedrängt, ihre Entscheidung noch einmal gründlich zu überdenken.

9. Abtreibung von Kindern mit Anencephalie widerspricht dem Hippokratischen Eid, in dem es heißt, das Leben vom Augenblick der Befruchtung an zu schützen.

10. Nach einer Abtreibung wird die Mutter oft mit ihren emotionalen Traumata alleine gelassen. Sie hat Schuldgefühle und trägt schwer an dem Verlust, ein Kind verloren zu haben.

11. Sich von einem geliebten Menschen zu verabschieden, ist Teil des Heilungsprozesses. Eltern sollten Zeit mit ihrem sterbenden Baby verbringen dürfen.

Im Internet findet man viele Mütter, die über ihre Kinder mit Anencephalie berichten und wie sehr sie die wenigen Minuten mit ihrem sterbenden Kind nicht missen wollen. Sie zeigen damit ihren anderen Kindern, dass sie bedingungslos geliebt werden.

<<Die Ärzte waren der Ansicht, es lohne sich nicht, ein Kind mit Anencephalie auszutragen. Sie dachten, ich wolle meiner Tochter keine Lebenschance geben. Es war nicht einfach. Jede Bewegung, die mein Kind machte, erinnerte mich, dass sie bald sterben wird. Zu sehen, wie meine Kinder ihre sterbende Schwester im Arm hielten, hat mich zutiefst betroffen.

Viele Leute haben mich mit Kritik überströmt oder verurteilt. Menschen, von denen ich dachte, es seien meine Freunde, haben mich verlassen. Zu den Wenigen, die geblieben sind, entwickelte sich eine tiefe Freundschaft. Seit dem Tod meiner Tochter habe ich viele Frauen getroffen, die den gleichen Schmerz empfunden haben wie ich.

Mein Leben ist reicher geworden. Ich habe den tiefen Schmerz, den ich vorher nicht kannte, überwunden, weil ich Gottes Liebe erfahren habe. Ich hätte Gott für meine kleine Tochter verantwortlich machen können. Aber so ist mein Glaube tiefer geworden. Ich klammerte mich einfach an ihn, in einer Zeit der schlimmsten Prüfung in meinem Leben. Ich sehne mich nach dem Himmel, und ich weiß nun, an was ich glaube und warum. Mein Leben ist reicher und hat nun einen Sinn. Meine kleine Tochter wird immer ein Bestandteil meines Lebens bleiben. Gerade weil sie Anencphalie hatte. Ihr Leid öffnete mir die Augen, und ich bin stolz, ihre Mutter zu sein[200]>>.

Im 12. Argumentationspunkt erwähnt Peter Saunders, dass eine Abtreibung von missgebildeten Kindern oft der geistigen Gesundheit der Mutter schadet. Die Diagnose erfolgt, wenn das Kind schon älter ist und bereits eine emotionale Bindung stattgefunden hat. Im allgemeinen ist das Baby erwünscht. Wird es getötet, kann man sich nicht von ihm verabschieden.

13. Eine Schwangerschaft ist die intimste Form der Gastfreundschaft. Gerade dann, wenn das Leben des Kindes sehr kurz sein wird, ist die Gebärmutter der beste Ort, wo ein schwer krankes Kind sein kann. Der Mutterleib bietet Schutz, Wärme, Ernährung und Geborgenheit.

Kommen wir zum 14. Argument. Der Autor sieht eine Gefahr der Verwässerung, sobald man damit anfängt, in Ausnahmen Abtreibungen zu erlauben. Er bezieht sich auf das Britische Abtreibungsgesetz von 1967. Damals wollte man die Abtreibung in besonderen Fällen, z.B. von Contergankindern, erlauben. In Großbritannien werden heute Kinder abgetrieben, die eine Gaumenspalte oder Plattfüße haben. Sie fallen in die Behinderten-Kategorie.

Einige werden nach der 24. Woche abgetrieben. Ein Alter, in dem sie überleben könnten. In den letzten zehn Jahren haben in Deutschland 60.000 Babies zu früh das Licht der Welt erblickt. Die Überlebenschancen haben sich allein in den letzten 10 Jahren stark erhöht. Aus eine Studie des *Neonatal Research Network* wurden seit 2000 die Daten von 22.248 Kindern ausgewertet. In der 22. Woche starben 94,9 Prozent. Ab der 24. Woche stiegen die Überlebenschancen, wobei die Mortalität nur noch bei 7,8 Prozent der Kinder lag, die in der 28. Gestationswoche geboren wurden[201].

15. Der Wert eines menschlichen Wesens wird nicht anhand einer Behinderung gemessen.

16. Es ist unangebracht, unser Kind zu töten, nur um unseren Schmerz zu lindern. Wem helfen wir, wenn wir ein Kind mit Anencephalie abtreiben? Konkret könnte man einen Kaiserschnitt vornehmen. So wurde es in dem oben beschriebenen Fall gemacht. Da das Kind keine Schädeldecke hat, konnte es eine normale Geburt nicht überleben. Aber gerade die paar Minuten oder Stunden sind für viele Angehörige entscheidend, um Abschied zu nehmen.

17. Anencephalie konfrontiert uns mit unseren tiefsten Vorurteilen. In der heutigen Gesellschaft zählt nur das perfekte, schöne, athletische, intelligente Kind. Man schämt sich, ein behindertes Kinde zu haben, das schwer an Hässlichkeit zu überbieten ist. Der einzige Weg, unsere Abneigung und Vorurteile zu überwinden, besteht darin, ihnen gegenüber unser Mitgefühl und unsere Fürsorge zu zeigen. Sich um die Leidenden, Sterbenden und Behinderten zu kümmern, befreit unsere Gesellschaft vom Egoismus.

18. Entscheidungen, die unser Leben verändern, sollten niemals getroffen werden, wenn wir uns in einer Notsituation befinden. Ein behindertes Kind abzutreiben, wenn man sich in einem emotionalem Trauma befindet, ist so gesehen ein Schritt in die falsche Richtung. Eltern wird geholfen, indem wir ihnen die nötige Zeit geben, Abstand zu gewinnen, um eine Entscheidung zu treffen. Anstatt sie zu bedrängen, sollten wir sie unterstützen und ihnen Alternativen aufzeigen.

19. Oft werden wir Zeugen, wie manipulativ Medien sind. Völlig unsensibel werden tief traumatisierte Mitmenschen vor eine TV-Kamera gezerrt, nur um einer Top-Headline willen. Da werden Kinder

mit Anecephalie fast zum Monster sterilisiert, um die Freigabe der Abtreibungen in Nord Irland emotional plausibel zu machen.

Behinderte derart zu beschreiben, ist inhuman. So wie man auch nicht Bezeichnungen wie: *Vegetable*, *Spasties*, *Schwachsinnige* oder *Idioten* benutzen sollte, wenn man von unseren behinderten Mitmenschen redet.

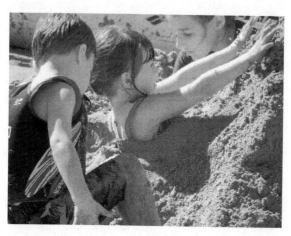

Der Tod ist nicht das Ende, bemerkt der Autor in seinem 20. Punkt. Christen glauben für die Ewigkeit geschaffen worden zu sein. Einen geliebten, dementen Menschen betrachtet man unter diesem Aspekt nicht als das, was er ist, sondern als das, was wer wird.

Die Christliche Ethik beruht darauf, jeden als ein Kind Gottes zu behandeln.

Man fragt sich, warum dieser Autor die Behinderten so sehr verteidigt? Er berichtete von seiner Zeit kurz nach der Uni, wo er in einem kleinen Krankenhaus arbeitete. Eine der Sekretärinnen war hochschwanger. So fragte er, ohne jeden Hintergedanken, wann sie entbinden wird. Sie erwiderte, in wenigen Wochen ein Kind mit Anencepalie zu bekommen.

Insgeheim wunderte sich der junge Arzt, warum sie nicht abgetrieben hat. Die Mutter antwortete: <<Sie hatte es nicht über ihr Herz gebracht, ihr eigenes Kind zu töten>>. Ihr Kind lebte eine Woche.

<<Die Art und Weise, wie sie sich in dieser Woche um ihr krankes Kind kümmerte und sich von ihm verabschiedete, änderte die Einstellung vieler im Krankenhaus. Sie lehrte uns, wie wir einer Tragödie ins Auge schauen sollten. Ihr Mut, ihre Mitleid, ihre Trauer

habe ich bis heute nicht vergessen. Heute ist mir klar, ich würde genau das Gleiche in so einer Situation tun. Viele Eltern lernte ich kennen, deren Leben durch ein behindertes Kind zum Positiven hin verändert wurde. Mittlerweile weiß ich, dass eine Mutter es nie bereut hat, sich mitleidvoll eines schwer kranken Kindes anzunehmen[202]>>."

„Eigentlich frage ich mich schon lange, warum man den kranken Kindern nicht helfen kann", sagt Emily. „Vor allem, wenn man die Errungenschaften der Medizin betrachtet. Kinder mit Geburtsfehlern intrauterin chirurgisch zu behandeln, ist seit langem möglich.

Intrauterine chirurgische Therapien, wie die Korrektur eines offenen Rückens, bedeutet für den betroffenen Ungeborenen eine lebenslängliche Behinderung deutlich zu mildern bzw. zu verhindern.

Warum gibt es keine offene fötalchirurgische Operation für Kinder mit Anencephalie?

Aus den USA hörte ich von einer Schwangeren, die ihre Tochter nicht abtrieb, als ihr die Diagnose Anencephalie mittgeteilt wurde. Die behandelnden Ärzte waren überzeugt, ihr Ungeborenes würde kurz nach der Geburt sterben. Die Familie Morales aus Providence, Rhode Island, beschloss, ihre kleine Angela dem Schöpfer und seiner Vorsehung anzuvertrauen.

Die Ärzte sagten ihnen, ihr Kind hätte einen tödlichen Geburtsfehler, der mit dem Leben nicht vereinbar wäre. Sie sollten die Schwangerschaft lieber terminieren. Ihr Kind könne nie geboren werden. Eigentlich gaben die Ärzte die Tochter schon bei der Diagnose auf, beschwerte sich die Mutter. <<Ich spürte Angela in meinem Bauch und wusste, sie lebte. Aber die Mediziner gaben ihr die Todesstrafe. Ich und mein Mann waren sehr erschüttert und wir beide weinten sehr viel. Dann dachten wir, unser Kind würde unsere Traurigkeit spüren. Gott hatte einen bestimmten Plan für uns und für alle Kinder mit dieser Krankheit. Wir beteten viel. Wurden jedoch immer wieder entmutigt, da die Ärzte uns nicht glaubten, dass das Ungeborene mit der Außenwelt interagierte. Ich habe eine Tochter, die mir sehr stark in den Bauch kickt und die Ärzte sagten nur, das ist ein Reflex>>.

Am Columbus Day 2014 war die kleine Angela sechseinhalb Monate alt. Die Eltern liebten ihr Kind bedingungslos. Sie wollten für es da sein, solange es auf dieser Erde weilen sollte. Sie betrachteten ihr Kind als das perfekte Baby.

Dr. Donna Harrison die Direktorin der Amerikanischen Pro-Life Gynäkologen, lobte die Einstellung der Eltern.

<<Eltern sollen einfach nur ihre Rolle übernehmen. Das Kind verdient die gleiche Pflege, wie alle anderen menschlichen Wesen. Den Begriff *nicht kompatibel mit dem Leben*, sollte es nicht geben, weil er nicht den Tatsachen entspricht. Die Terminologie wurde aus der sozialen Eugenik entliehen. Es handelt sich um eine sozial-ideologische Beschreibung>>.

<<Die beste medizinische Diagnose stützt sich auf Ultraschall und CT-Scans. Die Information kann trotzdem ein unklares Bild über die intrauterine Entwicklung vermitteln. Um sich ganz sicher zu sein, muss man bis zur Geburt warten>>, sagte Dr. Byron Calhoun, Leiter des Nationalen Institutes für Familien in Fredericksburg/Virginia/USA.

<<Wenn Eltern dem Druck der Ärzte, ihr Kind abzutreiben, widerstehen, helfen sie dem medizinischen Personal, Leben zu retten. Was ja die eigentliche Aufgabe des Mediziners ist. Es besteht ein Unterschied, ob ich ein Kind töte, oder ob es stirbt. Eltern, die ihre Kinder lieben, zählen weder Stunden noch Wochen. Sie schätzen die Liebe, welche sie ihrem Kind geben können und die sie empfangen>>, beschreibt der Katholische Priester Frank Pavone die Situation. Er hat eine Pro-Life Organisation gegründet.

Die junge Familie wurde von der Diözese Providence kontaktiert, welche ihnen die Kinderärztin Dr. Sheila Kuzmic empfahl. Sie kümmerte sich um Angela, als alle anderen Ärzte sich verweigerten. Die Ärztin sah, wie sehr Angela geliebt und umsorgt wurde. Sie fand einen Chirurgen, und finanzielle Hilfe. Angela konnte operiert werden. Die Krankenversicherung weigerte sich, ein Kind mit einer *nicht mit dem Leben vereinbarenden Krankheit* überhaupt nur aufzunehmen. Angela macht weiterhin Fortschritte. Ihre Entwicklung ist vergleichbar mit der eines gesunden Kinders ihres Alters.

John DeComello vom Nationalen Katholischen Bioethischen Zentrum ist über die Schwierigkeiten, die der jungen Familie Morales gemacht wurden, erschüttert. Er schreibt:

<<Die moderne Medizin sucht sich lieber die einfache Lösung, eine Abtreibung. Die heutige Gesellschaft ist zweck- und geldorientiert. So sehen wir nicht, wie viel das Leben eines behinderten Kindes den Eltern bedeuten kann. Angela's Familie ist glücklicher, mitfühlender und liebevoller geworden>>.

Mary Kellet, die Gründerin von *Prenatal Parents for Life* aus Maple Grove, dem US-Bundesstaat Minnesota, hatte auch ein behindertes Kind. Bei ihrem Sohn Peter diagnostizierte man zwei Tage nach seiner Geburt Trisomie 18.

<<Ihre 11 Kinder sollten Abschied von dem kleinen Bruder nehmen. Am Besten man wickelt ihn in eine Decke und lässt ihn sterben, um ihn von einem qualvollen kurzen Leben von höchstens zwei Wochen zu erlösen. Er würde nie mit seiner Familie kommunizieren können. Seine Leidensgenossen hätte man sowieso schon vor der Geburt getötet>>.

Die Kellet Familie gab sich mit dem Rat der Ärzte nicht zufrieden. Sie fanden heraus, dass Kinder mit Trisomie 18 eine Lebenserwartung von 30 Jahren haben. Sie sprachen ihren Arzt darauf an. Dieser antwortete:

<<Finanzielle Mittel, um Peter zu *versorgen*, sind im Etat des Staates eigentlich nicht vorgesehen. So ein Kind würde zudem niemals einen Beitrag für die Gesellschaft leisten. Sein Leben wäre nur eine schreckliche Last für die Familie>>.

Peter wurde sechs-ein-halb Jahre alt. Seine Familie betrachtete diese Zeit als besonders segensreich[203]."

11.2 Gesundheit der Mutter

„Das ist doch unmenschlich. Mich interessierte schon lange, wann es zur Legalisierung einer Abtreibung bis zur Geburt eines Behinderten kam", unterbricht Mathilde.

„Die meisten kennen den Fall Roe v. Wade, der in der USA Abtreibung straffrei machte, bis zum Zeitpunkt des Überlebens des Kindes. Wenige wissen über das Gerichtsverfahren Doe v. Bolton. Beide Urteile wurden am gleichen Tag gesprochen. Das letztere wurde gefällt, um die *Gesundheit der Mutter* sicherzustellen.

Wie kam es dazu - oder wer ist diese Doe? Ihr Name ist Sandra Cano. Wenn man ihre Geschichte hört, weiß man am Ende noch weniger, wie es zu diesem Urteil kam. Cano, damals unter dem Namen Mary Doe, war 22 Jahre alt, als sie mit ihrem vierten Kind schwanger wurde. Ihr Ehemann war eine schwierige Person. Sie wollte sich scheiden lassen. Er war fast immer im Gefängnis. Ihre ersten zwei Kinder waren bei Pflegeeltern. Die Mutter wollte das Erziehungsrecht zurück haben. Da sie sehr arm war und sich keinen Anwalt leisten konnte, suchte sie sich einen kostenlosen Rechtsbeistand.

Von da ab wurde sie zum Spielball der Anwälte, die etwas ganz anderes aus ihrer eigentlich ganz unspektakulären Scheidung machten.

<<Sie benutzten meinen Namen und mein Leben, um Falschaussagen über meine Gesundheit zu machen, was letztendlich zur Freigebe der Abtreibung auf Wunsch führte>>, sagte Cano.

2005 gab sie vor dem Senat ein Statement ab, dass sie nicht weiß, wie sich alles zugetragen hatte. Sie wollte nur einen Rechtsbeistand, um eine ganz einfache Scheidung zu beantragen und, um das Sorgerecht ihrer Kinder zurück zu bekommen:

<<Ich war sehr verletzlich, arm und schwanger mit meinem vierten Kind. An eine Abtreibung habe ich nie im Leben gedacht, obwohl es offensichtlich war, dass meine Anwältin, von der ich Hilfe erbat, dieses Ansinnen hatte. Margie Pitts Hames hat meine Jugend und Unerfahrenheit ausgenutzt. Ich war in dem Glauben, einen Scheidungsantrag zu unterzeichnen. In Wirklichkeit waren darunter Formulare, die mit einer Abtreibung zusammen hingen.

242

Erst als eines Nachmittages meine Mutter und meine Anwältin kamen und mir sagten, meine Koffer seien gepackt, ich solle sie ins Krankenhaus begleiten, weil ich am nächsten Tag einen Termin für eine Abtreibung habe, merkte ich, was geschehen war. Ich erwiderte beiden, dass ich keine Abtreibung haben will. Morgen nicht und niemals. Nachher musste ich fliehen, um dem Druck meiner Anwälte und meiner Familie zu entkommen. Erst als mir bestätigt wurde, mich nicht mehr zu einer Abtreibung zu zwingen, kam ich wieder zurück>>, berichtete Cano.

Nachdem das Urteil im Doe Fall gesprochen wurde, fühlte sich Cano unglaublich schuldig, ungewollt eine Rolle in der Entscheidung gespielt zu haben. <<Ich hätte nie ein Kind abtreiben können. Ich weiß jedoch, wie es sich anfühlt, für so eine Tat verantwortlich zu sein. Ich kenne die Gefühle einer Mutter, die geholfen hat, das Leben ihres Ungeborenen zu beenden>>. 2003 verlangte Cano vom Obersten Gericht eine Wiederaufnahme des Verfahrens. Sie argumentierte, das Urteil sei aufgrund einer Lüge gefällt worden. Das Gericht verweigerte das Ansinnen. So, wie auch der Fall Roe v. Wade keine erneute Anhörung bekam[204].

Muss es wirklich eine Abtreibung sein, die das Leben der Mutter retten soll? Ein interessanter Fall stand neulich in einer US-Zeitung. Im August 2013 war Katy Evans in ihrer 16. Schwangerschaftswoche, als sie bemerkte, dass ihr Fruchtwasser abgegangen war. Die besorgten Ärzte rieten zu einer Abtreibung.

Die Mutter wollte das unter keinen Umständen. <<Die Natur sollte selber entscheiden>> berichtete sie.

Zwei Wochen später hatte sich die Fruchtblase wieder mit Fruchtwasser angefüllt und nach weiteren fünf Monaten kam ihr Sohn Leo gesund zur Welt. So etwas hatten die Mediziner noch nicht erlebt.

Ein Prozent der ungeborenen Kinder überlebt einen vorzeitigen Blasensprung. Evans hatte selber im Internet recherchiert. Sie wusste über ihre Konditionen des *preterm prelabour rupture of membranes* Bescheid. Ihr Kind hätte, wenn überhaupt, ohne Extremitäten geboren werden

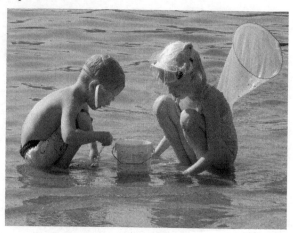

können oder wäre unfähig gewesen zu atmen. Sie selber hätte an einem Infekt erkranken können. Die ganze Situation war für die Mutter sehr gefährlich, weil sie sich im Grunde in Todesgefahr befand.

Evans ist, wie sie selbst sagt, eine positive Frau. Sie weigerte sich, ihre Schwangerschaft aufzugeben. Erst wollte sie genau wissen, was los war. Zu eng war bereits die Bindung und Vorfreude auf ihr Kind.

Nach ein paar Tagen verließ sie das Krankenhaus, da man nichts mehr für sie tun konnte. Doch als sie nach 14 Tage zu ihrer weiteren Untersuchung ging, schüttelte der Doktor den Kopf. Er war freudig überrascht, ein sich gut entwickelndes Baby in einem gefüllten Amnionsack (Fruchtblase) zu finden. Evans war sehr froh, trotz der düsteren Aussichten die richtige Entscheidung getroffen zu haben[205]."

12. PERFEKTE KINDER

12.1 Vergewaltigt, was nun?

„Eine Abtreibung als Therapie zu bezeichnen, verstehe ich nicht", meldet sich Leonhard. „Neulich hörte ich ein Gespräch von zwei Frauen. Ich schnappte die Worte auf: <<Ich bin die Tochter meiner Mutter und nicht das Baby einer Vergewaltigung>>.

Da musste ich weiter zuhören. Das Gespräch ging in etwa so weiter:

<<Ich heile doch nicht die Mutter oder das Kind, weder medizinisch noch psychologisch, wenn ich jemanden töte. Abtreibung lässt ein Kind mit einer Behinderung doch nicht genesen. Es lässt es

244

einfach verschwinden. Es nimmt nicht den Schmerz der Mutter, die zum Beispiel vergewaltigt wurde. Es verschlimmert noch ihre Situation. Ein Kind wird normalerweise als der Schatz einer Mutter beschrieben. Aber so wird es zum Abfall erklärt. Ist denn ein Kind, das durch eine Vergewaltigung empfangen wurde, ein anderer Mensch als wir? Den Vergewaltiger töten wir nicht. Wir sterilisieren doch nicht Eltern, die ein behindertes Kind haben. Warum wollen wir dann das Opfer einer Vergewaltigung töten? Das Kind ist ein unschuldiges Opfer, das nichts dazu kann, wie und wo es gezeugt wurde>>. Susan B. Anthony sagte einmal, dass eine Abtreibung das Gewissen einer Frau zutiefst belastet. Das Gespräch endete, als die Zuhörerin eröffnete, selber ein behindertes Kind zu haben, welches die Gesellschaft am liebsten ausgesondert hätte[206]."

"Danke", sagt Emily. "Das erinnert mich an Lianna Rebolledo. Sie war 12 Jahre alt, als sie brutal von zwei Männern vergewaltigt wurde. Sie haben das Kind fast totgeschlagen. Ihr Hals und ihre Gesicht waren völlig entstellt. <<Sie waren sehr gewalttätig. Ehrlich, ich dachte sie töten mich>>. Als sie feststellte, dass sie schwanger war, sagte ihr der Arzt, sie müsse nicht mit den Konsequenzen der Vergewaltigung leben. Sie muss nicht an etwas festhalten, was sie dauernd an diesen Abend erinnerte. Sie hätte das Recht auf eine Abtreibung.

Lianna fragte ihre Ärztin, ob das ihr helfen würde, die Vergewaltigung zu vergessen. Ob ihr Schmerz und ihre Leiden dadurch abnehmen würden. Die Medizinerin musste das verneinen.

<<Jetzt merkte ich, wenn ich das Leben meines Kindes beende, hat das für keinen einen Nutzen. Es machte also keinen Sinn. Ich wusste, ich hatte ein kleines Kind in meinem Körper. Wer der Vater war, interessierte mich nicht. Es war mein Kind. Es brauchte mich und ich brauchte es auch. Dieser Gedanke gab mir den Mut weiterzugehen. Ich wurde jedoch für all die Mühen belohnt, als ich sah, wie glücklich meine Tochter war. Sie war gerade vier Jahre alt. *Mamma*, danke, dass Du mir das Leben geschenkt hast, sagte sie. Sie war immer für mich da.

Sie war die Einzige, die mir wirklich ihre Liebe zeigte. Ich werde immer dankbar darüber sein>>.

Heute, 2015, nach 35 Jahren ist ihr Kind eine 23 Jahre alte Universität's Absolventin. Lianna lebt in Los Angeles in Kalifornien. Sie will anderen Frauen helfen, die vergewaltigt wurden. Sie hat die Organisation *Loving Life* gegründet. Ihre Botschaft ist: <<Jedes Leben, egal wie es entstand, ist liebenswürdig[207]>>.

Das ist durchaus kein Einzelfall. 2013 wurde die damals 13-jährige Ashley von Elwood aus dem US-Bundesstaat Indiana vom Freund ihres Bruders vergewaltigt. Sie wurde schwanger. Ashley hat Anzeige erstattet. Der Vergewaltiger hatte noch andere Mädchen missbraucht. Viele Amerikaner waren tief berührt, weil Ashley das Kind behalten wollte. Sie bekam einen wunderschönen kleinen Jungen, den sie Aiden nannte. <<Viele herzzerreisende Geschichten wie diese sind leider üblich in Indiana, dem Staat, in dem Teenagerschwangerschaften auf Platz zwei aller sexuellen Übergriffe liegen. Eine umfassende Sexualaufklärung würde sexuellen Verbrechen entgegenwirken>>, kommentierte *Planned Parenthood*.

Ashley, ein Milleniumkind, hat sich an ihre neue Rolle als Schülerin und Mutter gewöhnt. Nach der Geburt ihres Sohnes kehrte sie zur Schule zurück. Zu ihrem Schock traf sie dort den Jungen, der sie vergewaltigt hatte. Der Junge wurde nicht schuldig gesprochen. Er war minderjährig. Seine Identität wurde nie preisgegeben.

Ashleys Eltern nahmen sofort ihre Tochter aus der Schule und schickten sie in eine andere. Ashley ist eine der besten Schülerinnen. Letzten Sommer brach eine andere Tragödie über ihre Familie herein. Ihr Bruder starb bei einem Fahrradunfall. Der Verursacher wurde nie gefasst. Gebete und viele gute Freunde ließen die Familie all das durchstehen.

Der Weg war auch für Ashley nicht leicht. Ihr Sohn ist heute 18 Monate alt. Er gab seiner jungen Mutter die Liebe und Kraft, das auszuhalten, was einst untragbar zu sein schien.

Ashley bekommt keine Unterstützung vom Staat Indiana. Es gibt dort kein Gesetz, das Kinder beschützt, deren Vater ein Vergewaltiger ist. Wenn Ashley um finanzielle Beihilfe bittet, wird der Bundesstaat den biologischen Vater belangen. Der könnte dann jedoch auch andere Anrechte auf seinen Sohn Aiden geltend machen. Damit würden Aiden und Ashley nocheinmal von dem Vergewaltiger schikaniert werden. Solange es kein Gesetz gibt, müssen Ashleys Eltern für den Unterhalt ihres Enkels aufkommen[208]."

„Ashley hatte noch Glück im Unglück", erklärt Mathilde. „Eine neue Studie von Forscheren aus Münster, Cambridge und Salzburg, die im *Journal Proceeding of the Royal Society* veröffentlicht wurde, ergab, dass die Spermien von Teenager-Vätern Erbgutveränderungen enthalten. Die Mutationen sind im allgemeinen deutlich höher, als die bei Eizellen gleichaltriger Frauen. Wissenschaftler stellten die These auf, dass Babies von sehr jungen Eltern häufiger Geburtsdefekten unterliegen.

In rund 30 Prozent weisen die Samen von unter 20 Jahre alten Männern Mutationen auf. Das ergab die Untersuchung von 24.097 Eltern junger Kinder. Prof. Dr. Heidi Pfeiffer, Direktorin des Institutes für Rechtsmedizin am Universitätsklinikum Münster erklärte: <<Das ist eine mögliche Ursache dafür, dass Kinder von Teenager-Eltern ein höheres Risiko für Autismus, Schizophrenie, Spina-Bifida (eine Neuralrohrfehlbildung), geringeres Geburtsgewicht und sonstige Geburtsdefekte haben>>. Kinder von erwachsenen Eltern haben in 1.5 Prozent der Fälle einen Geburtsfehler[209].

Aber wie ergeht es Kindern, die in die Prostitution gezwungen wurden? Holly Austin Smith ist heute 37 Jahre alt. Sie erklärte, die Regierung und Männer haben sie gleichermaßen hintergangen und missbraucht. Sie war so weit, Selbstmord zu begehen. Als sie 14 Jahre alt war, wurde sie in die Prostitution gezwungen. Es war in einem Einkaufzentrum in New Jersey. Der Mann versprach ihr, sie mit nach Kalifornien zu nehmen. Sie sollte Disneyland und die Sterne von Hollywood sehen. Stattdessen verlangter er 200 US-Dollars von ihrem *Freier*, der Sex mit ihr hatte. Sie und der Mann, der sie missbrauchte, wurden verhaftet. Man sah sie nicht als Opfer, sondern behandelte sie als Komplizin. <<Man wollte, dass ich mich als Verbrecherin fühlte. Noch nie in meinem Leben war ich so ausgeschlossen und von der Gesellschaft vergessen. Ich versuchte, mich umzubringen. Die Gesetzgeber hätten mich als Opfer melden müssen>>. Die heute 37 jährige Holly Austin Smith sagte vor einem Senatoren-Komitee aus.

In den USA wurde am 11. Februar 2015 über ein Gesetz verhandelt, das internationalen Menschenhandel bekämpfen soll. Austin wünschte sich, man hätte bereits damals über Sex-Sklaven nachgedacht. Sie hat immer noch einen Eintrag als Kinder-Prostituierte in ihren Unterlagen. Greg, der Mann, der sie damals missbrauchte, bekam ein Jahr Gefängnis und fünf Jahre auf Bewährung. Er ist heute wahrscheinlich wieder in seinem alten Geschäft tätig.

Alle 21 Senatorinnen der USA waren im Februar 2015 dafür, den Menschenhandel in den USA zu untersuchen. Der Dringlichkeit wurde man sich bewusst, weil Tausende von Kindern die mexikanische Grenze der USA 2014 unerlaubt überschritten hatten. Menschenhändler locken Kinder und Jugendliche in die USA, um sie auszubeuten. <<Dieser zu verabscheuende Handel passiert hier in USA unter unseren Augen>>, erklärte der Republikanische Senator John Cornyn aus Texas. Senatoren schlugen ein Gesetz vor, die von Menschenhändlern eine hohe Geldstrafe fordern und noch nicht volljährigen, missbrauchten Kindern einen Platz geben, wo sie nicht mehr gequält werden. Auch sollten die Kinder nicht für Pornographie bestraft werden.

Jayne Bigelsen, Direktorin des Covenant House in New York, sagte, eines von vier obdachlosen Kindern wird zur Prostitution gezwungen. Malk Saada Saar, Vorsitzende des Human Right Projects für Mädchen, erläuterte, dass Kinder über Internet Dienstleistungsanzeigen, wie *Craigslistt* oder *Backpages*, angeworben werden. <<Es ist eine impertinente Kultur, in der wir leben. Sie haben keine Sorgen, entdeckt zu werden. Experten sind der Meinung, dass pro Jahr zwischen 100.000 und 300.000 Jugendliche gefährdet sind[210]>>.

Das U.S.-Gesundheitsministerium versucht das wachsende Problem des sexuellen Missbrauches der jungen Mädchen zu lösen, die ohne Begleitung und Papiere im Sommer 2014 von Mexiko in die USA kamen. Das schwierigste aller Probleme ist für die Regierung, dass die Kinder vergewaltigt wurden. Die neuen Regeln der zuständigen Abteilung für die Umsiedlung von Flüchtlingen schreibt vor, Jugendlichen, die Opfer von sexuellem Missbrauch geworden sind, einen Zugang zur Pille danach, bzw. zu einer Abtreibung zu ermöglichen.

Organisationen, die sich in den USA um Flüchtlingskinder kümmern, aber aus religiösen Gründen keine Kontrazeptiva abgeben wollen, müssen ihre Schützlinge aufklären, dass sie Zugang zur Pille danach oder einer Abtreibung haben, wenn sie vergewaltigt worden sind. Die Organisation muss zudem sofort die Abteilung für die Umsiedlung von Flüchtlingen informieren, ansonsten verliert sie ihre Erlaubnis und finanzielle Mittel, ihre Arbeit weiter zu führen[211]."

„Es sind doch meist katholische Häuser, die sich um Gestrandete kümmern", gibt Leonhard zu bedenken. „Seit 2003 gibt es das *Katharinen-Zentrum* in San Francisco. Schwestern vom Barmherzigkeits-Orden helfen Frauen, die gerade aus dem Gefängnis entlassen wurden, ein neues Leben zu beginnen[212].

Die ersten 24 bis 48 Stunden entscheiden drüber, ob man rückfällig wird. Viele wollen ihr Leben, das sie vor der Inhaftierung führten, wieder aufnehmen. Wie sollen sie mit den alten Gewohnheiten der Prostitution und des Drogenmissbrauches brechen? Das *US-Department of Criminal Justice* erläutert in einer Studie, dass innerhalb von drei Jahren 67% der entlassenen Inhaftierten wieder *rückfällig* werden.

<<Ihre Seelen wurden zerstört, weil sie schon als kleine Mädchen unvorstellbar emotional, psychisch und sexuell missbraucht wurden. Sie versuchen ihren Schmerz mit Alkohol und Drogen zu betäuben>>, weiß Suzi Desmond, eine Psychotherapeutin des *Katharinen-Zentrums*, zu berichten. 95% der Mädchen, die das Zentrum mit ungewöhnlich großem Erfolg resozialisiert hat, haben einen derartigen Hintergrund.

<<Der Weg in die Drogenabhängigkeit und kriminelle Szene und letztendlich ins Gefängnis ist vorprogrammiert. Wir versuchen den Kreislauf zu durchbrechen, indem wir die Kindheitstraumata wieder freilegen. Emotionen, die oft jahrelang verschüttet waren, versuchen wir gemeinsam zu verarbeiten. Daher ist es eine grundlegende Voraussetzung, dass sich unsere Schützlinge sicher und angenommen in unserem Haus fühlen.

GOTT ist Liebe, ist das Motto des *Katharinen-Zentrums*>>, erklärt Lorraine Moriarty. <<Wir sind die Hände und Füße unseres Herrn Jesus für diejenigen, die niemals erfahren haben, dass GOTT Liebe ist. Unabhängig von ihrem vorherigen Lebenswandel sind Gottes Barmherzigkeit und Mitleid für sie da>>.

Lorraine ist Direktorin der Vincent-de-Paul-Society. Ihre Gesellschaft und die Barmherzigkeits-Schwestern führen das *Katharinen-Haus*. <<Es wurde gegründet, nachdem man feststellte, dass staatliche Resozialisierungs-Programme nichts halfen. Staatliche Gelder hat man nicht angenommen. Man wollte sich nicht vorschreiben lassen, wem man helfen darf. Jeder, der hereinkommt, ist willkommen. Viele kirchliche Spender und der Malteserorden unterstützen das *Katharinen-Haus*>>, berichtete Loraine.

Monique, eine selbstbewusste junge Frau, hat sich das Ziel gesteckt, ihr College zu beenden und dann einen Job zu finden, um Teenagern zu helfen, die in Schwierigkeiten sind. Es ist keine leichte Aufgabe für die 28-Jährige. Vor zehn Monaten war sie aus dem Gefängnis entlassen worden. Sie hatte Angst, rückfällig zu werden. Allzu gut kennt sie das Problem, als ehemalige Gefängnisinsassin einen Job zu finden. Ihre Eltern waren drogenabhängig. Sie konnten sich aus diesem Kreislauf befreien, das Sorgerecht für ihre Kinder zurück bekommen und ihr Leben noch einmal neu durchstarten.

Monique ist nicht auf sich selbst gestellt. Experten des *Katharinen-Zentrums* helfen ihr, ein eigenständiges Leben aufzubauen. Direkt vom Gefängnis aus kam sie hier her. Sie entdeckte den katholischen Glauben ihrer Kindheit wieder. Sie lernte, GOTT um Verzeihung für ihr bisheriges Leben zu bitten. <<Ich wollte wieder eine spirituelle

Beziehung aufbauen. Am Anfang war es sehr schwer. Ich war es nicht gewohnt, so viel Liebe zu erfahren. Ich fühlte nur eine innere Leere und meinte, ich sei schmutzig. In meinem Leben gab es keine Werte oder Moral. Ich dachte, ich sei nicht würdig, dass man mir so viel Liebe und Respekt entgegenbringt. Oft wollte ich gar nicht hier sein>>, berichtet Monique einem Reporter einer *News Side*. <<Aber ich blieb. Mit der Zeit gewann ich viel Kraft. So viel, dass ich sogar meine Eltern anrief. Sie waren überglücklich, von mir zu hören, dachten sie doch schon, ich sei tot und hatten sogar beim Beerdigungsinstitut angefragt>>. Das *Katharinen-Zentrum* basiert auf einem 12-Stufen Programm, wozu das tägliche Gebet und Jahresexerzitien gehören. <<Andersgläubige werden ermutigt, ihren Glauben näher kennen zu lernen. Trotz allem

entscheiden sich einige, unser Programm nicht fortzusetzen und verlassen das Haus. Dies sind für mich die härtesten Momente>>, schilderte Lorraine[213]."

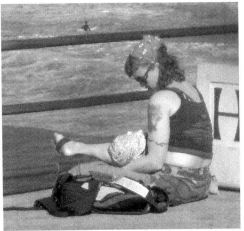

„Ganz abgesehen davon, die katholische Kirche in den USA versucht auch, jungen Müttern, die durch eine Schwangerschaft in Not geraten sind, zu helfen. Es gibt vor allem in Kalifornien Häuser, die Mädchen aufnehmen. Sie stehen ihnen vor und nach der Geburt bei", sagt Mathilde.

„Du hast ja Recht", erklärt Emily. „Ich hörte neulich, dass es in den USA immer mehr Kliniken gibt, die sich das Ziel gesetzt haben, Ungeborenen und ihren Müttern eine Chance zu geben. Sie nannten sich *Birth-Choice*. Kathleen Eaton Bravo ist die Gründerin dieser Organisation. Erst jetzt haben sie den Namen geändert. Sie heißen jetzt *Obria*.

Birth-Choice war zu missverständlich. Obria kommt aus dem Spanischen und bedeutet arbeiten. Das eingefügte (i) soll verdeutlichen, dass jeder einzelne eine Rolle spielt und durch seine Werte, Missionen und Visionen andere beeinflusst.

Krisen-Schwangerschafts-Zentren, die vor allem von Christlichen Pro-Life Bewegungen ins Leben gerufen und unterhalten wurden, waren zu sehr auf die Thematik der ungewollten Schwangerschaften fokussiert. Sie versuchten seit über 40 Jahren, Schwangeren eine Alternative für eine Abtreibung zu geben. Damit behandelten sie die negativen Konsequenzen, welche die Folge der sexuellen Freiheit sind.

Man drang nicht zu den Wurzeln vor, die ein riskantes sexuelles Verhalten provozieren. In Kalifornien hat eine von drei Frauen vor ihrem 45. Lebensjahr eine Abtreibung hinter sich. Das passiert, obwohl weniger Abtreibungen in den letzten 20 Jahren vorgenommen wurden. In Kalifornien werden bis zu 40 Prozent mehr Abtreibungen durchgeführt als in den übrigen US-Staaten. Der Zugang zur Abtreibung ist in Kalifornien leichter. Einige andere Staaten haben bis zu 68 Restriktionen, die man in Kalifornien nicht kennt. 2011 lag Kalifornien mit 672 Abtreibungskliniken an der Spitze, gefolgt von 299 Kliniken im Staat New York.

Wir befinden uns im post-christlichem Zeitalter mit seinen extrem säkularen Ideen und Ansichten. Jugendliche werden vor allem durch das Internet beeinflusst. Riskante sexuelle Verhaltensweisen werden einem schmackhaft gemacht.

Die Obria Kliniken wollen Jugendlichen Alternativen für ungesunde sexuelle Verhaltensweisen anbieten. Neben einer aktiven Gesundheitsversorgung werden Jugendliche auf die psychologischen und psychischen Konsequenzen einer frei ausgelebten Sexualität aufmerksam gemacht. Fundiertes Wissen soll ihnen helfen, ihre eigenen Entscheidungen zu treffen, die konträr zu den Verlockungen der sexuellen Freiheit sind.

Vorbeugung erfordert zwar vom Gesundheitspersonal ein größeres Engagement, ist aber besser als eine Intervention. Vor allem, wenn es um das wehrlose Leben eines Ungeborenen geht. Man will gefährdete Jugendliche vor sexuell-übertragbaren Krankheiten bewahren und ihnen eine Abtreibung ersparen. Wie man heute weiß, besteht ein

Zusammenhang zwischen einer sehr frühen Sexualität und Gewalttaten. Emotionaler Stress durch Gewalt und Angst schadet der Gehirnentwicklung. 2013 führte Carmen Sandi von der Ecole Polytechnique Federal de Lausanne eine Studie über die traumatischen Erfahrungen, die das Gehirn verändern, durch. Sie erklärte:

<<In der Kindheit traumatisierte Kinder leiden also nicht nur psychisch, ihre Gehirne weisen auch messbare Veränderungen auf, die einschlägiges Verhalten begünstigen[214]>>.

Obria will Jugendlichen helfen, die aus armen Verhältnissen kommen und zu Hause Gewalt erfahren. Missbrauchte Jugendliche führen ein ungesundes Leben[215].

Eine Abtreibung wird heute als ganz normal angesehen, wenn man Karriere machen will. Selbst *Die Welt* brachte Anfang September 2014 einen Bericht von einer 25-Jährigen, die ganz selbstverständlich ihr Kind abtrieb. Ein Eingriff, den 102.000 Frauen jährlich in Deutschland vornehmen. Schließlich kostet er nur 400 Euro. Und der Partner ist auch damit zufrieden. Was blieb, waren dennoch die quälenden Gedanken,[216] ob sie das Richtige gemacht hat", sagt Emily.

12.2 Beschützer des Lebens

„Eigentlich assoziiert man die Beschützer des Lebensrechts mit religiösen Menschen", sagt Mathilde. „Dennoch gibt es immer mehr prominente Atheisten, die sich gegen die Tötung eines Ungeborenen aussprechen. Ihre Argumente berufen sich auf die moderne Embryologie. Mit den neuesten Darstellungsmethoden der Medizin kann man eindeutig beweisen, dass ein Embryo bzw. ein Fötus, ein menschliches Wesen ist.

Wenn die Ungeborenen keine Menschen wären, die unser Mitgefühl und unsere Hilfe brauchen, müssten wir eine Abtreibung nicht rechtfertigen. Warum aber berichten Frauen nach so einer Tat über tiefe emotionale Schuldgefühle, die durch nichts wegzudiskutieren sind? Auch Ungeborene sind Mitglieder unserer eigenen Gattung. Wieso versagen wir *unserem* Nachwuchs *ein Recht auf Leben?*

<<Wenn ein Vater seine mittellose Frau verlässt, würden wir die Ermordung seines Kleinkindes nicht rechtfertigen und behaupten, dadurch ein Kind vor der Armut bewahrt zu haben. Oder würden wir ein Grundschulkind zerstückeln, weil wir Indizien haben, dass es zuhause missbraucht wird und wir so sein Leid lindern können?

So gesehen macht es keinen Sinn zu behaupten, dass die Tötung eines ungeborenen menschlichen Wesens unsere Probleme löst>>, schreibt Kristine Kruszelnicki in ihrem Artikel. Sie ging der Frage nach, was Atheisten über Abtreibung usw. denken. Weiterhin bemerkt Kristine, dass Nichtgläubige die Personenwürde sehr verteidigen. <<Sie hängt nicht davon ab, ob wir dick oder dünn, groß oder klein sind oder wo wir uns befinden. Ein Teenager hat die gleiche Würde wie ein Bundesrichter, da beide der Gattung Mensch angehören>>.

Net Hentoff, ein bekennender Atheist, äußerte sich folgenderweise:

<<Man kann nicht sagen, ich darf jemanden umbringen, weil sein Gehirn noch nicht funktioniert oder weil er noch keine Person ist. Ob man jemanden in der vierten oder in der 15. Woche seines Lebens tötet, ist irrelevant, weil das Opfer in jedem Fall ein Mitglied unserer Spezies ist und zwar ab dem Zeitpunkt seiner Befruchtung>>.

Ein Embryo besitzt alle Voraussetzungen für das menschliche Leben. Es würde niemand auf die Idee kommen, verfaulte Bananen zusammen mit grünen wegzuwerfen. Ein Ungeborener befindet sich in seinem spezifischen Entwicklungsstadium. Er ist nicht als minderwertig anzusehen, weil sein Gehirn noch nicht maturiert ist.

Der Bioethiker Peter Singer stimmt mit Pro-Life Aktivisten überein, wenn er sagt: <<moralisch gesehen macht es keinen Unterschied, ob das Kind schon geboren wurde oder sich noch im Mutterleib befindet. Deshalb ist es falsch, ein Ungeborenes zu töten>>.

Die Abhängigkeit eines Ungeborenen von seiner Mutter ist gravierend. Siamesische Zwillinge sind auch aufeinander angewiesen. Trotzdem handelt es sich um eigenständige Personen, die wir nicht töten würden, nur weil sie der Hilfe Anderer bedürfen und sich nicht selbst ernähren oder alleine laufen können. Abhängige Menschen verdienen genauso unseren Schutz und haben den gleichen Lebenswert wie andere auch.

Wenn sich ein Kind als blinder Passagier auf einem Schiff versteckt und entdeckt wird, ist sein Leben vom Kapitän abhängig. Er hätte kein Recht, das Kind in ein Wasser voller Haifische zu werfen. In unserer Zivilisation stehen gebrechliche und abhängige Kinder erst recht im Fokus. Eine Abtreibung nach einer Vergewaltigung *sollte erlaubt sein*, ist ein Argument, welches unsere Emotionen aufheizt. Nur wenige fragen, ob die erniedrigenden Umstände einer Schändung der Mutter die Tötung ihres Kindes rechtfertigen?

<<Wenn das Ungeborene ein menschliches Wesen ist, dann sollten die Umstände seiner Zeugung nicht ausschlaggebend sein, ob derjenige leben darf oder nicht>>, erklärt Kruszelnicki in ihrem Artikel.

Die Beziehung zwischen Mutter und Kind während einer Schwangerschaft ist einmalig. Es handelt sich nicht um ein Verhältnis zwischen zwei Fremden. Der Fötus ist nicht ein Eindringling. Die Gebärmütter ist der rechtmäßige Ort eines Ungeborenen. Die Nieren existieren nur für persönliche Zwecke. Der Uterus ist für einen Anderen angelegt. Jeden Monat bereitet er sich darauf vor, einem anderen Menschen *Herberge* zu geben. Die Frau hat ein Recht auf ihren Körper, ihre Nieren usw. Das Ungeborene ist berechtigt, den Uterus in Anspruch zu nehmen. Die Natur hat das so eingerichtet.

Einige sprechen auch von einer biologischen Verantwortung, die unsere Spezies entwickelt hat. Sie beziehen sich auf die Pflicht, die wir haben, unseren biologischen Nachkommen Schutz und eine grundlegende Versorgung zu garantieren. Einem Fremden gegenüber besteht keine derartige moralische Verpflichtung.

Eine stillende Mutter kann nicht behaupten, die körperliche Autonomie zu besitzen, um zu rechtfertigen, ihr Kind im Keller einzusperren, wenn sie auf Reisen geht. Ebenso darf eine Schwangere nicht die Verantwortung gegenüber ihrem Ungeborenen verneinen. Wenn eine Mutter durch eine Vergewaltigung unfreiwillig schwanger wurde, hat sie dennoch die Verantwortung gegenüber ihrem Kind, argumentiert Kruszelnicki. Eine Abtreibung tötet nicht einen Fremden, sondern das eigene gesunde Kind.

Rebecca Kiessling wurde bei einer Vergewaltigung gezeugt. Ihre Meinung zu dem Thema ist: <<Ich sehe heute nicht mehr so aus wie mit vier Jahren, vier Tagen oder als Ungeborene. Trotzdem handelte es sich in jedem Alter immer um mich. Ich wäre beinahe für ein Verbrechen, das mein Vater begangen hatte, getötet worden. Eine Abtreibung macht eine Vergewaltigung nicht rückgängig. Sie hilft ihr auch nicht von dem Trauma zu genesen. Lasst uns den Vergewaltiger strafen und nicht sein Kind>>.

Die Feministin und Autorin Frederica Matthews-Green sagte einmal: <<Keine Frau hat das Verlangen in sich, ihr Kind zu töten. Wenn ein Tier in eine Falle gerät, möchte es auch nicht, dass man seinen Fuss absägt, um es zu befreien. Die Herausforderung in unserer Gesellschaft ist, ob wir einer Frau eine Säge geben würden, damit sie sich aus ihrer Falle befreit und ihr Bein absägt? Oder sind wir fähig, sie aus ihrer Lage zu befreien, ohne ihr und ihrem Kind zu schaden.

Die Gesellschaft sollte aufhören, die Frau wegen ihres Ungeborenen zu bemitleiden. Wir sollten über Lösungen sprechen. So wie die *Feministinnen für das Leben* versuchen, das Leben des schwächeren Mitmenschen zu schützen. Wir haben uns bereits mit Erfolg gegen alle möglichen Vorurteile, wie Rassismus, Sexismus und Diskriminierung der Behinderten zur Wehr gesetzt>>.

Die *Pro-Life Alliance von Schwulen und Lesben* sagte neulich: <<Keiner ist wirklich frei, bis alle von uns frei sind und alle unsere Rechte garantiert sind. Das grundlegendste Recht davon ist das Recht auf Leben, ohne Angst vor Schikanen zu haben. Es gibt andere Lösungen als eine Abtreibung[217]>>."

12.3 Kinderersatz

„Wir Menschen haben eine Vorliebe für das Gebrechliche. Oft jedoch nur, wenn es auch niedlich ist. Vierbeinige Lebewesen, denen wir unsere ganze Führsorge zukommen lassen können, erobern unser Herz. Viele sehen deswegen auch in ihren Haustieren einen

Kinderersatz. Heute mehr denn je. Junge Ehepaare wollen erst einmal einen Hund. Und dann vielleicht ein Kind. Wenn es mit dem Alltagsleben vereinbar ist", erläutert Mathilde.

„Neulich las ich, dass US-Amerikaner im Jahr 2014 für ihre Haustiere 58,5 Milliarden Dollars ausgegeben haben. Das sind 4,9 Prozent mehr als im Vorjahr. 22,6 Milliarden Dollars allein werden für eine bessere Hundekost bezahlt. Der Rest geht an den Tierarzt, moderne Tierarzneimittel oder Tierhaltungskosten wie z.B. das Hunde-Spa.

Diese enormen Kosten für die Tiere werden durch die steigenden Erwartungen der Hunde-Besitzer verursacht, ein gesundes Tier zu haben, das bestmöglich gepflegt und ernährt wird. Health and Wellness (Gesundheit und Wohlgefühl) wird auch in den kommenden Jahren Tierbesitzer anregen, ihr Geld auszugeben:

<<Die Leute verhätscheln ihre Tiere mehr denn je. Immer mehr Produkte für Haustiere kommen auf den Markt. Das wird auch weiterhin so bleiben. Es ist ein regelrechter Boom.

Die Gesellschaft bietet alle möglichen Dienste an, um die Wünsche ihrer Kunden zu erfüllen. Die Palette reicht vom interaktiven und innovativen Hundespielzeug zur Hundebetreuung, hundefreundlichen Hotels, Restaurants und Fluglinien>>, erläuterte Bob Vetere, Präsident der *American Pet Products Association (APPA)* anlässlich der Globalen Hunde-Messe in Orlando, Florida 2014.

Hundebesitzer wollen *ihr Baby* verwöhnen, sagte Beverly Lefevre, Managerin des *Paw's Natural Pet Emporium* in Richland, Washington, bereits vor Jahren. <<Es ist, als ob man einem Kind ein neues farbiges Bilderbuch kauft>>.

<<Ein absolut gutes Geschäft für uns>>, hört man andere Hundegeschäftsbesitzer wie Louisa Marvin sagen. <<Leute behandeln ihre Haustiere wie Kinder, und so gibt es viele Gelegenheiten, sie zu verwöhnen.

Hunde sind seit jeher unsere Begleiter. Die Frage ist, wieso sich unser Verhalten ihnen gegenüber verändert hat?>>

Eine Studie: *Doggies at the Dinner Table. Pet Humanization in America* der Purdue-Universität von 2012 zeigte, dass 97% der Haustierbesitzer mit ihren Tieren reden. Tiere sind mehr denn je Familienmitglieder. Haustiere werden verwöhnt mit Dingen, die früher eigentlich nur Menschen zukamen: wie organisches Fressen, Hunde-Lebensmittelgeschäfte, Hunde-Tagesstätten, Designer-Kleidung, Hundespeisekarten in Hotels, klimatisierte Hundehütten... die Liste geht fast ins Unendliche.

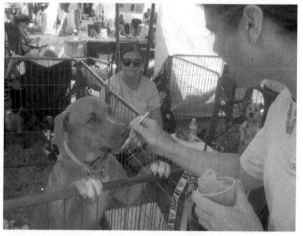

Man denke, dass vor Jahren in Deutschland eine Hundeeisdiele von einem arbeitslosen Doktor der Agrarwissenschaften eröffnet wurde.

Wie Statistiken zeigen, kommen immer mehr Leute auf den Hund. Ein durchaus logisches Ergebnis, weil auch die Bevölkerung wächst. Was allerdings ungewöhnlich ist, dass wir Menschen viel mehr in unsere Haustiere investieren als zuvor.

Warum? Viele Faktoren verursachen das, schreibt der *Wall Street Flaneur* im September 2012, der über die Purdue-Studie berichtete. Ein Hauptfaktor ist dem demographischen Wandel der Gesellschaft zuzuschreiben. Pensionierte Babyboomer versuchen, ihr leeres Nest aufzufüllen.

Enkelkinder, die sonst den Platz von Haustieren einnahmen, lassen immer länger auf sich warten. Der Trend, später zu heiraten, geht zudem mit immer weniger eigenen Kindern einher. In einigen Fällen ziehen *moderne Eheleute* einen Hund einem Baby vor.

Dass Hunde als Familienmitglieder angesehen werden, gab es noch nie so oft wie heute. Eine Humanisierung der Haustiere ist ein Trend, der seit rund 20 Jahren in den USA zu verzeichnen ist. Man bezeichnet sie in den USA als *human animals*.

<<Wir verhätscheln die Tiere, wenn sie glücklich sind und weinen, wenn sie krank sind. Mama, Papa, Bruder, Schwester .. und Fido, alles Mitglieder einer Familie>>, berichtet das *Wall Street Journal*.

15 Prozent der Hundebesitzer kaufen eine Urne, um ihre geliebten Tiere beizusetzen. Aber nicht nur das, sie klonen sie auch und zahlen Unmengen an Geld, damit ihr Tier unsterblich wird.

PetSmart ist und bleibt in den USA der Marktführer für die Haustierversorgung. Selbst eine angeschlagene Wirtschaft beeinträchtigte nicht den Umsatz der Tier-Supermärkte, die damit werben, dass jeder Besuch für das Tier zu einem Erlebnis wird. Der Markt geht mit der Zeit und den sich ständig ändernden Trends bei Gesundheitsfutter, Vitaminzusätzen, Tierbekleidung und innovativem Tierspielzeug. VCA Antech INC bietet diagnostische Tests und veterinärmedizinische Geräte an. Auch dieses Unternehmen wächst.

Die Nachfrage für Petmed Express steigt. Tiermedizinische Medikamente aller Art, verschreibungspflichtig oder auch nicht, werden online, per Telefon oder Katalog angeboten.

Das Resultat der Humanisierung von Haustieren ist, dass Tiere nicht zuletzt an den gleichen Erkrankungen leiden wie ihre Herrchen. Dicke Haustiere nehmen zu. Vielleicht denkt man an einen *Doggie-Trainer*? Und falls sich das Herrchen gesundheitsbewusst gibt, muss das Tier die gleiche Nahrung vorgesetzt bekommen. In exquisiten Hunde-Lebensmittelgeschäften in Los Angeles bekommen Hunde ihr Quellwasser und Gesundheitsfressen an einem gedeckten Tisch serviert.

Ritz-Carlton Hotels bieten schon seit Jahren eine gesonderte Speisekarte für den Hund an. Eine Sorge besteht nur, ob die Rinder, Lachse und Hühner, die als Hundefutter enden, auch ethisch vertretbar gehalten wurden.

Hundemagazin wie *Moderndog*, eine Lifestyle-Zeitung für den Hund und seine Begleiter, haben eine große Nachfrage. In vielen Städten werden oft Adoptions-Ausstellungen abgehalten, damit man sich ein geimpftes, entwurmtes, sterilisiertes Tier, das einen Hundechip mit seinen Daten unter der Haut trägt und einen eigenen Haustierarzt sowie eine Hundekrankenkasse besitzt, kaufen kann[218].

Der Mexikaner Cesar Millan ist in den USA ein bekannter Dog-Whisperer. So heißt auch seine Hundeshow, die er seit 2009 in den USA ausstrahlt. Mittlerweile hat er den TV-Sender gewechselt und nennt sich nun: *Leader oft he Pack*. Er hat es sich zur Aufgabe gemacht, psychisch gestörte Hunde zu rehabilitieren. In seinen Sendungen macht er Hausbesuche, wobei ihn die Kamera begleitet.

Hier kann er seine Talente zeigen und Vierbeiner, die ihre Besitzer tyrannisieren, in liebe brave Tierchen verwandeln.

<<Die TV-Show macht Dich zum Fan, aber das normale Alltagsleben macht Dich zum Glaubensanhänger>>, sagte Cesar in einem Interview mit *The Arizona Republic,* am 3. März 2015. In Phoenix hatte er seine Hundeshow, *Dog Talk,* wo er seinen Zuschauern erzählte, wie sie eine glücklichere und gesündere Beziehung zu ihrem Vierbeiner aufbauen können. Der Eintritt betrug zwischen 47 bis 125 US-Dollars.

<<Sie werden viele Hunde auf der Bühne zu sehen bekommen. Wenn die Leute was zu lachen haben, lernen sie leichter. Ich möchte, dass meine Zuhörer verstehen, dass Hunde Probleme bekommen, wenn sie wie Menschen behandelt werden. Viele meiner Klienten behaupten: <<Ich liebe meinen Hund, ich würde alles für ihn tun>>. Derweil haben sie nicht mal die Grundlagen verstanden, einen Hund zu halten. Hunde sind keine Menschen. Es ist falsch, einen Hund als *sein Baby* zu betrachten. Wenn sie das tun, geht es im Grunde nur um den Besitzer. Der Besitzer baut eine egoistische Beziehung zu seinem Vierbeiner auf. Was lernt der Hund daraus. Er wird auch selbstsüchtig.

Menschen haben manchmal zerstörerische Ziele. Viele lieben sogar das Drama. Sie verfallen ihm total. Hunde haben das nicht. Es gibt keine süchtigen Hunde, die dem Schauspiel verfallen. Ein Hund möchte eigentlich nur drei Dinge: Spielen, sich nach jemandem richten und Dinge erkunden. Wenn man einen Teenager fragt, ob er spielen, oder etwas entdecken möchte, fragt er zurück, welchen Vorteil er davon haben würde. Ein Hund macht all das, was Du eigentlich auch machen möchtest.

Amerikanische und europäische Hunde unterscheiden sich von den Hunden Latein-Amerikas. Dort sind die Hunde eher scheu. In den USA werden Hunde weniger diszipliniert. Leute verhalten sich gegenüber ihren Hunden begeistert und sehr obsessiv. Hunde werden so sehr anspruchsvoll, streitlustig, beherrschend und territorial. Der Hund erhält, was immer er will.

In Mexiko haben die Hunde mehr Abstand zu den Menschen. Da die Amerikaner das nicht haben, verlieren die Tiere den Respekt vor den Menschen. Die Amerikaner und Europäer sollten sich andere Kulturen ansehen, um einen Eindruck zu bekommen. In den einfachen Dörfern in Mexiko haben Hunde keine Leine oder Zäune. Die Hunde leben bei den Menschen, weil sie da sein wollen. Wichtig ist auch, solange die Hunde schlank sind, haben sie keine psychologischen Probleme. Amerikanische Hunde sind schön und dick. Das ist gut für mich>>, sagt Cesar im Interview. <<So komme ich zu meiner TV-Show>>. Der Reporter will abschließend wissen, was Cesar zu der Meldung sagte, dass er im Dezember 2014 gestorben sei. <<Schlimm daran war, dass die Leute zu meiner Mutter in Mexiko kamen, um ihr zu kondolieren. Sie seien sehr traurig über den Verlust. Meine Mutter hat mich sofort angerufen. Sie war tief bestürzt. Ich versuchte sie durch einen Scherz aufzuheitern. Aber es war schon schwer. Wenn Du mal im Rampenlicht stehst, wollen Dich die Leute fertig machen[219]>>.

12.4 Makellose Menschen

„Wir haben heutzutage doch ein ganz anderes Ethikverständnis", unterbricht Leonhard. „Eigentlich versteht die Moderne darunter denjenigen, der leidet, aus unserem Blickfeld zu verbannen, damit unser Leben nicht durch ihn *gestört* wird.

Prominente Bioethiker legen Alzheimer Patienten nahe, sich euthanasieren zu lassen. Länder, die noch nicht über ein solches Gesetz verfügen, sollten demzufolge ihre Alzheimerpatienten verhungern lassen. Eine einfache Patientenverfügung der Kranken mache diesen

Schritt rechtskräftig. <<Unser Mitgefühl bringen wir alten Menschen entgegen, wenn wir sie lehren, wie sie ihren Selbstmord durch einen Hungertod herbeiführen können. Es sollte erlaubt sein, Alzheimer Patienten eine tödliche Injektion zu verabreichen, selbst dann, wenn sie nie danach gefragt haben>>, fordert Peter Singer. All das scheint unverständlich, weil Singer sich sehr um seine eigene alte Mutter gekümmert hat.

Es gibt allerdings auch andere Gegebenheiten, wo ein Ehemann seine Frau wiederbeleben wollte, als diese an Alzheimer starb. 60 Jahre waren Dave und Corrine Molter verheiratet. Niemals wich Dave von Corrines Seite, als sie krank wurde. Man fand das Ehepaar tot auf. Untersuchungen ergaben, Dave hatte versucht, seine Frau wiederzubeleben. Dabei strengte er sich so an, dass er selber starb. Er haucht seiner Frau wörtlich seinen letzten Atem bei der Mund zu Mund Beatmung ein.

So etwas kennt man eigentlich nur aus alten Filmen. Selten wird man im realen Leben Zeuge einer so innigen Liebe. In den Augen der modernen Gesellschaft sieht man es als Liebe an, wenn Menschen darum kämpfen, ihren kranken Angehörigen so schnell wie möglich ein Ende zu setzen[220]. Vielleicht können wir die Situation mit dem Wilden Westen Amerikas vergleichen, wo man einem verletzten Pferd den Gnadenschuss gab?"

„Behinderte passen nicht in unsere Weltanschauung. Dürfen wir ihnen deshalb das Recht auf Leben nehmen?", fragt Emily. „Immer wieder hört man über Schwerstbehinderte, die ein glückliches und zufriedenes Leben führen.

Ich denke da an Claudio Vieira de Oliveira. Sein Kopf ist nach hinten gebeugt. Seine Arme und Beine sind verkümmert und gekrümmt. Die Ärzte rieten seiner Mutter, ihren neugeborenen Jungen einfach nicht mehr zu füttern. Er sei sowieso schon so gut wie tot und habe kaum eine Überlebenschance. Er konnte kaum atmen, als er geboren wurde. So behaupteten viele Mitmenschen, er wäre am Sterben. Ihn jetzt noch zu ernähren, wäre zwecklos.

Der Brasilianer Claudio von Monte Santo hat trotz seiner Behinderungen Karriere gemacht. Der 37-jährige Finanzbeamte ist ein öffentlicher Redner. Viele besuchen seine Seminare.

Heute lebt er ein glückliches Leben. Er wurde genauso erzogen wie seine gesunden Geschwister. Seine Eltern versuchten niemals, ihn auszusondern oder zu *reparieren*. Er sollte all das machen, was die anderen in seinem Alter auch machen. Die einzige Ausnahme, er wurde bis zu seinem achten Lebensjahr getragen. Dann lernte er, sich mit seinen Knien fortzubewegen.

Dafür fertigte man ihm extra ein paar Schuhe an. Er ist dadurch sehr selbstsicher geworden. Er schämt sich nicht, anders auszusehen. Er geht und tanzt, wie jeder junge Mann seines Alters.

Als Kind verabscheute er Langeweile. Er beschäftigte sich und wollte nicht von der Hilfe seiner Mitmenschen abhängen. Er kann den Fernseher und das Radio alleine einschalten. Telefonieren oder seinen PC zu bedienen, bereitet ihm keine Schwierigkeiten. Er schreibt mit einem Stift, den er in seinem Mund hält. Seinem Willen für Unabhängigkeit hat er es zu verdanken, dass er die Universität besuchen konnte und einen Abschluss als Wirtschaftsprüfer hat. Erst jetzt wagte man, seine Krankheit zu bezeichnen. Er leidet unter den sehr selten vorkommenden multiplen kongenitalen Kontrakturen (Arthrogryposis Multipex Congenita)[221].

Die Intelligenz der Erkrankten ist nicht beeinträchtigt. Gelenkkontrakturen, vor allem die der oberen Gelenke und des Halses, charakterisieren die Erkrankung. Sie manifestiert sich nicht im Genom. Manche Kinder können durch eine Operation gleich nach der Geburt und durch Physiotherapie soweit wieder hergestellt werden, dass sie laufen können."

„Nun", sagt Mathilde. „Vieles liegt an dem Wunsch, ein perfektes Kind haben zu wollen. Mit der Bezeichnung *normal* sagt man indirekt, es kommt nur ein *makelloses* Kind in Frage. Wenn es nicht so ist, wären pränatale Diagnostiker arbeitslos. Auf keinen Fall soll ein behindertes Kind geboren werden. Designer-Kinder sind der neueste Trend. Auch wenn das in Deutschland noch in weiter Ferne liegt.

Die Geschichte lehrt uns, dass es auch zu den Zielen der Nazis gehört hatte, den perfekten Menschen zu schaffen. In Berlin, Tiergartenstrasse 4, saßen damals die Auftraggeber, welche Ärzte damit betrauten: unheilbar Kranke, Kinder mit Erbkrankheiten, Kriminelle, psychisch Kranke, Behinderte, alte Leute, die man als unproduktiv bezeichnete, zu *beseitigen*. Ihr Leben galt als lebensunwert. Ihre Handikaps hinderten sie angeblich daran, ein glückliches Leben zu führen.

Bereits 1931 verurteilte Papst Pius der XI die Sterilisation und Eugenischen Gesetze, die in Dänemark, Schweden und Norwegen etabliert waren.

Aktive Sterbehilfe ist heute in den Niederlanden straffrei, wenn Patienten unerträgliche Leiden erdulden und keine Aussicht auf Heilung besteht. Sofern ein Elternteil zustimmt und der Arzt eine zweite Meinung eingeholt hat, kann ein behindertes neugeborenes Kind euthanasiert werden.

2006 mussten sich die Niederländer heftige Vorwürfe des italienischen Ministers Carlo Giovanardi anhören. Damals sagte er: <<In Nazi-Deutschland wurden Menschen mit körperlicher oder geistiger Behinderung getötet. In den Niederlanden geschieht genau dasselbe. Es gibt keine Unterschiede. Meiner Ansicht nach kann kein Mensch entscheiden, ob jemand das Recht auf Leben hat, alleine auf Grund des geistigen oder körperlichen Zustandes. Dass totkranke Babies getötet werden dürfen, statt sie zu behandeln, ist bestürzend[222]>>.

<<Damals handelte man in Deutschland aus ideologischen Gründen. Heute behauptet man, denen zu helfen, die in Not sind. Man impliziert, Kranke wären eine Last für die Mitmenschen, und sie sollten lieber die Situation beenden>> erläuterte das *Forum Libertas*[223]."

13 KOMERZIELLE ELTERNSCHAFT

13.1 Ektogenesis

„Liebe bedeutet vornehmlich, für den anderen da zu sein", unterbricht *Emily*. „Ich möchte nochmals auf die Leihmutterschaft kommen. Ein Australisches Ehepaar hatte eine Leihmutter aus Thailand angeheuert.

Als man feststellte, dass ein Kind Down Syndrom hatte, verlangten die biologischen Eltern immer wieder, das Kind abtreiben zu lassen. Die Leihmutter verweigerte sich, sie wollte selber für den Jungen sorgen. Ein Eingriff widerspräche ihrem buddhistischen Glauben.

Die biologischen Eltern nahmen nur die gesunde Zwillingsschwester zurück nach Australien. <<Ich hatte soviel Mitleid mit dem Jungen. Es war doch die Schuld der Erwachsenen. Warum muss nun das Kind alles ausbaden?>>, fragte die Leihmutter Pattharamon Janbua den *CNN* Nachrichtensprecher.

<<Ich wusste nicht was ich tun sollte. So behielt ich ihn, um ihm nicht noch mehr Leid anzutun. Ich liebe ihn>>. Das australische Ehepaar zahlte Frau Pattharamon US$ 9300 für ihre Dienste als Leihmutter.

Sie brauchte das Geld, um ihre Schulden zu bezahlen und hoffte, damit ihre anderen zwei Kinder in die Schule schicken zu können. Der kleine Gammy hatte jedoch Gesundheitsprobleme, demzufolge wurde das Geld für das Neugeborene ausgegeben.

Die Geschichte ging um die Welt, und viele spendeten für das Projekt *Hope for Gammy*. Mittlerweile hat die Leihmutter genug Geld, den kleinen Jungen behandeln zu lassen. Sie war erstaunt über so viel Hilfe von überall her. Zuerst wollte keiner etwas von ihr wissen. Die biologischen Eltern verschwanden mit dem gesunden Zwilling und ließen sie alleine. Die Geldspenden, die aus Australien kamen, erstaunten Janbua am meisten. Sie hatte nicht erwartet, Geld aus dem Land zu bekommen, das sie als Leihmutter angestellt hatte. <<Ich werde das Geld, das ich nicht brauche, anderen Kindern mit Down Syndrom und Weisen zukommen lassen>>, versicherte Frau

Pattharamon. Vehement warnt sie ihre Landsleute. Sie sollen sich nicht täuschen lassen, mit einer Leihmutterschaft schnelles Geld zu verdienen. Wenn etwas schief geht, stehen sie alleine da und keiner wird ihnen helfen. Das Kind wird von der Gesellschaft ausgestoßen, und letztendlich muss die Leihmutter die Verantwortung übernehmen.

Australische und thailändische Behörden wurden hellhörig. Sie verfolgten den Handel mit Leihmüttern, bei dem vor allem die armen Frauen des Landes ihr Nachsehen haben. Der australische Ministerpräsident Tony Abbott bezeichnete den Fall als traurig. Er illustriert einige der Tücken dieses speziellen Gewerbes[224].

Der Australische Minister für Einwanderung, Scott Morrison, nennt die Mutter eine Heldin und eine Heilige. Als sie im siebten Monat schwanger war, verlangten ihre Auftraggeber und biologischen Eltern der Zwillinge, Gammy abzutreiben, was die Leihmutter nicht tat, obwohl sie sehr arm war. Sie achtete nicht auf ihre labile ökonomische Situation und versuchte stattdessen, die Pflege des Kindes mit ihrem Arbeitspensum zu vereinen.

Das ist wahre Liebe, Barmherzigkeit und Großmut, betonte Morrison. Leihmütter kosten nicht viel. Deswegen nehmen so viele ihre Dienste in Anspruch. Diese ganze Begebenheit zeigt, mit wie viel Unrecht Reproduktive-Techniken verbunden sind. Wen sollte es wundern, wenn die Eltern von ihrem eigenen Kind nichts wissen wollen. Sie hatten doch schon zwei Monate davor beschlossen, ihren Jungen durch eine Abtreibung zu töten. Das ist keine Ausnahme.

Für 90% der Ungeborenen in den USA bedeutet die Diagnose Down Syndrom das Todesurteil. Obwohl 99% der an Down Syndrom Erkrankten angeben, ein glückliches Leben zu führen. Es geht demzufolge um die Eltern und ihre eigene Lebensqualität, die beeinträchtigt scheint, wenn sie ein *weniger perfektes* Kind haben.

<<Vielleicht sollten wir besonders lange in den Spiegel schauen und darüber nachdenken, was mit unserer eigenen Gesellschaft falsch ist, bevor wir uns darüber aufregen, was dem kleinen Gammy zugestoßen ist[225]>>, schreibt die Bioethikerin Lea Singh.

Viele Stimmen regten sich nach dem Vorfall mit Gammy. Der Jurist J.C. von Krempach ist besorgt, dass derartige Dinge mit einer Leihmutterschaft assoziiert sind. Heute akzeptiert man nicht mehr, dass es ein Geschenk ist, Kinder zu haben; Vater bzw. Mutter zu werden. Heute hat jeder ein Recht auf Kinder. Es führt sogar so weit, dass man meint, ein Recht auf gesunde Kinder zu haben. Kranke Kinder sind unakzeptabel. Unsere selbstverliehenen Ansprüche wandeln damit Kinder zur Handelswahre um. Als eine Art *Flesh-for-cash business*, würde man in Amerika sagen. Mit anderen Worten, bei Leihmüttern handelt es sich um eine neue Art der Sklaverei.

Die thailändische Behörde reagierte dann doch sehr schnell. Am 15. August 2014 hörte ich von vier Paaren, die aus Australien und den USA kamen und ihr Leihmutter Baby nachhause bringen wollten. Sie saßen erst mal am Flughafen in Bangkok fest. Es handelte sich unter anderem um gleichgeschlechtliche *Paare*, die mit der Leihmutter ausreisen wollten. Erst als ein thailändischer Richter dem *Paar* das Sorgerecht zusprach, konnte die Reise weiter gehen.

Die Geschichte um das Baby Gammy hatte die Militärjunta in Thailand dazu veranlasst, einem vorläufigen Gesetzentwurf zuzustimmen, der die Leihmutterschaft in ihrem Land verbietet. Momentan warten etwa 150 australische Paare auf ihre Babies, die von thailändischen Leihmüttern ausgetragen werden. In Australien und einigen US-Bundesstaaten sind Leihmütter verboten[226].

Zur gleichen Zeit, als die Geschichte von Gammy durch die Medien ging, konnte man lesen, dass französische Richter in zwei Fällen Frankreichs Gesetzgebung rügten. Der Gebrauch von Leihmüttern sei kein neues Menschenrecht, sagte das Gericht.

Es ging um zwei französische Ehepaare, die eine kalifornische Kinderwunschklinik aufsuchten, um ein Kind zu bekommen. In der Klinik wurde das Sperma der französischen Väter mit gespendeten Eizellen von Amerikanerinnen künstlich befruchtet.

Die Frage, die sich ergab, war, ob die so entstandenen Kinder nun als amerikanische Bürger oder als Franzosen angesehen werden müssen.

Die französischen Ehefrauen waren unfruchtbar und hatten keinerlei Verwandtschaftsverhältnisse zu den Kindern ihrer Männer. Sie sollten nun diese Kinder adoptieren. Wohingegen den biologischen, amerikanischen Müttern der legale Kontakt zu ihren Kindern untersagt wurde. Die biologische Familie wird durch das Gerichtsurteil umdefiniert. Das französische Ehepaar erhält die Prägung eines sozialen Rollenspiels, erklärte Krempach in seinem Artikel[227]."

13.2 Synthetische Kinder

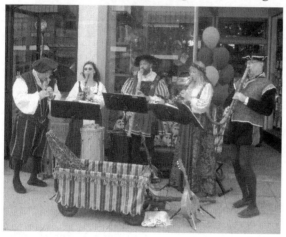

„Die klassische Familie gibt es doch gar nicht mehr", hebt Emily hervor. „Im September 2015 werden zwei Millionen Menschen mit Papst Franziskus in Philadelphia das Welt-Treffen der Familien feiern. Ein paar Monate vor diesem Ereignis könnte es passieren, dass der Oberste Gerichtshof der USA die Gesetze für die traditionelle Familie ändert und auch gleichgeschlechtliche Ehen erlaubt, wie zum Beispiel jetzt in Irland. Das Verständnis für Familie und Ehe hat sich seit der sexuellen Revolution geändert.

Wie ist es soweit gekommen? Die Einführung der Pille in den fünfziger und sechziger Jahren machte es möglich, Sex ohne Folgen haben zu können. Die rezeptfreie Pille danach, die 2015 in Deutschland zugelassen wurde, <<wird Geschlechtskrankheiten *en masse* verursachen, den demographischen Wandel und Unterhaltszahlungen für jeden zweiten Mann stoppen>>, erläutert der Arzt Dr. Johannes[228].

Der hl. Papst Johannes Paul II. warnte im *Evangelium Vitae* vor den Gefahren, die der Gebrauch von Verhütungsmitteln mit sich bringt. <<Der Mensch macht die persönliche Erfüllung zum Mittelpunkt seines Lebenszweckes. Damit strebt er eine egozentrische Freiheit an, die sich von der wahren Freiheit separiert>>.

Freiheit bedeutet, das zu tun, was immer Du tun willst. Wobei die Grenzen des Anderen beachtet werden sollen. Freiheit bedeutete auch Disziplin und Selbstbeherrschung und darf einen nicht versklaven. Wenn wir den Sex von der Reproduktion trennen, machen wir ihn zu einer sterilen Handlung, die nicht mehr seine Intention erfüllt. Mit Hilfe von reproduktiven Technologien überlassen wir das Kinderkriegen Mitarbeitern von Fertilitäts-Kliniken und Ei- und Samenzell-Agenturen.

Elternschaft wird heute als ein kommerzielles Vorhaben betrachtet. Kinder werden nicht mehr so gezeugt, wie es die Biologie vorsieht. Sie mutieren zu einem rechtlichen Gegenstand, der den Absichten und Wünschen des Erwachsenen zugeordnet wird. Liebe ist eine Handlung, ein Versprechen, eine Verpflichtung, ein willentlicher Akt und nicht ein Gefühl oder eine Stimmung, die Schmetterlinge im Bauch hervorruft. Wenn die Emotionen vergehen, kann man die Scheidung einreichen. Einen Grund muss man nicht mehr erwähnen. Man handelt ganz so, wie es uns in jeder Soap-Opera (Seifenoper) vorgespielt wird.

Man fragt sich gar nicht mehr, was der Zweck einer Ehe ist. Als eine dauerhafte Beziehung wird sie schon lange nicht mehr angesehen. Rayan T. Anderson, schreibt in seinem Buch: *What is Marriage: a Man and a Woman: A Defense,* dass eine Ehe immer die Verbindung zwischen einem Mann und einer Frau ist. Vater und Mutter geben ihren Kindern Schutz, geborgen aufzuwachsen. Es ist eine anthropologische Wahrheit, dass sich beide Geschlechter ergänzen.

Beide Geschlechter sind notwendig, um neues Leben hervor zu bringen. Kinder brauchen Vater und Mutter, erklären uns die Soziologen. Am besten entfaltet sich der Nachwuchs, wenn er von seinen biologischen Eltern großgezogen wird. Fast die Hälfte der Frauen sind in den USA unverheiratet, wenn sie zum ersten Mal Mutter werden. Familien, die unverheiratet zusammenleben, werden instabil.

Alleinerziehende Eltern sind oft prädestiniert, arm zu sein. Kinder, die ohne Vater aufwachsen, werden oft drogenabhängig, kriminell oder werden selber als Teenager schwanger.

In der heutigen *Hook-up-Kultur*, die ubiquitär für amerikanische Universtäten scheint, wird Sex als eine andere Form der Entspannung angesehen. Sex hat keine tiefere Bedeutung mehr und dient nur dem Mann, seine sexuellen Begierden auszuleben. Die Frau wird abgestumpft, ihre wirklichen Gefühle spielen keine Rolle. Dazu kommen eventuell ungewollte Schwangerschaften, vermehrte Geschlechtskrankheiten, ein erhöhte Gefahr von sexueller Gewalt sowie emotionale und psychische Probleme, die den Weg zu einer authentischen Liebe mit Hindernissen zuschütten[229].

Wie es scheint, streben wir heute eine Ehe an, in der das Geschlecht der Partner in den Hintergrund rückt.

Selbst die italienischen Modeschöpfer Domenico Dolce und Stefano Gabbana betrachten die Naturgesetze als Norm. Sie stießen mit ihrer Aussage, die sie in einem Interview in der Zeitung *Panorama*[230] machten: <<Wir sind Gay und gegen die Homo-Ehe>> auf Ablehnung.

Sie wurden massiv kritisiert, als sie weiterhin verkündeten, dass nur die traditionelle Familie als authentisch betrachtete werden könne. Kinder sollten ohne künstliche Befruchtung entstehen. Man kann sie nicht von Leihmüttern, die ihre Gebärmutter vermieten, bekommen. Das Leben muss durch einen Akt der Liebe weitergegeben werden.

Leben hat einen natürlichen Werdegang, den wir nicht ändern können. Domenico Dolce wurde sogar noch deutlicher, er sagte: <<Kinder der Chemie sind synthetische Babies. Uteri bietet man zum Vermieten an und Samen kann man sich aus einem Katalog aussuchen. Nicht einmal Psychiater sind darauf vorbereitet, mit den Folgen dieser Experimente umzugehen>>.

Als sich Elton John, der selber zwei surrogate Söhne mit seinem Partner David Furnish hat, darüber mit der Bemerkung beschwerte, dass diese Ansichten mittelalterlich seien, lenkten die Designer ein. Sie gaben zu, dass sie die Lebensentscheidungen anderer Leute respektieren.

Im Gegenzug forderten sie, Respekt vor unterschiedlichen Ansichten füreinander aufzubringen.

Sir Elton John ärgerte sich am meisten über das Statement der Designer, dass Kinder, die für Gleichgeschlechtliche gentechnisch erschaffen werden, in einer bestimmte Weise synthetisch seien.

<<Wie kann man es wagen, meine wunderschönen Kinder als synthetisch zu bezeichnen? Schande soll über dich kommen, wenn du mit deinen Zeigefinger wackelst und voreingenommen über die In-Vitro-Fertilisation denkst. Legionen von lieben Menschen, Homosexuellen und Heterosexuellen, haben das Wunder der IVF in Anspruch genommen, um ihren Traum nach Kindern zu erfüllen. Das archaische Denken von Dolce und Gabbana ist nicht mehr zeitgemäß, so wie ihre Mode>>.

Doug Mainwaring, ein Schriftsteller, der für das Witherspoon Institute arbeitet, kommentiert den Vorfall[231]: <<Man muss bedenken, dass Sir Elton John 63 Jahre alt war, als er sein erstes Kind mithilfe einer Surrogat-Mutter bekam. Sein Partner David Furnish war 48, und beim zweiten Sohn 50. Wenn der jüngere Sohn aus der Schule kommt, werden die Väter 81 und 68 Jahre alt sein. Verdienen Kinder nicht biologische Eltern, Mutter und Vater und nicht zwei Opas, wenn ihre Kinder noch klein sind? Die Beiden mögen zwar ihre Kinder lieben, trotzdem bleibt die Frage, ob das Interesse der Kinder nicht vor den Wünschen egoistischer Eltern Vorrang hat>>.

Normalerweise wird der In-Vitro-Technologie eine Altersgrenze gesetzt, ganz so wie der Adoption. Doch Kinder durch den Kauf von Gameten in einem gemieteten Uterus herzustellen, unterliegt keinerlei Regulierung.

Jedes unfruchtbare Paar, das mit einer Adoptionsgesellschaft zusammenarbeitet, weiß, dass es nach einer Altersgrenze von 40 Jahren kein Neugeborenes mehr adoptieren darf. Aber zahlenden weißen Männern, die ihre Familie mit eigens für sie angefertigten Kindern bestücken wollen, scheinen keinerlei Grenzen auferlegt zu sein.

Domenico Dolce erregte mit dem Begriff *synthetische Babies* Aufsehen. Es gibt im Leben Dinge, die eben nicht geändert werden

271

können. Dass sich Mann und Frau ergänzen, ist unanfechtbar. Es handelt sich nicht um eine religiöse Erfindung.

Es ist unabdingbar in unser Herz geschrieben, spiegelt sich in unserer DNA wieder und wir können es überall um uns herum entdecken: *Das Naturgesetz.*

Es kann nicht ausgetrickst oder verändert werden. Zumindest nicht ohne unvorhersehbare Folgen. Warum haben wir so eine Eile, den Begriff der Ehe neu zu definieren? Auch wenn Gerichte vorgeben, die besten Absichten zu haben: Die Leidtragenden sind die Kinder. Wir werden erst darüber erfahren, wenn sie alt genug sind, um uns über ihr Schicksal zu berichten[232] "

„Das ist auch in Deutschland ein Thema", unterbricht Leonhard. „Wolfgang Jopp hatte neulich in einem RTL-Interview berichtet, wie *phantastisch* es für Kinder wäre, gleichgeschlechtliche Eltern zu haben. Fast schon ganz selbstverständlich sind die *Surrogacy-Treffen*, die es neulich in London gab. Familien durch Leihmütter nennt man es, wenn man Kinder rechtlich abgesichert und ärztlich geprüft bestellen will. Kaum einer weiß, was wirklich dahinter steckt. Die angeblichen *Weltklasseexperten* sind Reproduktionsmediziner, Juristen, die neben Leihmütter-Agenturen die interessierten Paare beraten. Sie kennen sich aus mit Verträgen und Gesundheitschecks. Ein Fertilitätszentrum in Kanada berichtete, dass zwischen 2007 und 2011 zwanzigmal mehr schwule Paare ein Kind bei ihnen bestellten, als noch fünf Jahre zuvor. Wer das nötige Kleingeld hat, kann sich auch ein Kind in den USA bestellen. Eine günstigere Finanzierung bieten Drittländer, wie Nepal, Mexiko oder Indien. Wie überall, gibt es auch in dieser Branche Schnupperpakete. Drei Versuche für 15000 Dollars oder solange, bis man ein Baby hat. Zwillinge oder Drillinge gibt es kostenlos dazu.

Marlene Tanderup vom Zentrum für Sozialmedizin aus dem Dänischen Aarhus und ihre Kollegen von der Jawaharlal-Nehru-Universität in Neu-Delhi enthüllten in ihrer Studie über Leihmütter-Agenturen, was es für indische Frauen bedeutet, ihre Gebärmutter zu vermieten. Man findet sie in den Elendsvierteln. Sie wissen nicht, wie viele Embryonen sie eingepflanzt bekamen. Wenn sich herausstellt, dass eine Mutter mit mehreren Kinder schwanger ist, werden überzählige Föten abgetrieben, weil eine Mehrlingsschwangerschaft risikoreich ist. Höchstens zwei Kinder, mehr nicht. *Two in one shot*, nennt man das. Die Gesundheit der Leihmütter interessiert dabei keinen[233].

2010 kam die kleine Stadt Anand mit ihren 130.000 Einwohnern, die in West Indien liegt, in das Rampenlicht der Medien. Der Staat Gujarat produzierte Babies für die reichen Länder der Welt. *Rent-a-womb* ist ein schnellwachsendes Unternehmen. Für Leihmütter gibt es in Indien noch keine Regeln. Sie sind nicht kranken- oder lebensversichert. Jeder kann angeheuert werden. Ein Kind für Japaner oder Amerikaner auszutragen, ist ein lukratives Geschäft. Viele Frauen melden sich bei den Fertilisationskliniken, die es in Indien gibt. Der indische medizinische Wissenschaftsrat bittet die Regierung schon lange die Gesetzlage zu ändern, damit keine gleichgeschlechtlichen Paare Kinder in Auftrag geben. In Indien ist diese Art der Partnerschaft verboten. Die ideale Leihmutter muss 25 bis 40 Jahre alt sein und darf nicht mehr als zwei eigene Kinder haben. Sie muss ausländische Embryos akzeptieren. Die Ehemänner müssen einverstanden sein. Die Frau darf keine Tuberkulose, Aids oder hohen Blutdruck aufweisen. Das Zutun der Auftragspaare besteht darin, Ei- und Samenzellen zur Verfügung zu stellen[234].

7000 Dollars verdiente Panash, eine 30 Jahre alte Mutter. Sie berichtete über ihre Erfahrungen als Leihmutter. 2010 hat sie für Japaner ein Kind ausgetragen. Der Ehemann liefert sein Sperma, die Eizelle kam von einer anonymen Spenderin. In den neun Monaten ließ sich das Ehepaar scheiden. Die Frau wollte das Kind nicht mehr haben.

Keiner kennt sich eigentlich mit *Surrogaten Kindern* aus. Die *Genetische Eltern* dürfen ihre Kinder oft nicht in ihr Heimatland *einführen*.

Ein kanadisches Paar ging in New Delhi zur Botschaft, um Reisedokument für Zwillinge zu beantragen. Die Botschaft forderte einen DNA Test an. Man wollte nachweisen, dass das Auftragspaar die genetischen Eltern sind. Die Babies waren jedoch nicht verwandt mit den Auftragseltern, da das Kind aus einer In-Vitro-Fertilisation von Spendern stammte, die sie nicht kannten. Das Gericht ließ die Kinder nicht aus dem Land. Sie endeten, wie so viele Kinder, in einem indischen Waisenheim.

Reisedokumente, Staatsbürgerschaft oder Surrogate Kinder als Adoptivkinder anerkennen zu lassen, sind nur ein kleiner Einblick in die vielen Probleme, die auf Auftragspaare zukommen. Für eine Adoption muss das Kind erst einen indischen Pass haben. Botschaften wissen erst recht nicht, wie sie Kinder einordnen sollen, deren biologische Eltern verschiedene Nationalitäten haben. Das Indische Auswärtige Amt ist besorgt über Surrogate Mütter, die angeben könnten, von Ärzten und westlichen Paaren ausgebeutet worden zu sein[235].

Passierte es nicht neulich, dass die 36-jährige Jennifer Cramblett, eine Frau aus Ohio, eine Samenbank in Downer's Grove, dem Mittleren Westen der USA, verklagte, weil diese aus Versehen den Samen eines afrikanisch-amerikanischen Mannes mit ihrer Eizelle befruchtet hatte. Das lesbische Paar hatte sich einen Spender ausgesucht, der blonde Haare und blaue Augen hatte. Das Baby sollte doch eine gewisse Ähnlichkeit mit den gleichgeschlechtlichen *Eltern* haben.

Sie bestellten das Sperma vom Donor 380, bekamen jedoch die Samenzellen von dem Spender mit der Nummer 330. Und der Mann hatte keine weiße Hautfarbe, so wie sie. Im September 2012 wurde die Tochter geboren. Das Paar ist besorgt, weil sie in einer weißen Kommune wohnen, wo die Leute gegenüber Andersfarbigen sehr intolerant sind. Das Paar zog um[236].

13.3 Biologischer Kolonialismus

Die Feministinnen von Schweden sehen das schon wieder anders. Sie sind außer sich, wenn es um Leihmütter geht. Frauen sind keine Handelsware und ihre Kinder erst recht nicht. Eine schwedisch-feministische Organisation verurteilt das Geschäft mit der Leihmutterschaft. Sie verlangt von der Regierung, diese Praktiken abzuschaffen.

Sveriges Kvinnolobby, eine schwedische Frauen-Lobby, ist der Meinung, eine Leihmutterschaft beute die Körper von Frauen und ihre reproduktiven Organe aus. Damit werden Menschenrechte verletzt. Vor allem jene der armen Frauen aus Ländern wie Indien.

<<Feministinnen widerstrebt die Auffassung, dass man Frauen als eine Art Schwangerschafts-Container benutzen kann, deren Fortpflanzungsfähigkeit käuflich ist. Das Recht auf körperliche Unversehrtheit kann man nicht durch Verträge oder Verhandlungen beschneiden.

Auch wenn besonders vorteilhafte oder attraktive Bedingungen einen Leihmutterschaftsvertrag ausmachen, sollte das Recht der Frau und der Kinder in dieser Debatte ausschlaggebend sein und nicht das Interesse der *Käufer*>>, heißt es in dem Grundsatzprogramm der Organisation.

Leihmutterschaft ist in Schweden verboten. Die Regierung untersucht trotzdem, ob man sie legalisieren soll. Zu viele Bürger haben eine Leihmutterschaft im Ausland in Anspruch genommen und die Kinder zurück nach Schweden gebracht. Ein Unterfangen, das mit vielen Schwierigkeiten verbunden ist.

Die Gruppe ist strikt gegen eine Freigabe: <<Wenn die Türen dafür geöffnet werden, egal wie streng die Auflagen auch sein sollten, werden Kinder zum Handelsgut>>.

Im April 2011 hat das Europäische Parlament die kommerzielle und eigennützige Leihmutterschaft verurteilt, weil es um Menschenhandel geht. In ihrer Kampagne bieten Feministinnen Alternativen an. Sie sind auf die körperliche Integrität gerichtet und nicht auf das angebliche Recht eheloser Paare auf ein Kind auf Kosten der grundlegendsten Menschenrechte der Frau.

<<In den meisten Fällen werden Frauen aus armen Ländern ausgebeutet. Reiche westliche Länder kommerzialisieren Leihmütter aus Entwicklungsländern. So entsteht ein Ungleichgewicht der Machtverhältnisse zwischen den Auftraggebern und den Leihmüttern.

Westliche Länder nutzen die vulnerable ökonomische Situation der Frauen in Entwicklungsländern aus. In ihren Bemühungen, ein biologisches Kind zu bekommen, werden Wege eingeschlagen, die Frauen zwingen, ihren Körper zu verkaufen.

Die fundamentalen Menschenrechte sollten arme Frauen davor beschützen, ihre Reproduktionsorgane als Ware anbieten zu müssen. Es wird immer mehr zum Trend, Grundrechte einzureißen zugunsten von Paaren, die ihre eigennützigen Pläne verwirklichen wollen, um ein Kind zu haben.

Immer öfter argumentiert man mit den *Reproduktiven Rechten*. Kinderlose Eltern bestehen auf dem *Recht auf Kinder*, wobei allerdings die Menschenrechte der Leihmütter nicht angesprochen werden>>, beschweren sich schwedische Feministinnen[237].

Renting Wombs – das Mieten der Gebärmutter – wird von vielen bereits als eine Art Neokolonialismus bezeichnet. Einst hieß es, die Sonne geht im Britischen Imperium nicht unter, weil England über Kolonien auf der ganzen Welt verfügte. Solche Tage sind längst Geschichte. Heute mietet man die Gebärmütter der Frauen aus exotischen Ländern, nur um dem Wunsch auf ein eigenes Kind nachzukommen.

Der Journalist Wesley J. Smith zitierte den *Independent* vom 28. Dezember 2012, der von einem neuen *biologischen Kolonialismus* spricht. Gerade in Indien sind die Regulierungen für eine Leihmutterschaft minimal. Dort ist es nicht nur verheirateten Paaren erlaubt, eine Leihmutter anzuheuern, sondern auch Homosexuellen.

Smith berichtete im National Review Online über Johnathon Busher und seinen Partner Stephen Hill. 18 Jahre lebten die beiden Engländer aus West Midlands zusammen. Dann beschlossen sie, eine

Familie zu gründen. 2011 reisten sie nach Indien, um in New Delhi eine Klinik aufzusuchen. Stephen Hill spendete sein Sperma, während die Eizellen von einer ausgesuchten Eizellspenderin stammten. Der Rest war eine Angelegenheit der In-Vitro-Technik bzw. künstlichen Befruchtung.

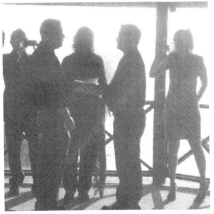

Etwas verlegen fühlten sich Johnathon Busher und Stephen Hill nach der Geburt von Zwillingsmädchen. Die Leihmutter zögerte, die beiden Kinder zu übergeben. Der Ehemann der Leihmutter ging davon aus, dass die Kinder sein eigenes Fleisch und Blut seien.

Die Leihmutter hing sehr an den Neugeborenen, erläuterte Johnathon Busher. <<Wir waren froh, dass wir einen handfesten Vertrag hatten und die beiden Mädchen ohne weitere Schwierigkeiten mitnehmen durften>>, sagten die beiden Männer.

Smith kommentierte: <<Es handelte sich einfach um einen Vertrag. Man muss sich daran halten. Eine Leihmutter darf sich unter diesen Umständen nicht zu sehr an das Kind gewöhnen. Wenn jemand ein Kind auf diese Weise haben will, muss ihm das einfach gewährt werden. Schließlich bezahlt er ja dafür. So wie man ein Auto oder ein iPhone kauft>>.

<<Vor 200 Jahren nannte man es Sklavenhandel, heute bezeichnet man es als Elternschaft, wenn wir Menschen für unsere Zwecke kaufen>>, sagt Hilton in ihrem Bericht *Renting Wombs*[238].

Auch das neueste umstrittene Konzept, das *Sozial Freezing*, muss in diesem Zusammenhang genannt werden, weil es Frauen die Möglichkeit gibt, selbst zu bestimmen, wann sie schwanger werden wollen, ohne Berücksichtigung der physiologischen Möglichkeiten[239].

Keiner weiß, ob die Plazenta, die Knochen, der Stoffwechsel einer

50-Jährigen überhaupt in der Lage sind, eine Schwangerschaft aufrecht zu erhalten. Aber zu diesem Zweck gibt es ja Leihmütter bzw. man arbeitet darauf hin, eine Schwangerschaft im Labor auszutragen. Dann bräuchte man keine Leihmütter mehr. Wissenschaftler in Japan arbeiten mit Hochdruck an einer künstlichen Gebärmutter (*Artificial Wombs*).

In 20 Jahren will man soweit sein. Dann soll endlich die *Gleichberechtigung* der Frauen gewährleistet und das Ziel der reproduktiven Freiheit erreicht sein.

Will man damit beweisen, eine bessere Technologie entwickeln zu können, als der liebe Gott? Auch sollen dann Männer leichter Kinder bekommen können[240]."

„Die Frage ist doch, ob Kinder ein Recht auf ihre leiblichen Eltern haben", erörtert Mathilde. "Da kommen viele Dinge mit ins Spiel. Ich möchte das folgende Szenario einfach nur schildern. Es ist so aussagekräftig, dass es für sich alleine spricht.

Im Bundestaat Wisconsin im Mittleren Westen der USA wurde 2014 die Anerkennung der gleichgeschlechtlichen Ehe eingeführt. Noch am selben Nachmittag ließen sich die ersten Paare ihre Union bestätigen, in der Sorge, dass das Urteil wieder aufgehoben werden könnte.

Das neue Gesetz wurde auch von einigen Pfarrern der reformierten protestantischen Kirche begrüßt. So traute Eric Koepnick von der Vereinigten Kirche Christi in seiner Gemeinde in Milwaukee Paare. Der 42-jährige Pastor Warner der Plymouth Kirche in Milwaukee hatte schon vor 14 Jahren seinen Partner *kirchlich* geheiratet. Sie haben zwei Kinder adoptiert.

Der Katholische Bischof von Madison, Robert Morlino, zeigte sich enttäuscht, dass das Verbot der gleichgeschlechtlichen Ehe im Bundesstaat Wisconsin aufgehoben wurde. Er gab zu bedenken, dass die Freigabe der gleichgeschlechtlichen Ehe andere gesellschaftliche Probleme hervorrufen werde. So wie bei einem Domino-Effekt. <<Wir haben auch eine Verantwortung gegenüber unseren Nachfahren>>, betonte der Bischof in einem Interview mit dem Wisconsin State Journal.

Ein Senator von Louisiana, der zwei eigene Kinder von verschiedenen Leihmüttern hat, schlug ein neues Gesetz vor. Homosexuellen Paaren sollten mit Hilfe einer Leihmutter eigene Kinder bekommen dürfen. Für Gleichgeschlechtliche ist die In-Vitro-Fertilisation der einzige Weg, biologische Kinder zu bekommen. Nach einer heterogenen Insemination wird der Embryo in die Gebärmutter einer Leihmutter eingesetzt.

Gouverneur Bobby Jindal aus Louisiana hatte sich jüngst gegen die Leihmutterschaft ausgesprochen. Es handle sich bei dem Vorgang *um einen Respektverlust vor dem Leben.* Der Präsident des Familien-Forums in Louisiana, Gene Mills, gab zu bedenken, dass durch die Techniken der In-Vitro-Fertilisation unweigerlich Embryonen zerstört werden. Dies sei das eigentliche ethische und moralische Dilemma. Auch würden Leihmütter den Begriff und die Institution der Familie neu definieren.

Die US-Bischofskonferenz hat am 28. März 2014 eindeutig gegen das sogenannte Leihmütterverfahren Position bezogen. Sie verurteilt die Kommerzialisierung und die utilitaristische Absicht, die hinter einer Leihmutterschaft steht und damit die Frau degradiert. In dem Dokument *Donum Vitae* heißt es, dass man weder den Mutterschoß wie einen Brutkasten vermieten noch das werdende Kind zur Ware degradieren kann. Eine Leihmutter sei nicht im Einklang mit der Würde der Frau, ihr Wert würde auf eine Dienstleistung heruntergefahren.

Die amerikanischen Bischöfe heben auch hervor, dass durch die Option einer Leihmutterschaft das entstehende Leben nicht geschützt wird. Davon abgesehen sei das Schicksal der überzähligen Embryos, die bei der künstlichen Befruchtung entstehen, ungewiss, weil man ihnen nicht ihre menschliche Würde zugesteht und sie oft *entsorgt* werden.

Die moderne Medizin spricht zwar davon, die künstliche Befruchtung *sicherer zu machen.* Doch die Wissenschaftler verstehen in erster Linie darunter, ein vollkommen gesundes, *fehlerfreies* Kind herzustellen.

Ein Bericht im *Science Magazine*[241] vom 3. Juni 2014: *U.K. report says proposed IVF technique is likely safe*, beschreibt eine ganz neue Methode, um Erbkrankheiten auszuschalten.

Man bezieht sich auf die *mitochondrial-DNA replacement therapy*. Mitochondrien, die als das Kraftwerk der Zelle bezeichnet werden, befinden sich im Zellplasma. Sie besitzen ihr eigenes Erbgut, ihre eigene DNA. Mitochondrien versorgen die ganze Zelle mit der nötigen Energie. Mitochondrien stammen von der mütterlichen Eizelle. Die Mitochondrien der Spermien dringen bei der Befruchtung nicht in die Eizelle ein. Sie werden von Enzymen abgebaut. Bei Spermienzellen bleibt nur die DNA des Zellkerns erhalten und sorgt für die Rekombination des Erbgutes, das heißt, alle Kinder erhalten die Mitochondrien-DNA der Mutter, der Mann kann seine Mitochondrien nicht weitervererben. So konnte man die DNA zurückverfolgen bis zu einer Ursprungsfrau, die man die *Mitochondriale Eva* nennt. Sie lebte vor etwa 200.000 Jahren in Afrika.

Mitochondrien-Eiweiße und Kerneiweiße müssen miteinander harmonieren. Sowohl der Zellkern als auch die Mitochondrien im Zellplasma verfügen über Erbinformationen.

Die Mitochondrien haben ihre eignen Gene und stellen rund ein Dutzend eigener Eiweiße her. Die meisten anderen Proteine, die sie zum Arbeiten brauchen, werden ihnen von den Genen des Zellkerns geliefert. Es gibt Berichte über Antikörper, die gegen die Kerneiweiße gerichtet sind und so zum Zelltod führen können. Mitochondrien-Gene können krebserregend sein und zum septischen Schock beitragen.

Um mitochondriale Erbkrankheiten auszuschalten, versuchen Wissenschaftler das genetische Material einer Eizelle mit defekten Mitochondrien in eine Spendereizelle mit gesunden Mitochondrien zu transferieren. Der entstehende Embryo besitzt die mütterliche und väterliche Kernzell-DNA und die mitochondriale DNA von einer Eizellspenderin. Im elterlichen Erbgut werden somit Mitochondrien eines Dritten implantiert. Das Kind hätte also gentechnisch gesehen drei Eltern.

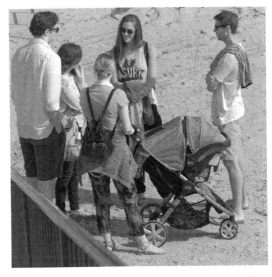

Somit könnte eine Mutter, die *defekte* Mitochondrien hat, ein gesundes Kind gebären. Ein derartiges Verfahren verändert das gesamte genetische Material aller Nachfahren. Auch könnten aus Versehen dennoch kranke Mitochondrien bei einem Transfer *verschleppt* werden und damit die Gesundheit des so entstandenen Menschen beeinträchtigen.

In Großbritannien bemühte sich die Human Fertilisation and Embryology Authority um die Genehmigung der *mitochondrial DNA replacement therapy* durch das Parlament. Die Regierung hatte vorerst mehr Versuchsreihen verlangt, um das Verfahren *sicher* zu machen. So will man mehr Embryos herstellen, die durch die *drei mitwirkenden Eltern* entstanden sind. Die Embryos sollen nicht implantiert werden. Man benötigt sie zum Vergleich mit Kontrollembryos und ihren Stammzellen. Nur durch solche Studien könne man ein *Placet* für das neue Verfahren beschleunigen, heißt es in dem Artikel von Gretchen Vogel im *Science Magazine*[242]."

„Das hat sich mittlerweile geändert", erläutert Emily. „In Großbritannien können Paare ab Oktober 2015 ganz offiziell In-Vitro-Fertilisationen mit drei Spendern durchführen. Bereits am 3. Februar 2015 hatte das britische Unterhaus eine entsprechende Gesetzänderung vorbereitet. Genetisch modifizierte Embryos durften bisher nicht implantiert werden. Doch am 24. Februar entschied sich das Oberhaus nach einer langjährigen Debatte, der Implantation genetisch modifizierter Embryos stattzugeben.

Viele Frauen, deren Eizell-Mitochondrien defekt sind, hoffen darauf, gesunde Kinder haben zu können. Zudem können sie sicher sein, die Erkrankung nicht an ihre Nachkommen weiterzuvererben.

Robert Meadowcroft, Geschäftsführer von Muscular Dystrophy UK, einer britischen Wohltätigkeitsorganisation, bemerkt dazu: <<Wir geben Frauen die wertvolle Chance, Erkrankungen aus den Familienstammbaum zu tilgen und die Zahl derer zu reduzieren, die mit den verheerenden Folgen der Erkrankung konfrontiert sind>>.

Gegner dieser Innovation sehen in der Technik eine Form der Eugenik. Sie reden von Designer-Babies und unkontrollierbaren Konsequenzen. <<Wir öffnen die Büchse der Pandora>>, warnt die konservative Abgeordnete des Unterhauses, Fiona Bruce.

Der Fertilitätsexperte der Labour-Partei, Dr. Robert Winterson, verwahrt sich gegen Anschuldigungen, dass sich Ärzte in die Natur einmischen. <<Wir versuchen nicht, Gott zu ersetzten, sondern wir versuchen, sein Werk zu verbessern>>.

Wie wir schon sagten, befinden sich Mitochondrien außerhalb des Zellkerns im Zytoplasma oder Zellleib. So wird eine Dysfunktion der Mitochondrien, welche auf Mutationen der Mitochondrialen DNA (mtDNA) beruhen, ausschließlich durch die Mutter vererbt.

Bisher konnten kranke Mütter nur Kinder bekommen, wenn sie ein Kind adoptierten oder eine Spender-Eizelle künstlich befruchtet wurde.

Andere Möglichkeiten bestanden in der Präimplantationsdiagnostik, der Chorionzottenbiopsie, der Amniozentese bzw. einer Diagnostik von Chromosomenstörungen und einer Fruchtwasseruntersuchung, wobei bei einem kranken Kind eine Abtreibung empfohlen wird.

Die britische Behörde für menschliche Befruchtung und Embryologie hatte 2014 ein Expertengremium einberufen, um die Sicherheit der verschiedenen Methoden des Mitochondrienaustausches zu untersuchen. Die besten Erfolge wurden mit dem Maternal Spindle Transfer (MST) und dem Pronuklear Transfer (PNT) erzielt. Das

Expertenteam ist der Ansicht, dass ohne die Verfahren eine kranke Mutter die Mutationen der Mitochondrialen DNA an ihre Kinder weitervererben würde und sich dadurch eine tödliche Erkrankung entwickeln könnte. Um dem Eingriff mehr Sicherheit zu verleihen, sollte die Spender-Mutter der biologischen Mutter so ähnlich wie möglich sein.

Wie findet der Mitochondrienaustausch statt? Beim MST repariert man zuerst die Eizelle. Vereinfacht gesagt wird der haploide Zellkern, das heißt, die Spindel, mitsamt den assoziierten Chromosomen aus der mütterlichen Eizelle entnommen und in eine zuvor entkernte Spender-Eizelle, die in ihrem Zellleib gesunde Mitochondrien hat, *transplantiert*. Danach findet die Befruchtung unter dem Mikroskop satt. Man injiziert eine Spermie direkt in die Eizelle. Im Fachjargon nennt man das eine intrazytoplasmatische Spermieninjektion.

Beim PNT findet der Eingriff am bereits entstandenen Embryo statt. Nach der In-Vitro-Fertilisation wird der diploide Zellkern entnommen und in eine entkernte Eizelle eingepflanzt. Bei beiden Verfahren kann es allerdings dazu kommen, dass beim Transfer der Kerne auch Mitochondrien der Mutter aus Versehen verschleppt werden.

Die Chromsomale DNA besteht aus etwa 25.000 Genen. Sie ist völlig anders organisiert als die aus 37 Genen bestehende Mitochondriale DNA, die einen bakteriellen Ursprung hat. Die Mitochondriale DNA macht nur einen Bruchteil von 0.2 Prozent aller Gene aus. Schätzungen zufolge hat eines von 200 Neugeborenen eine krankhafte Mutation in seinen Mitochondrien. Eine dadurch bedingte Krankheit tritt in 1:5.000 bis 1:10.000 Fällen auf.

Da die Mitochondrien, vereinfacht ausgedrückt, die Energiequellen des Organismus sind, verursachen sie meist Schädigungen des Nervensystems, der Muskeln und der Augen. Das Ausmaß und die Schwere einer Erkrankung hängt vom Anteil der Mutationen im Vergleich zur unmutierten mtDNA ab. Eine reife Eizelle kann bis zu 100.000 Kopien der mtDNA enthalten. Der Zufall entscheidet letztendlich, ob eine Krankheit wirklich weitervererbt wird. Deshalb kann ein Kind einen sehr hohen Anteil an mutierten Genen erhalten, während seine Mutter nur geringe Mutationen aufweist.

In den USA wurden zwischen 1997 und 2002 einige Kinder, die drei Eltern haben, geboren. Durch einen Zytoplasmatransfer half man älteren Frauen, die trotz vieler In-Vitro-Fertilisationen kinderlos bleiben, mittels dieser Technik, doch noch dazu schwanger zu werden.

Gealterten Eizellen injizierte man frisches Zytoplasma und die darin enthaltenen Mitochondrien aus einer Spender-Eizelle. Mit Hilfe dieser *Verjüngungs* Methode wurden Kinder *geschaffen*. Dann verbot die Amerikanische Food und Drug Administration, FDA, die Technik aus Sicherheitsgründen. Großbritannien ist jetzt daran interessiert, was aus diesen Kindern von damals in Bezug auf ihren Gesundheits- und Entwicklungszustand geworden ist[243].

Das *Science Magazine* hatte am 13.3.2015 eine Warnung von Wissenschaftlern veröffentlicht. *Don't edit embryos*, hieß es in dem Artikel. Forscher sollen unter keinen Umständen weder das Genom von menschlichen Embryos noch humane Ei- oder Samenzellen manipulieren.

Es geht um eine Technik, die als *CRISPR* und *Zink-Finger Nuklease* bekannt ist und die es Wissenschaftlern ermöglicht, Gene auszutauschen bzw. ganz auszulöschen. Heutzutage kann man sehr elegante, präzise mikrochirurgische Eingriffe in das Erbgut einer lebenden Zelle vornehmen. In der Molekularbiologie bezeichnet man den Vorgang als die *clustered regularly interspaced short palindromic repeats*, kurz *CRISPR/CAS-9*. Mit diesem Konstrukt kann man Nukleinsäuresequenzen aus dem Erbgut herausschneiden. Für 55 Dollars bekommt man die einschlägige Software, um die *Scheren* herzustellen, die man benötigt, die gewünschten Gensequenzen herauszuschneiden.

Was allerdings die Folgen eines Eingriffes sind, bei dem man Gene aus dem Erbgut entfernt, weiß man nicht. Wir kennen nicht die Gesetze, die den Organismus regulieren. Wir wissen nicht, welche Gene am Ausbruch einer Krankheit beteiligt sind[244].

Die mikrochirurgischen Instrumente ermöglichten es bisher, bessere Tiere zu züchten, um an ihnen die Rolle der einzelnen Gene zu studieren. Man will dadurch auch Gen-Mutationen bei Patienten korrigieren. Vor allem Mutationen in Blut-, Muskel- oder Tumor-Zellen. Wissenschaftler nutzten diese Techniken erst kürzlich, um einen genetisch modifizierten Affen zu erzeugen. Es gibt Hinweise, dass man genau das Gleiche mit menschlichen Embryos versuchen will. Die Studien stehen kurz vor der Veröffentlichung.

<<Das ist unsicher und unethisch. Vererbbare menschliche genetische Modifikationen sind sehr risikoreich. Ihr therapeutischer Nutzen ist unbedeutend>>, protestiert Edward Lanphier und vier andere Wissenschaftler in ihrem Kommentar am 12. März 2015 im *Magazine Nature*[245].

<<Man kann nur dann medizinische Eingriffe ethisch rechtfertigen, wenn sie bewiesen haben, sicher zu sein und keine Gefahren auf die nachkommenden Generationen davon ausgehen>>, schreiben einige Forscher[246].

Sie fordern dazu auf, alle Experimente, die es erlauben, Gene in Spermien, Eizellen oder Embryos zu manipulieren, sofort zu stoppen.

<<Man solle erst einmal öffentlich über die wissenschaftlichen und ethischen Folgen derartiger Experimente diskutieren. Vor allem über den jüngsten Einsatz der mitochondrialen DNA-Ersatz-Therapie in England>>, betont Lanphier, der Direktor von Sangamo BioScience in Richmond, Kalifornien. Seine Firma will Menschen mit Gentherapien behandeln. <<Es gibt einen großen Unterschied, ob ich Körperzellen genetisch therapiere oder Keimzellen. Dazwischen liegen klare ethische Grenzen>>, argumentiert Lanphier.

George Daley, ein Stammzellforscher des Bostoner Kinder Krankenhauses der Harvard Medical School stimmt überein.

<<Eine öffentliche Diskussion ist wichtig. Selbst Wissenschaftler sind sich darüber einig, dass es momentan viel zu früh ist und wir viel zu wenig über die Sicherheit wissen, um auch nur irgendwelche Anläufe zu nehmen, die Keimzellen von Embryos zu manipulieren. Wir

brauchen eine ausführliche Diskussion, ob es überhaupt erlaubt sein sollte, solche Technologien zuzulassen>>, beteuert er[247]."

„Das gibt mir sehr zu denken", sagt Leonhard. „Neulich las ich im *Journal of Medical Ethics* einen Bericht von Cristina Richie. Die Theologin vom Boston College stellt die Forderung, die künstliche Befruchtung einzuschränken, wenn nicht sogar zu unterbinden:

<<Jeder der sich reproduziert ist schuld am *Global Warming*. Menschen tragen zur Kohlenstoffemission bei. Wenn wir dem Klimawandel entgegentreten wollen, müssen wir bei den Kindern anfangen. Da immer mehr Kinder durch In-Vitro-Fertilization auf die Welt kommen, sei es unsere ethische Pflicht, diese Praktiken zu unterbinden. Ohne diese Techniken gäbe es die Kinder nicht. Da die In-Vitro-Fertilisation boomt, sollten wir im Interesse unseres Planeten nicht noch zusätzliche Menschen auf diese Welt bringen. Wir müssen die Karbonausscheidung reduzieren[248]>>."

14. ÜBERBEVÖLKERUNG UNSERES PLANETEN

„Die Menschen fürchten sich scheinbar immer mehr vor einer *Überbevölkerung* unseres Planeten. Ihr seid noch nicht auf der Welt gewesen, als man in den USA die Abtreibung legalisierte", ergreift Frau Vague das Wort. „Ich erinnere mich hingegen noch ganz genau.

Nach einer Grundsatzentscheidung des Obersten US-Gerichtshofs *Roe versus Wade* am 22. Januar 1973 gab es plötzlich *Abtreibung auf Verlangen*. Für führende Pro-Life Aktivisten, wie Phyllis Schlafly, war das bisher extremste Gesetz. Man nannte es ein *Gesetz für Frauen*. Feministinnen argumentierten, eine Ablehnung der Abtreibung und mangelnde finanzielle Unterstützung bedeuten die Diskriminierung der Frauen.

Damals war die USA noch sehr *anti-katholisch* geprägt, erklärte Michael Taylor, Direktor des Nationalen Komitees von Human Life. Katholische Bischöfe protestierten sofort, später engagierten sich auch

Protestanten. Seit über 40 Jahren klären mutige Christen die Öffentlichkeit in den USA auf.

Seit dieser Zeit gehen Pro-Life Aktivisten am Roe-versus-Wade-Jahrestag auf die Straße. Vor allem Jugendliche reisen von weither nach Washington D.C., wo dieser Pro-Life-March stattfindet. Was hat sich geändert?

14.1 Zu wenig Kinder im goldenen Staat

Das *Time Magazine* hatte neulich der Pro-Life-Bewegung eine Titelstory gewidmet. Man sprach von Erfolgen, die Pro-Life zugesprochen wurden. Katholiken sind trotzdem skeptisch, weil fast zeitgleich vom US-Familien-Beratungsnetzwerk *Planned Parenthood* Zahlen veröffentlicht wurden. Sie zeigen, dass hauptsächlich Abtreibungen mit Spendengeldern vorgenommen werden, während Krebs-Vorsorge-Untersuchungen, die auch zu seinem Aufgabenbereich gehören, kaum ins Gewicht fallen. Eine im Januar 2013 in Kalifornien durchgeführte demographische Studie stellte fest, dass es im *Goldenen Staat* zu wenig Kinder gibt. Ob das mit Abtreibungen zusammenhängt, wird nicht gefragt.

Natürlich fragt ihr, wie Abtreibungen in US-Krankenhäusern gehandhabt werden? Ich spreche jetzt nicht von uns. In Deutschland wird nicht so ein *Aufsehen* um Abtreibungen gemacht.

Doch bevor ich zu den Kliniken komme, will ich von einer Praxis erzählen. Vor ein paar Jahren, genau gesagt am 20. Januar 2011, las ich einen Artikel der Reporter M. Dale und P. Walters in *The Arizona Republic* über den Arzt Dr. Kermit Gosnell und seine Abtreibungsklinik in Philadelphia. Die Klinik selber ist bekannt als schmuddeliges, mit abartigen Gerüchen behaftetes Horrorhaus.

Die Behörden, so berichten die Reporter, ignorierten die fehlende Hygiene und offensichtliche schlampige Klinikführung. Bis an die Öffentlichkeit drang, dass Dr. Gosnell dazu verhalf, dass sieben Babies gesund auf die Welt kamen und danach mit OP-Besteck zerschnitten und damit *post-natal* getötet wurden.

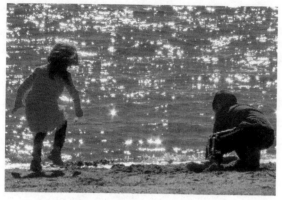

300 Seiten füllte der Anklagebericht. Nicht nur Kindstötungen kommen darin vor, auch wird von einer Mutter berichtet, die an einer Überdosierung von Schmerzmitteln verstarb, während sie auf die Abtreibung ihres Kindes wartete. Beschwerden über die barbarischen Verhältnisse gab es viele, nur wurden sie nicht weitergeleitet, sondern heruntergespielt. Die Klinik an der Westseite von Philadelphia diente ausschließlich den Armen, Minderheiten und Immigranten. Der Strafverfolger nannte den Fall ein totales behördliches Versagen.

Der Abtreibungsarzt wurde in acht Fällen des Mordes bezichtigt. Auch neun seiner Mitarbeiter wurden angeklagt und befinden sich nun in Untersuchungshaft. Darunter die Gattin von Dr. Gosnell, eine Kosmetikerin, die, wie man behauptet, selber Abtreibungen in der Klinik vornahm. In den letzten drei Jahrzehnten bereicherte sich der Arzt mit mehreren Millionen US Dollars. Dabei war Dr. Gosnell kein Gynäkologe, sondern nur ein ganz normaler Familiendoktor. Im Übrigen besaß er als einziger Mitarbeiter des Klinikpersonals eine Lizenz. Diplomiertes oder ausgebildetes Krankenhauspersonal gab es nicht. Die Behandlungsfehler sind dementsprechend enorm.

Es wird angenommen, dass zumindest zwei weitere Frauen starben. Über unzählige durchstochene und damit perforierte Därme, Gebärmütter und Muttermünder der Patientinnen wird berichtet. Der Strafverteidiger spricht in seinem Report von miserablen Prozeduren, die ihm wörtlich seinen Magen umdrehen ließen. Im Staat Pennsylvania sind Abtreibungen nach der 24. Woche der Schwangerschaft verboten. Viele Ärzte lehnen die Abtreibung eines ungeborenen Kindes ab, das älter als 20 Wochen ist, aus Angst, belangt zu werden. Der Vorgang einer *late-term-abortion* besteht darin, dass das Kind im Mutterleib *zerlegt* wird, um die *Einzelteile* besser zu extrahieren. Dieser Vorgang unterscheidet sich von der *partial-birth-abortion*, wobei das Kind während des Geburtsvorganges *zertrümmert* wird. Dr. Gosnell's Methode lag darin, die Geburt im sechsten bis achten Monat einzuleiten, um dann dem lebendgeborenen Kind mit einer Schere das Nackenband aufzuschneiden und das Rückenmark zu durchtrennen. Gosnell bezeichnete seinen Eingriff als *snipping method*.

Er tötete auf diese Weise Hunderte von Kindern. Nachweisen konnte man ihm nur sieben Fälle, weil der Arzt alle anderen Akten nach dem Eingriff vernichtete. Letztes Jahr wurde Strafverfolger Williams auf die Klinik aufmerksam, weil er Drogenmissbrauch vermutete.

Was er allerdings entdeckte, war ein Horrorhaus. Plastikbeutel mit abgetriebenen Kindern lagen verstreut auf dem Klinikflur herum. Behälter waren auf Regalen gestapelt, sie enthielten abgeschnittene Füße.

<<Der Grund, warum sie aufbewahrt wurden, war extrem fraglich. Das Haus roch nach Katzenexkrementen. Blutverschmierte Decken lagen auf den ebenfalls blutbefleckten Einrichtungen. Instrumente wurden nicht fachgerecht sterilisiert und Einmalinstrumente wurden nach Benutzung nicht entsorgt>>, berichtete Seth Williams gegenüber den Reportern. Der Arzt selbst machte keine Werbung für seine Klinik. Seine Patienten kamen, weil man ihnen die Institution *empfohlen* hatte. Die Aufsichtsbehörde ignorierte 46 Anzeigen der letzten Jahre und inspizierte die Klinik fünf mal seit 1979[249].

Wie werden Abtreibungen in einem katholischen Krankenhaus der USA gehandhabt? Unter welchen Umständen arbeitet das Klinikpersonal? Krankenschwestern aus aller Welt wissen nie, welche Aufgaben ihnen täglich zufallen. Sie versuchen ihren Dienst zu tun. Wunderbare Ereignisse aber auch Tragödien spielen sich vor ihren Augen ab.

Beryl Otieno Ngoje's arbeitete am Empfangsschalter der Chirurgischen Klinik der Medizinischen Universität in New Jersey/Newark, als eine Kollegin zu ihr eilte. <<Gerade ist etwas

passiert, das wirst du mir nicht glauben. Ich habe es in meiner Hand>>, sagte die Kollegin gleich zweimal zu Beryl. <<Willst du es sehen?>>

Beryl bejahte und bereute sofort ihre Antwort. Die Kollegin hatte ein totes Baby in ihrer Hand. Beryl brach in Tränen aus, was ihre Kollegin, die zugleich ihre Chefin war, sehr verwunderte. Beryl arbeitet immerhin seit 15 Jahren an diesem Krankenhaus. In ihrer Station werden chirurgische Tagesfälle behandelt.

Manchmal auch Abtreibungen. Meist kommen 13- bis 15-jährige Mädchen mehrere Male. Auch wenn sie dem Personal des Krankenhauses versprochen hatten, nicht mehr zu kommen. Für diese Mädchen ist es *eine Art Verhütung*, bemerkt Fe Esperanza Racpan Vinoya und fügte hinzu: <<und doch sehe ich ein Schuldgefühl in ihren Augen>>. Fe hat Verständnis für die Teenager, weil sie selber vor 20 Jahren auf Drängen der Ärzte ihr eigenes Kind abgetrieben hatte. Fe wusste damals nicht, dass es andere Möglichkeiten gab. Sie kam gerade von den Philippinen und stand am Anfang ihrer Karriere. Sie hoffte bis zuletzt, ihr Kind behalten zu können. Sie und ihr Mann waren die Einzigen, die bitter weinten, als sie die Abtreibungsklinik betraten. Um sie herum warteten viele Teenager. Fe brauchte sehr lange, um ihre Abtreibung zu verarbeiten. Deshalb war sie zutiefst erschrocken, als im September 2011 verkündet wurde, dass alle Krankenschwestern der Abteilung zu Abtreibungen herangezogen werden sollten.

Eine gerade beförderte Kollegin war für diese Neuerung verantwortlich. Bisher mussten nur diejenigen assistieren, die sich freiwillig dazu gemeldet hatten. Spontane Proteste von zwölf Krankenschwestern wurden nicht akzeptiert. Sie hätten zu assistieren oder sie würden ihre Stelle verlieren, hieß es von der obersten Krankenhausleitung. Fe und Beryl standen unter Schock. Noch nie waren sie gezwungen worden, ein Kind zu töten. Es schien, dass sie nichts dagegen machen konnten. Als sie argumentierten, dass sie sich verpflichtet fühlten, nur in einem medizinischen Notfall zu helfen, wurde ihnen gesagt, dass jede Abtreibung ein Notfall sei, weil die Patientin blutet und dies sei die Definition für einen Notfall. Die Schwestern dachten, sie würden alle ihre Stellen verlieren, denn sie versuchten weiterhin, die Krankenhausleitung umzustimmen. Niemand stand den Schwestern bei, keine Ethik-Kommission des Hauses, keine Krankenschwestern-Vereinigung.

Bis Fe ihren Pastor Terry Smith von der Life Christian Church in West Orange/New Jersey um Hilfe bat. Dieser kannte zwei Anwälte, die die zwölf Schwestern honoris causa vertraten. Leichter wurde es für die zwölf Schwestern nicht. Das offizielle Gerichtsverfahren wurde mit Sorgen erwartet.

Das Krankenhaus argumentierte, dass Krankenschwestern für die Operationsnachsorge verantwortlich seien. Abtreibungen wurden induziert, aber erst Stunden später mussten die Schwestern die toten Kinder *entsorgen*. Deshalb sollten sie Abtreibungsschulungen durchlaufen, um zu wissen, wie man mit den Patientinnen interagiert und die toten Babies entsorgt. Den Schwestern wurde gesagt, wenn sie nicht mithelfen, würde man sie durch anderes medizinisches Personal ersetzten.

Doch was dann passierte, lag bestimmt nicht in der Absicht des Krankenhauses. Als sich eine Patientin nach einem Gespräch mit einer Krankenschwester gegen die Abtreibung entschied und das Krankenhaus verließ, wurde in einer vorgerichtlichen Anhörung eine Einigung erzielt. Das Krankenhaus stimmte zu, keine Krankenschwester mehr zu zwingen, bei einer Abtreibung mitzuhelfen.

<<Wir dachten schon, unsere Gebete seien alle umsonst gewesen>>, berichtete eine der Schwestern. <<Wir konnten es kaum glauben und waren überglücklich über den Beschluss. Ich wusste nicht, dass man keinen zwingen kann und dass es eine Gewissensfreiheit gibt>>, erklärte Fe gegenüber der Alliance Defending Freedom, der Organisation, die ihr half, Recht zu bekommen[250].“

14.2 Aufklärung

„Die US-Regierung setzt ihre Priorität in eine Sexualaufklärung, welche Teenager auffordert, Kondome zu benutzen, um Abtreibungen zu verhindern. Kontrazeptiva und abtreibungseinleitende Pillen werden als lebenserhaltende Bedarfsartikel eingestuft. Wusstet Ihr das?", fragt Mathilde.

„Eine neue Studie, die am 22. Mai 2013 bei der 66-igsten Welt-Gesundheits-Konferenz in der Schweiz vorgestellt wurde, fordert dazu auf, Frauen vor Abtreibungen zu schützen, um ihre Gesundheit zu optimieren. Der schädliche *Impact*, den eine Abtreibung auf Frauen ausübt, wird oft übersehen. Studien, welche die Minnesota *Citizens Concerned for Life Global Outreach* und das *National Right to Life Educational Trust Fund* in Auftrag gaben, bestätigten, dass es sich bei einer Abtreibung nicht um einen Routineeingriff handelt, sondern Frauen dabei schwere Schäden erleiden können.

Scott Fischbach von der Minnesota Vereinigung, bezeichnet den Beweis als bedrückend. Eine Abtreibung ist gefährlich für Frauen. Die Analyse der Studie *How Abortion Hurts Women* (Wie Abtreibung Frauen schadet) ergibt, dass gefährliche Nebenwirkungen in Entwicklungsländern heruntergespielt werden.

<<Abtreibung ist von Natur aus ein brutaler und schädlicher Vorgang>>, erläutert Fischbach. Frauen, welche einen derartigen chirurgischen oder nicht-operativen Eingriff vornehmen, haben ein größeres Risiko, Brustkrebs bzw. spätere Frühgeburten zu bekommen und unfruchtbar und psychologisch instabil zu werden. Diese Symptome sind zunehmend in jenen Gegenden der Welt zu beobachten, in denen mangelnde Gesundheitsversorgung herrscht.

Jeanne Head, Krankenschwester und Vizepräsidentin der US-National Right to Life Gesellschaft schreibt dazu:

<<Eine höhere Sterberate von Müttern wird durch eine verminderten Qualität der medizinischen Versorgung bedingt. Eine Legalisierung von Abtreibung verbessert nicht diese Situation, sondern vergrößert nur die Anzahl der Frauen, welche den Risiken eines derartigen Eingriffes unterworfen werden>>.

Anstatt Abtreibung weltweit zu legalisieren, sollte die Welt-Gesundheitsorganisation Maßnahmen ergreifen, um Frauen vor Abtreibung zu schützen, und zeitgleich Frauengesundheit optimieren, empfiehlt eine Studie vom 31.5.2013: *Abortion's Health Threat to Women* von A. H. Mena und H. Senour[251]."

„Meine Lieben, es gibt immer wieder Opfer. Das Erkrankungsrisiko von Brustkrebs erhöht sich damit auch. Nur darüber schweigt man lieber", gibt Emily zu bedenken. „Es kommt sogar noch drastischer. Man zwingt den Mitmenschen regelrecht eine Abtreibung auf. Bei einer schizophrenen Frau entschied ein amerikanisches Gericht, dass die im fünften Monat Schwangere gegen ihren ausdrücklichen Willen sterilisiert und ihr Kind abgetrieben werden sollte. Doch es regte sich Widerstand.

<<Der Geisteszustand einer Frau sollte nicht ausschlaggebend sein, dass andere sie zu einer Sterilisation und Abtreibung zwingen. Humanität ist kein veränderbarer Begriff. Menschsein ist permanent und wird nicht durch den Grad der Anhängigkeit von anderen bestimmt>>, erläuterte Stephen Casey, Vizekanzler und Chefberater des Texanischen Lebens-Verteidigungs-Zentrums (Texas Center for Defense of Life)[252].

Der Oberste Gerichtshof von Massachusetts verkündete 1982, dass jeder ein Recht hat, Kinder zu gebären,<<alle Personen, auch geistig inkompetente[253]>>."

„Das ist aber nicht die einzige Zwangssterilisation in den USA", ergreift Mathilde das Wort. „Denken wir doch mal an die *African-Americans*, wie das jetzt politisch korrekt heißt.

Von 1929 bis 1974 hatten 30 U.S.-Staaten ein Gesetz, das die chirurgische Sterilisation von Frauen erlaubte. Auf Anordnung eines Arztes oder Juristen wurde mehr als 60.000 Frauen die Fähigkeit genommen, eigene Kinder zu bekommen. <<Man trampelte auf grundlegenden Menschenrechten herum>>, erklärte Dr. Laura Gerald, Kinderärztin und Vorsitzende des Gremiums der North Carolina

Regierung für Entschädigung für Opfer von Zwangssterilisationen.

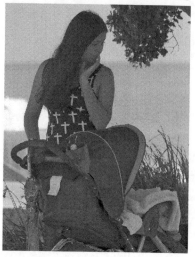

Mehr als 7.600 Frauen wurden in ihrem Staat zwangssterilisiert. Nicht nur geistig zurückgebliebenen, sondern auch vielen armen und *afro-amerikanischen* Frauen wurde abgesprochen, sich zu reproduzieren. Dadurch wollte man die Gesundheit und Intelligenz der Bevölkerung verbessern. Viele brachten Zwangsterilisation mit Nazi-Deutschland in Verbindung. So wurde dieses Gesetz in den USA weitgehend nach dem zweiten Weltkrieg aufgehoben.

Im Bundesstaat North Carolina verhielt es sich anders. Unfruchtbarkeitsoperationen gegen den Willen der Betroffenen erreichten dort in den 50iger Jahren ihren Höhepunkt[254].

2011 hat der Demokratische Gouverneur Beverly Perdue von North Carolina eine Arbeitsgruppe aus fünf Personen, bestehend aus einem Anwalt, einem Arzt, einem ehemaligen Journalisten, einem Richter und einem Historiker, zusammengerufen, die den Geldbetrag für eine angemessene Entschädigung der Opfer feststellen sollten. Am 10. Januar 2012 wurde bekanntgegeben, die Betroffenen mit jeweils 50.000 Dollars zu entschädigen. 1.500 bis 2.000 Opfer sollen noch leben. Einige haben noch lebende Verwandte. Unter ihnen ist Elaine Riddick. Die 57-Jährige wurde mit 14 Jahren zwangssterilisiert, nachdem sie einen Sohn, der aus einer Vergewaltigung stammte, geboren hatte.

<<Normalerweise zahlst du für ein Verbrechen, das du begangen hast, aber dieses Mal war ich zweimal Opfer. Der Staat von North Carolina beging ein Verbrechen gegen Gott und gegen die Menschlichkeit>>, erklärte Elaine gegenüber der Presse. Elaine wischte

sich Tränen aus dem Gesicht. <<Alles, was ich tun kann, ist, zu akzeptieren und mein Leben weiterzuleben>>, sagte sie.

<<Viele Staaten haben sich bei den Opfern lediglich entschuldigt, während North Carolina die Fehler einräumte und eine Bürokratie, die auf den Menschenrechten herumtrampelte, nicht tolerierte>>, erläuterte Dr. Laura Gerald gegenüber der Presse[255].”

14.3 Die Sexuelle-Revolution und ihre Folgen

„So weit müssen wir gar nicht gehen. Die Ostküste der USA reicht schon für das erste“, bemerkt Leonhard. „New Yorks Regierung ist besorgt um die Gesundheit seiner jungen Bürger: Bürgermeister Michael Bloomberg wollte, dass Restaurants nur noch kleine Soda-Getränke anbieten, weil 85% der Einwohner New Yorks zu dick sind.

Gleichzeitig wird an den Schulen die frühabtreibende *Pille danach* umsonst verteilt. Es handelt sich um eine nie dagewesene Aktion. Auch in Bezug auf ihre Ausmaße und Aufdringlichkeit, schrieben die beiden Journalistinnen Katen Matthews und Lindsey Tanner für die *Associated Press* am 26. September 2012.

Die Stadt New York verteilte an mehr als 50 staatlichen Schulen die Pille danach. Vierzehnjährige Mädchen konnten sie umsonst bekommen. Die Stadt wollte Teenager-Schwangerschaften bekämpfen. Diese Aktion stand im Gegensatz zu der Auffassung vieler Politiker und konservativer Schulen.

Valerie Huber, Präsidentin der Nationalen Abstinenz-Gesellschaft von Washington, nannte es so: <<Ein schrecklicher Fall, der wieder einmal die Bigotterie und die geringen Erwartungen aufzeigt. Man nimmt einfach an, dass Jugendliche sowieso Geschlechtsverkehr haben>>.

Cora Breuner, eine Kinderärztin aus Seattle, Mitglied der Organisation Teenager-Gesundheit, sieht eine Notfallkontrazeption als *sicher* an, wenn man sie in der richtigen Zeitspanne anwendet. <<Es ist für die Jugendlichen, die einen Fehler begangen haben, eine Erleichterung, weil sie durch die Pille danach Fehler wieder gut machen

können. 70 Stunden nach ungeschütztem Geschlechtsverkehr wirkt die Pille zu 90%>>.

Vor Jahren begannen New Yorker Schulen mit der Verteilung von freien Notfallkontrazeptiva, ohne dass die breite Öffentlichkeit davon wusste. Ärzte und Krankenschwestern gaben die Pille aus. Eltern hatten die Möglichkeit, ihre Töchter von diesem *Programm* abzumelden. Nur ein bis zwei Prozent der Eltern nahmen, laut Auskunft des Gesundheitsamtes der Stadt, diese Abmeldungsmöglichkeit in Anspruch.

Jedes Jahr beenden in New York 7.000 Teenager ihre Schwangerschaft mit einer Abtreibung - das neue Programm soll diese Abtreibungen in ein früheres Schwangerschaftsstadium verschieben. Felicia Regina, die selbst zwei Teenager-Töchter hat und Elternsprecherin einer Schule ist, behauptet, dass nur wenige Eltern gegen diesen Plan B der *Emergency-Verhütungsmittel* sind. <<Es ist eine gute Idee. Jugendliche haben heutzutage sowieso Sex und wir wollen nicht so viele unverheiratete Mütter>>.

Doch Mona Davids, Präsidentin der New-York-City Eltern Union, steht dem Programm skeptisch gegenüber. Sie hat eine Tochter und denkt zuallererst an die gesundheitlichen Folgen. Das Thema ist zu ernst, um Eltern außen vor zu lassen. Eigentlich könne man <<unseren Kindern nicht einmal eine Kopfschmerztablette geben, ohne dass wir informiert werden. Doch im Vergleich dazu ist die Pille ein chemischer Hormoncocktail>>.

Seit dem neuen Gesundheitsgesetz, auch Obamacare genannt, können sich Frauen im gebärfähigen Alter ohne Einverständnis der Eltern kostenfrei sterilisieren lassen. Matt Bowman, Chefberater der Rechtsgruppe Religionsfreiheit (Alliance Defending Freedom), erläuterte am 20. September 2012 gegenüber der *Catholic News Agency*:

<<Das neue Gesetz trampelt auf den Elternrechten herum. Es zwingt sie, Kontrazeptiva, Abtreibungsmittel und Sterilisation der eigenen Kinder zu zahlen. Das heißt unter anderem: Minderjährige, die bei den Eltern mitversichert sind, können sich ohne deren Wissen sterilisieren lassen, wenn sie einen Arzt finden>>.

Das Guttmacher Institut und andere Abtreibungsbefürworter pochen auf diese kostenlosen Dienste. Eltern sollen nicht eingeschaltet werden, *damit diese Dienste mehr jungen Mädchen offen stehen*[256]."

„Nur kurze Zeit später ist der Plan B bereits auf heftige Kritik gestoßen", erinnert sich Emily.

„Wenn man die *Pille danach* ohne Rezept kaufen kann, machen Männer natürlich davon Gebrauch. Vergewaltiger haben nun ein viel leichteres Spiel. Vergewaltigung ohne Reue – das zeigt ein Video, das ins Netz gestellt wurde.

Eltern und Medizinern entzieht man durch den Plan B die Verantwortung. Jeder kennt die Gesundheitsrisiken der Pille, die sich in einem sehr frühen Alter noch potenzieren. Jedes einfache Hustenmittel darf nur an Kunden eines bestimmten Alters abgegeben werden. Dagegen interessiert das Alter nicht, wenn man Hormon-Cocktails, die bei jungen Frauen psychische wie physische Spuren hinterlassen und einem Ungeborenen das Leben nehmen können, kaufen will.

FDA Sprecherin Erica Jefferson ist der Meinung, dass *Plan B* erwachsenen Frauen nicht schadet.

Dr. James Trussell vom Guttmacher Institut bemerkt, dass *Emergency Contraceptives* manchmal die Implantation von einem Embryo verhindern und deshalb eine frühabtreibende Wirkung haben kann.

2009 durften rezeptfreie Kontrazeptiva an 17-Jährige ausgegeben werden. 2011 wurde das Gesetz durch die damalige Gesundheitsministerin der USA, Kathleen Sebelius, verworfen und das Alter auf 15 Jahre herunter gesetzt. Mit der *Morning After Pille* wollte man die Zahl der Teenagerschwangerschaften verringern. Geschlechtskrankheiten nahmen allerdings zu.[257]"

14.4 Abstinenz ?

„Viele schließen ihr Augen davor und wollen es nicht wahrhaben", sagt Mathilde. „Momentan herrscht in den USA eine Epidemie von Sexualerkrankungen."

„Die katholische Kirche fordert Abstinenz. Sie ist die einzige, erwiesene wirkungsvolle Methode, um sexuelle Erkrankungen zu verhindern", fällt Leonhard ein. Mathilde wirft ihm einen fast ärgerlichen Blick zu, da sie gestört wurde. Schnell ist sie wieder bei ihrem Thema.

„Zur Zeit gibt es mehr als 25 infektiöse Geschlechtskrankheiten. Wissenschaftler warnten im April 2013 davor, dass aufgrund von neu auftretenden Antibiotika-Resistenzen derartige Erkrankungen nicht behandelt werden können.

Die Amerikanische Akademie für Kinderheilkunde (The American Academy of Pediatrics/AAP) empfiehlt in ihren 2014 erlassenen Richtlinien, allen Mädchen unter 18 Jahren Hormonimplantate. Das sind Verhütungsmittel, die sozusagen unter die Haut gehen und seit 2000 auf dem Markt sind. Für etwa 300 Euro werden Kunststoff-Hormonstäbchen, die vier Zentimeter lang und zwei Millimeter dick sind, unter lokaler Betäubung in den Oberarm eingepflanzt. Drei Jahre lang geben sie kontinuierlich in kleinen Mengen Etonogestrel, ein Gestagen ab, um den Eisprung oder die Einnistung des Embryos zu verhindern.

Mädchen, die noch nicht sexuell aktiv waren, sollten derartige Verhütungsmittel zur Prävention bekommen, empfehlen die Fachleute[258].

Die U.S. Agentur für Internationale Entwicklung (U.S. Agency for International Development-USAID) berichtete bereits 2004 über die fast in Vergessenheit geratenen IUD-Methoden (Intrauterine Device). Man bezieht sich auf die intrauterine Kupfer-T-380A Spirale, welche einen langen Anwendungszeitraum hat. <<Die Kosten sind niedrig, die Anwendung ist verbraucherfreundlich und für die Vielzahl von Frauen geeignet[259]>>.

Eine Studie vom 9. Juni 2015 empfiehlt, jungen Müttern gleich nach der Entbindung ihres Kindes ein IUD einzusetzen. Damit koennte man die Zahl der amerikanischen Frauen erhöhen, die einer effizienten Geburtenkontrolle nachkommen.

Die Amerikanische Life League von North Carolina findet die Empfehlung unverantwortlich. Eine Frau, die gerade entbunden hat, ist physisch und emotional instabil und gar nicht in der Lage, so eine wichtige Entscheidung zu treffen.

<<Medizinisch gesehen ist es ein Hohn, einer Frau gleich nach der Geburt ein Intrauterines Devise einzusetzen. Abnormale Blutungen, wie sie bei einem IUD üblich sind, könnten leicht übersehen werden, da die Mutter sowieso blutet nach einer Geburt. Es ist sehr beunruhigend, dass Frauen im Wochenbett ermutigt werden, sich ein IUD einpflanzen zu lassen. Die Uteruswand ist nach der Geburt weicher, und es besteht ein erhöhtes Risiko, dass die Gebärmutter perforiert und das IUD im Bauchraum herumwandert und Verletzungen verursacht. Die gesundheitlichen Risiken und Nebenwirkungen einer solchen Applikation potenzieren sich bei einer jungen Mutter.

Auch ist das IUD bekannt für ein vermehrtes Auftreten von Bauchhöhlenschwangerschaften. Ein IUD macht jede weitere Schwangerschaft unmöglich. Eine Gebärmutter ist ein Ort des neuen Lebens und kein Grab>>, sagt Rita Diller, Direktorin der League[260].

Amerikanische Kinderärzte empfehlen das IUD und Hormonstäbchen als die besten Verhütungsmethoden. <<Ich bin so glücklich über diese Regelung>>, sagte Ana Radovic, eine Ärztin des Gesundheits-Zentrums für Heranwachsende, einer Sexklinik für Jugendliche von 12 bis 22. Ihre Organisation bietet IUD's und andere Verhütungsmittel für Teenager an, ohne dass die Eltern darüber informiert werden *müssen*. In ihrem Magee-Women's Hospital wird die *Vertraulichkeitsbehandlung* durchgeführt.

Radovic berichtete der *Pittsburgh Post-Gazette* Zeitung, dass sie sich für noch mehr Ärzte einsetzt, die jungen Kindern IUD's einpflanzen. <<Am Ende wird es Hausärzte und Kinderärzte überzeugen, dass es

sich, selbst bei jungen Mädchen, die noch keinen Geschlechtsverkehr hatten, um einen sicheren Eingriff handelt. Die Empfehlung der Amerikanischen Akademie für Kinderheilkunde wird die Meinung aller Beteiligten prägen. Bald wird man einsehen, wie geeignet das Intrauterine Device für Heranwachsende sind>>.

Der Rechtsbeistand für Kindersicherheit sieht die AAP Empfehlung eher als gefährlich an, weil sie zu lebenslangen Gesundheitsschäden führen kann. Eric Scheidler, Vorsitzender der Pro-Life Bewegung, war total erschrocken. Es war für ihn völlig unverständlich, so eine Empfehlung von Ärzten zu vernehmen.

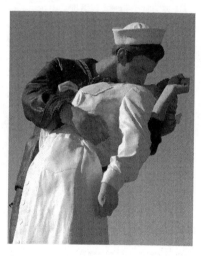

<<Jeder weiß, es ist eine dumme Idee von Teenagern, Sex zu haben. Die Verlautbarungen der Ärzte verwirren. Einerseits ermutigen wir Jugendliche abstinent zu leben, auf der anderen Seite geben wir ihnen Mittel zur Hand, dies nicht zu sein. Jugendliche sorgen sich nicht, eine Geschlechtskrankheit zu bekommen. Auch interessiert sie es nicht sonderlich, dem Anderen das Herz zu brechen, bzw. unfähig zu werden, im späteren Leben eine feste Beziehung einzugehen. Heute ist man nur noch darauf bedacht, nicht schwanger zu werden. Nehmen wir ihnen diese Sorge, suggerieren wir ihnen doch, dass wir gar nicht von ihnen erwarten in der Lage zu sein, verantwortungsvolle Entscheidungen treffen zu müssen.

Der Focus der Amerikanischen Akademie für Kinderheilkunde liegt darin, Vertraulichkeit zu propagieren. In Wirklichkeit versteht man darunter, die Eltern über den Geschlechtsverkehr ihrer Kinder im Dunkeln zu lassen.

Konkret verlangen wir von unseren Kinderärzten, sexuellen Missbrauch von Jugendlichen zu melden, erwarten jedoch von ihnen Verschwiegenheit gegenüber den Eltern. Zudem haben Vergewaltiger ein leichteres Spiel. Der Missbrauch von Minderjährigen ist nicht mehr so offensichtlich. Wir wissen selber nicht, was wir wollen.

Neben den moralischen Bedenken, die wir haben sollten, wenn wir Jugendlichen Langzeitkontrazeptiva implantieren, wird oft die gesundheitliche Komponente derartiger *Medikamente* außer Acht gelassen>>, sagte Scheidler.

Momentan sind zwei *Intrauterine Device Applikationen* auf dem Markt. Eine Kupferspirale und hormonale Implantate mit den Bezeichnungen Mirena und Skyla. Beide geben für drei bis fünf Jahre kontinuierlich Hormone in kleinen Dosen ab. Der Körper empfängt so die Signale, schwanger zu sein. Die Eizellenproduktion wird meist eingestellt. Falls es doch zu einer Ovulation kommt und ein Embryo entsteht, kann er sich nicht mehr in die Gebärmutter einnisten.

Skyla, welches drei Jahre seinen Wirkstoff freisetzt, ist für die Anwendung bei jungen Mädchen gedacht. Gegen Mirena ist eine Sammelklage wegen auftretenden uterinen Perforationen und Krebs angelaufen. Wenn die Gebärmutterwand durchstoßen wird, können die Blase oder die Gedärme beschädigt werden. Es kann zu Infektionen kommen, zu Narben, zur Sepsis und zu Tod und Unfruchtbarkeit führen.

Die Kupferspirale hat die gleichen Nebenwirkungen, wie ihre hormonellen Pendants. Das Krebsrisiko ist geringer, allerdings wirkt das Implantat erst, wenn ein Embryo entstanden ist, der sich nicht einnisten kann und abstirbt. Sexuell übertragbare Krankheiten werden durch die Implantate nicht verhindert.

Scheidler bemerkte dazu: <<Ich habe selber drei Töchter, die im Teenager-Alter sind. Mir vorzustellen, ein Arzt rät ihnen ein IUD implantieren zu lassen, wäre ziemlich schockierend>>. Am Anfang war ein solches Implantat mit 800 bis 1000 Dollars ziemlich teuer. Durch das neue Obamacare Gesetz in den USA muss die Versicherung IUD Implantate an Interessierte ohne Kosten abgeben.

Kliniken, die durch den Staat finanziert sind, müssen die Implantate umsonst an Mädchen unter 18 Jahren abgeben. Die Eltern sollen nichts über die sexuellen *Praktiken* ihrer Kinder erfahren[261].

Jenna Karvunidis, Mutter von drei Mädchen, die sich selber als Feministin beschreibt, warnt in einem Artikel in der Zeitung: *Chicago Now* vor der Empfehlung der Kinderärzte.

<<Ich lese in *Pediatrics Journal*, IUD sei das beste Mittel, um eine Schwangerschaft zu verhüten, weil Kinder, eigentlich selber noch Babies, oft vergessen, ihre Anti-Baby-Pille zu schlucken und Kondome meist auch nicht angewendet werden. Ich weiß, dass Teenager Sex haben. Nur ein IUD ist eine schlechte Idee für junge Mädchen. Das passiert keiner meiner drei Töchter>>.

Karvunidis versichert ihren linken Lesern, sie sei nicht gegen Sex. Sie hätte auch keine unrealistische Sichtweise gegenüber dem Verhalten von Teenagern.

<<IUD ist einfach nur zu gefährlich für junge Mädchen. Vor allem kennen sie ihren Körper noch nicht und wissen nicht einmal, ob die Spirale richtig sitzt. Ein IUD muss man *beobachten*. Ein Teenager ist damit überfordert. Ein Intrauterinpessar ist ein Verhütungsmittel für Erwachsene. Eine IUD Implantation ist sehr schmerzhaft, sie bewirkt Krämpfe oder Eierstock-Zysten. Als ich mein Intrauterinpessar einsetzen ließ, dachte ich, ich hätte meine Wehen. Aber wem nutzt es wegen einem IUD zu leiden?

Jungen Mädchen wird eine falsche Sicherheit vermittelt, wenn es zu einem risikoreichen *Verkehr* kommt. Eine Schwangerschaft kann eventuell verhindert werden, aber keine Geschlechtskrankheiten, wie HIV. Ich hätte es lieber, meine Tochter käme mit der Botschaft zu mir, schwanger zu sein, als dass sie mir sagen würde, sich an HPV angesteckt zu haben, was zu Unfruchtbarkeit und Krebs führt>>. Karvunidis streift mit ihrer Erklärung ein Thema, das viele nicht ansprechen wollen[262].

14.5 Ein riskanter Impfstoff

Seit 2007 ist in Kanada und den USA ein Impfstoff mit der Bezeichnung Gardasil auf dem Markt, der vor dem Humanen Pappiloma Virus (HPV) schützen soll. Der Erreger ist für Gebärmutterhalskrebs und genitale Warzen verantwortlich. 50

Millionen, vor allem junge Frauen, sind in mehr als 130 Ländern Träger des Virus.

Stimmen über mögliche Nebenwirkungen des Impfstoffes werden immer lauter. Das Newsmagazin *Toronto Star* startete eine intensive Untersuchung und fand in Kanada 50 Mädchen, die sich nach der Injektion des Impfstoffes Gardsil in ein Krankenhaus begeben mussten. In den USA gab es mehr als 100 Todesfälle und viele Tausende berichteten über Gegenreaktionen auf die Applikation.

Die Kanadische Regierung setzte 300 Millionen Dollars ein, um die HPV-Impfung zu propagieren. Mädchen aus der achten Schulklasse wurden umsonst geimpft.

Die katholischen Bischöfe zeigten eine ablehnende Haltung gegenüber der Impfung. Sie waren nicht nur wegen den Nebenwirkungen besorgt. Für sie war es eher unverständlich, achtjährige Kinder gegen sexuell übertragbare Krankheiten zu impfen. Dies würde den Eindruck erwecken, frühes sexuelles Verhalten gutzuheißen.

Die Zeitung *Toronto Star* fand viele Eltern, die überzeugt waren, dass der Impfstoff ihren Kindern mehr schadet, als hilft.

Führende Gesundheitsminister wiesen diese Vorwürfe zurück. Frau Dr. Jennifer Blake von der Gesellschaft für Gynäkologen und Geburtshelfer in Kanada bemerkte: <<Ich bin vollends überzeugt, dass der Impfstoff sicher ist>>. Diese Bemerkung einer Expertin veranlasste die Schulbehörden, die Aussagen von Eltern und Kindern über Komplikationen des Impfstoffes anzuzweifeln und nicht mehr ernst zu nehmen.

Kaitlyn Armstrong, ein Mädchen aus Ontario, berichtete über ihre Lehrerin, die versicherte, dass der Impfstoff vor Gebärmutterhalskrebs schützt und dass es eine wirklich gute Idee sei, geimpft zu werden. Über Komplikationen sagte sie nichts. Kaitlyn musste bald nach der Injektion ihre sportlichen Aktivitäten aufgeben. Sie erinnerte sich der Krankenschwester berichtet zu haben, dass sie eine Metallallergie hat. Obwohl Aluminium-Salze die Grundlage des Impfstoffes sind, bekam das Mädchen die Spritze.

Debbie Vinnedge, die Gründerin der Children of God of Life, eine Organisation, die vor allem Impfstoffe und ihre Herstellung überwacht, sagte: <<Die Nebenwirkungen von Gardasil sind sehr schwerwiegend>>. Da sich so viele Eltern über den Impfstoff beschwert hatten, wurde eine Liste der aufgetretenen Komplikationen angelegt. Darauf findet man 16 Angaben:

<<Totgeburten, Fehlgeburten, Zysten der Eizellen, Genitale Warzen, Multiple Sklerose, Lähmungen, Schlaganfälle, Unfruchtbarkeit usw. >>. Die übergreifende Erklärung könnte sein, dass Gardasil das Immunsystem schwächt. 28.000 mal wurde das Auftreten dieser Nebenwirkungen der U.S. Regierung für Impfzwischenfälle gemeldet. 2012 gab es 128 Tote unter den Mädchen zwischen neun und 24 Jahren. Gardasil wurde für einen Zeitraum von fünf Jahren getestet.

Das Humane Pappiloma Virus ist jedoch 20 Jahre infektiös. Außerdem gibt es Teenagern die falsche Hoffnung, vor Geschlechtskrankheiten geschützt zu sein. Obwohl es nur gegen vier von 100 Untergruppen des HPV wirkt.

Die Webseite von *SaneVax*, einer anderen Organisation, die sich mit der Sicherheit von Impfstoffen beschäftigt, erhebt schwere Anschuldigungen gegen Gardasil. Unter anderem findet man dort einen Bericht aus Kolumbien. 100 Schulmädchen mussten nach der Impfung ins Krankenhaus.

Aus den USA wird berichtet, dass neben Gardasil auch Cervarix, ein anderer HPV Impfstoff, unfruchtbar macht.

Gardasil Befürwortern ist bekannt, dass Nebenwirkungen reklamiert werden. <<Aber dies sei einfach bei allen Impfstoffen so. Tote gibt es auch nach Masern-, Mumps- und Rötelimpfungen. Teenager können auch sterben und manche sterben eben nach einer HPV-Spritze>>. Nach den ersten 12.000 Zwischenfällen wurden Ärzte und Krankenschwestern angewiesen, aufzupassen, wie die geimpften Mädchen reagieren. Norma Erickson, Präsidentin von SaneVax, fand heraus, dass die Geimpften nie gefragt wurden, ob sie Beschwerden haben.

Erickson spricht von zwei Substanzen, die Gardasil beigefügt sind. Aluminium-Salze, ein Neurotoxin und L-Histidin, eine Aminosäure, von der man weiß, dass sie das Abwehrsystem des Gehirns gegen Schwermetalle irritiert. <<Die Stelle des Gehirns, die beeinträchtigt wird, verursacht die entsprechenden Symptome. Wir wissen nicht, warum Gardasil alle diese Nebenwirkungen hat, deswegen fordern wir eine umfassende Untersuchung des Impfstoffes[263]>>."

In Deutschland empfiehlt die Ständige Impfkommission eine HPV-Impfung von Mädchen im Alter von neun bis 14 Jahren. Laut einer Befragung des Robert-Koch-Institutes waren 2014 von den 14 bis 17-jährigen Mädchen nur 39 Prozent vollständig geimpft.

<<Das ist zu wenig. Wenn wir die Anzahl an Fällen von Gebärmutterhalskrebs und seinen Vorstufen in der Bevölkerung senken möchten, wäre eine Impfquote von wahrscheinlich 80 Prozent notwendig>>, sagt die Infektionsepidemiologin Dr. Yvonne Deleré. Sie bezieht sich auf Kanada und Australien, die eine Impfquote von 70% haben. In England sind es sogar 87%. In allen Ländern existiert ein Schulimpfprogramm.

In Deutschland gibt man den niedergelassenen Ärzten die Schuld. Sie würden den Impfstatus nicht überprüfen. Auch in Dänemark sind hohe Impfquoten zu verzeichnen. Entscheidend wäre neben einer finanzierten Routine-Impfung eine ausreichende Aufklärung gewesen.

In einer Studie, an der mehr als 260.000 Mädchen aus Ontario, Kanada, teilnahmen, bekam die Hälfte eine freie Impfung. Sexualkrankheiten traten dennoch in beiden Gruppen auf.

Die Impfung sei gegen einige onkogene HPV-Typen, die in 99-Prozent für Zervixkarzinom verantwortlich sind. Gardasil schützt vor den HPV-Typen 16 und 18, 6 und 11, die zu 70% Krebs auslösen. Die Amerikanische Food und Drug Administration hat seit Dezember 2014, Gardasil 9 zugelassen, das vor Zervix, Vulva- und Vaginalkrebs der HPV Typen 31, 33, 45, 52 und 58 schützten soll.

Auch Jungen können sich gegen HPV-Viren impfen lassen, um nicht an einem Krebs der Geschlechtsorgane zu erkranken. Prof. Beckmann, Direktor der Frauenklinik in Erlangen, sagte dazu:

<<Selbstverständlich sollten auch Jungen und junge Männer geimpft werden>>. Trotzdem rät die Ständige Impfkommission, nur Mädchen impfen zu lassen. Die Impfung ersetzt keine Krebsvorsorgeuntersuchung. Nebenwirkungen wird keine große Bedeutung zugemessen[264].

Es gibt Fälle, bei denen nach dem Einsatz von Gardasil eine prämature Ovarialinsuffizienz auftrat, die zur Unfruchtbarkeit führte. Die Produktion der weiblichen Sexualhormone Progesteron und Östrogen, die den Menstruationszyklus und zahlreiche andere Prozesse im weiblichen Organismus regeln, wird durch Gardasil beeinträchtigt.

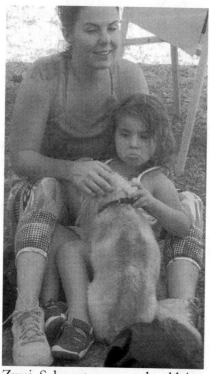

Eizellen werden durch den Hypothalamus (eine Region im Zwischenhirn), die Hypophyse (Hirnanhangsdrüse) und die Eierstöcke gebildet.

Das Gonadoliberin (GnRH) des Hypothalamus bewirkt in der Hirnanhangsdrüse die Freisetzung des Gonadotropin luteinisierenden Hormons (LH) und des follikelstimulierenden Hormons (FSH), welche die Eizellreifung in den Eierstöcken reguliert. Die Störung einer Komponente in diesem diffizilen, fein aufeinander abgestimmten Regelkreis kann zur Unfruchtbarkeit des weiblichen Organismus führen[265].

Zwei Schwestern aus der kleinen Stadt Mount Horeb in Wisconsin behaupten, dass der Impfstoff gegen HPV dafür sorgte, dass ihre Eizellenproduktion eingestellt wurde. Bereits im November 2014 tagte das *National Vaccine Injury Compensation Program*, ein spezielles Gericht, das Klagen gegen Impfstoffe evaluiert. Als die jungen Frauen 16 Jahre alt waren, diagnostizierten die Ärzte eine vorzeitige Ovarialinsuffizienz.

Kurz zuvor bekamen sie drei Gardasil Spritzen. Eine Impfung, die in den USA für Jungen und Mädchen zwischen 11 und 12 Jahren impliziert ist, um sie vor Kehlkopfkrebs, Genital-Warzen, Gebärmutterhalskrebs und anderen Erkrankungen zu schützen.

Die meisten Nebenwirkungen verursachten Ovarialinsuffizienz, es gab auch Lähmungen, Blindheit und Todesfälle. Bereits 5.9 Millionen Dollars wurden an 71 Opfer ausgezahlt, die einen Impfschaden davontrugen. 25.000 Fälle über Nebenwirkungen auf HPV Impfungen wurden zwischen Juni 2006 und März 2014 gemeldet. In 92 Prozent berichtete man über Schwindel, Übelkeit, Gewichtsprobleme, Magen-Seh- und Kopfschmerzen und Ohnmachtsanfälle[266].

Auch ein 16 Jahre altes Mädchen aus Australien verlor ihre Eizellfunktion und ging in die Menopause, nachdem sie gegen HPV geimpft wurde, wie das *Britische Medical Journal* in einem Fallbericht schildert. Dr. Little, der australische Arzt, ist sich sicher, die Symptome sind auf Gardasil zurückzuführen. Die Pharmafirma berichtete nichts über prämature Ovarialinsuffizienz. <<Entweder haben sie keine Untersuchungen darüber gemacht oder sie halten Informationen zurück>>, spekuliert Dr. Little.

Vor der Impfung war alles normal bei dem Mädchen. 2008 wurde es das erste Mal geimpft. 2009 fing der Zyklus an irregulär zu werden. 2011 stoppte die Menstruation. Dr. Little untersuchte seine Patientin gründlich. Er überprüfte den Hormonhaushalt, die inneren Organe und stellte eine Ovarialinsuffizienz fest. Die einzige Erklärung für die Symptome war die Impfung.

Dem Arzt war bekannt, dass der Konzern die Wirkung von Gardasil nur in den Hoden von Ratten untersucht hatte.

Daraufhin kontaktierte er die Therapeutic Goods Administration. Von der Institution, die vergleichbar mit der Amerikanischen Food und Drug Administration (unserer Arzneimittelbehörde) ist, wollte der Arzt Informationen über Gardasil Tests in weiblichen Tieren erhalten. Es gab keine einzige Studie über den Einfluss des Impfstoffes auf das weibliche Reproduktionssystem. Die Australische Behörde versprach Tests an Ratten-Eierstöcken zu beantragen.

Ein so früher Eintritt in die Menopause ist für ein gesundes Kind, ohne eine genetische Vorbelastung, nicht üblich. Ihr Hausarzt riet ihr, beim ersten Auftreten der *Beschwerden* die Pille einzunehmen. Hätte sie es getan, wäre das, was die Symptome verursachte, nie entdeckt worden.

Der Rat des Arztes, Kontrazeptiva einzunehmen, um eine Oligomenorrhoe, das Ausbleiben der Regelblutung zu therapieren, ist eine allgemein übliche Anweisung in der Medizin. Man kann davon ausgehen, dass viele Mädchen mit den gleichen Symptomen dem Rat ihres Gynäkologen folgen und somit die wahre Ursache nie gefunden wird.

<<Viele Experten waren sich von Anfang an uneins. Während andere Impfstoffe uns vor Infektionen schützen, wurde Gardasil entwickelt, um vor sexuell übertragbaren Krankheiten zu schützen, die durch das HPV bedingt werden.

Der Pharmakonzern war sehr erfolgreich, Regierungen weltweit zu beeinflussen, obligatorisch Schulkindern Gardasil zu impfen. Trotz häufiger Einwände von Ärzten und Eltern wurde der Impfstoff Millionen von 11 bis 12-jährigen Mädchen weltweit verabreicht.

Bei dem erwähnten Fall einer 16-Jährigen aus Australien mit einer vorzeitigen Ovarialinsuffizenz nach Impfung von Gardasil kamen die Eierstöcke nicht mehr ihrer Aufgabe nach; die Ausreifung der Eizellen zur Fortpflanzung wurde eingestellt. Nicht nur das, alle Eizellen waren verschwunden. Die 16-Jährige wird nie in ihrem Leben fähig sein, Kinder zu bekommen. Es ist sehr selten, dass ein so junges Mädchen total unfruchtbar wird. Eigentlich handelt es sich um eine persönliche Tragödie, nicht nur für sie, auch für den Mann, den sie mal heiraten will. Das General Assembly der U.N. hatte im Dezember 2014 alle Staaten und internationale Organisationen der Vereinten Nationen und Zivilgesellschaften aufgerufen, einen *Internationalen Tag des Mädchens* zu zelebrieren, um das Bewusstsein für die Situation der Mädchen auf der ganzen Welt aufzuwerten. Die Resolution möchte Frauen ermächtigen, selbstständige Entscheidungen zu treffen und sie unterstützen, ihre

Menschenrechte wahrzunehmen und ihre Diskriminierung zu beenden.

<<Millionen von jungen Mädchen wurden seitdem mit Gardasil geimpft. Vor sechs Jahren hatte die FDA seine Zulassung genehmigt. Wenn auch nur ein winziger Bruchteil von ihnen dadurch unfruchtbar geworden ist, dann wurde den *Mädchen-Kindern* ein grundlegendes Recht verweigert. Das Recht zu entscheiden, ob und wie viele Kinder sie haben wollen. Im Fall des australischen Mädchens ist der Effekt, den Gardasil hatte, nicht umkehrbar. Ein wesentlicher Bestandteil ihrer Weiblichkeit ging verloren. Frauen haben etwas Besseres verdient>>, bemerkt Steven Mosher des Population Research Institutes aus Front Royal im US-Bundesstaat Virginia[267].

<<Der internationale Tag für Mädchen scheint kaum eine Bedeutung für die großen pharmazeutische Firmen zu haben. Sie haben die Blanko-Erlaubnis, Dinge zu entwickeln, von denen sie keine Ahnung haben, wie sie auf das Reproduktionssystem von Frauen wirken. So weit denken sie gar nicht. Wenn es Gardasil für Jungen gäbe, würde die Impfung bei den geringsten Bedenken sofort gestoppt. Mädchen haben einfach nicht so einen Impact auf die Gesellschaf>>[268]."

„Impfstoffe sind ja gerade das Thema, seitdem in Disneyland 2015 die Masern ausgebrochen sind", sagt Emily.

Eine neue Studie aus Japan widerlegt die Vermutung, dass Impfstoffe gegen Masern, Röteln und Mumps (MMR) der Grund für das Auftrete von Autismus seien. Dr. Theresa Deisher, eine Genetikerin aus Seattle, vertritt jedoch eine andere Meinung[269].

Der japanische Forscher hatte einen Impfstoff untersucht, bei dem man Hühnereiweis als Ausgangsmaterial nahm. Deisher untersuchte hingegen MMR-Impfstoffe, die in den USA mit Hilfe menschlicher Zell-Linien aus abgetriebenen Kindern hergestellt werden.

Die Ergebnisse der Forscherin bestätigen den Zusammenhang zwischen diesem Impfstoff und dem Auftreten von Krankheiten. Der Forscher Andrew Wakefield vom *Royal Free Hospital* in London hat 1998 zum ersten Mal einen Link zwischen bestimmten Impfstoffen und

Fehlentwicklungen des kindlichen Gehirns sowie der Autistischen Krankheit festgestellt.

Autismus, eine rätselhafte Krankheit, befällt seit wenigen Jahrzenten immer mehr gesunde Kleinkinder. Die Krankheit trat fast zeitgleich mit der Einführung der Masern-, Mumps- und Röteln-Impfungen auf. Autistische Kinder hören oft auf zu sprechen und verlernen ihre sozialen Fähigkeiten.

Harris Coulter bezieht sich in seinem Buch: *Impfungen, der Großangriff auf Gehirn und Seele* auf Diphterie-, Keuchhusten- und Tetanus-Impfungen, die Verhaltensauffälligkeiten ausgelöst haben. Seit Mitte der 80iger Jahre tritt Autismus fast epidemisch bei zweijährigen Kindern auf. So liegt der Schluss nahe, dass auch eine MMR-Impfung Autismus bewirken kann. Dr. Wakefield gibt als Ursache Wechselwirkungen zwischen Impfviren und dem Immunsystem an, die Nervenschäden und chronische Entzündungen zur Folge haben.

Von Wissenschaftlern wird Wakefield deswegen stark kritisiert. Deisher unterstützt Wakefield's Hypothese. Sie hat jedoch ihre eigene Erklärung für das Auftreten von Autismus nach einer Impfung.

2011 bezeugte sie vor der US-Kongress, dass die Erkrankungsrate an Autismus gestiegen ist, seitdem man in den letzten Jahrzenten den Impfstoff für Kinderkrankheiten von tierischem auf menschliches Ausgangsmaterial umgestellt hatte.

Dies sei auch von den Regierungen vieler Länder festgestellt worden, erklärte Dr. Deisher den Abgeordneten:

<<In den letzten Jahrzenten, seitdem der neue Impfstoff, der aus fötalen Zelllinien hergestellt wird, im Einsatz ist, sind autistische Krankheiten vermehrt aufgetreten. Wenn wir einem Kind diesen Impfstoff verabreichen, injizieren wir auch residuale fötale humane DNA-Moleküle>>, sagt Deisher.

Das bedeutet: Die restlichen DNA-Moleküle der Zelllinien des abgetriebenen Kindes, das benutzt wurde, um den Impfstoff herzustellen, bewirken eine Erkrankung.

Wissenschaftler der Food und Drug Administration FDA, der Arzneimittelzulassungsbehörde der USA, spekulieren schon lange darüber, ob restliche humane DNA-Viren in Impfstoffen Krebs und Autoimmun-Krankheiten bewirken oder sogar die Erbanlagen des Empfängers zerstören können.

Da keine klaren Forschungsdaten vorhanden sind, welche diese Hypothese bestätigen, wird die Industrie weiterhin Zelllinien, die von abgetriebenen Kindern stammen, für die Impfstoffherstellung benutzten. Nicht zuletzt, weil es ein billiges und schnelles Verfahren ist.

In den USA basieren mehr als 10 Impfstoffe auf abgetriebenen fötalen Zelllinien. Es gibt jedoch daneben ethisch und medizinisch sichere Impfstoffe. Nur muss sie der Arzt speziell bestellen. Für Hepatitis A, Windpocken und MMR gibt es keine Alternativen.

Der Pharmakonzern Merck hatte ursprünglich verschiedene Impfstoffe. Ein Präparat wird jedoch billiger, wenn man es kombiniert, wenn man Impfstoffe für drei Krankheiten in eine Spritze packt, erklärte Deisher.

Rötelimpfstoffe werden in den USA ausschließlich aus fötalen Zelllinien hergestellt. Wenn Merck daran interessiert wäre, Impfstoffe herzustellen, die keine restlichen humane DNA-Moleküle besitzen und ethisch einwandfrei aus Hühnergewebe produziert werden, könnte man den japanischen Impfstoff lizenzieren lassen.

<<Das ist etwas, was Merck nicht tut, obwohl es eine Möglichkeit wäre. Eltern sollten trotzdem Merck anschreiben und darum bitten, damit das Unternehmen sieht, dass ein Bedarf an einem derartigen Impfstoff besteht>>, betont Deisher.

Eltern befinden sich immer in einem Konflikt, ob sie ihre Kinder unter solchen Umständen gegen MMR impfen lassen sollen, vor allem, wenn sie ihr Kind nicht impfen und dies zur Folge hat, dass ihr Nachwuchs schwer erkrankt.

Die katholische Kirche, sagt Dr. Deisher, erlaubt eine Impfung mit den umstrittenen, aus fötalen Zellen hergestellten Impfstoffen, wenn keine anderen Impfstoffe verfügbar sind. Die Eltern sollten jedoch dem Arzt ihre Einstellung mitteilen. Auch könnte man mit einer MMR Impfung warten, weil ältere Kinder ein kleineres Risiko aufweisen, an Autismus zu erkranken.

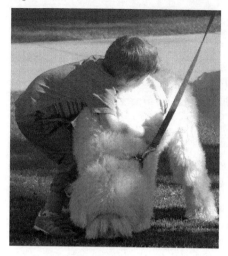

Es bleibt eine letzte Frage, die noch niemand abgeklärt hat: Inwieweit spielen restliche humane DNA-Moleküle in der humanen embryonalen Stammzelforschung eine Rolle? – Vielleicht ist es so gesehen ganz gut, dass man bisher noch keinerlei Erfolge mit humanen embryonalen Stammzelltherapien aufweisen kann, obwohl Forscher seit 1998 daran arbeiten[270].

15. REPRODUKTIVE VERANTWORTUNG

15.1 TeenSTAR

In Afrika gibt es das *TeenSTAR* Programm von der Katholischen Kirche. Es motiviert Teenager mit großem Erfolg, abstinent zu leben. 94.4% der Jugendlichen bleiben noch lange nach ihrem Schulabschluss ihren Idealen treu. *TeenSTAR* bedeutet *sexuality teaching* im Zusammenhang mit *adult responsibility* (Verantwortung als Erwachsener). Hunderte freiwillige Lehrer behandeln in Uganda und Äthiopien dieses Thema. Geldgeber ist das Notprogramm für AIDS Linderung. Es soll die HIV/AIDS Übertragung verringern.

Obwohl das Programm sehr erfolgreich ist und Eltern und Kommunen unterstützt, wird *TeenSTAR* in Ländern, in denen AIDS eine Epidemie geworden ist, nicht mehr von US-AID gefördert. Ähnlich, wie die *Bill und Melinda Gates Foundation*, setzt man hier auf langwirkende Verhütungsmittel und Kondome, um Schwangerschaften und die Übertragung von AIDS zu reduzieren.

Eine Strategie, die ganz offensichtlich zum Scheitern verurteilt ist. Jetzt blieb nur noch die Katholische Kirche, die noch mehr Lehrer ausbildete, um an jeder Schule *TeenSTAR* anzubieten. Selbst staatliche

Schulen wollen diesen Unterricht. Anstatt herumzuhängen, treffen sich die Kinder abends bei Freunden, um ihre Hausaufgaben gemeinsam zu machen.

Heute wird *TeenSTAR* in 27 Ländern und fünf Kontinenten gelehrt. In Chile wurden nur 1,5% der Teenager, die dieses Programm kannten, schwanger. Bei Jugendlichen, die am normalen Sexualkundeunterricht teilnahmen, wurden 8,75% schwanger.

Eine weitere Studie zeigte, dass Kinder im Alter von 12 bis 18 Jahren durch *TeenSTAR* weniger sexuell aktiv waren. 90% der Teilnehmer waren noch jungfräulich, bzw. änderten ihr Verhalten und lebten enthaltsam.

Das Programm wurde 1980 von Dr. Hanna Klaus, einer US-Gynäkologin, eingeführt. Viele kennen sie als Schwester Miriam Paul, die dem Katholischen Orden der *Medical Mission Sisters* angehört.

Hanna Klaus war 11 Jahre alt, als die Nationalsozialisten Österreich annektierten. Ihre Eltern schickten die Tochter zu einer Pflegefamilie nach England, um sie später nach New York zu holen. Mit 14 Jahren wurde Hanna mit der Taufe Mitglied in der Evangelischen Kirche. 1950 wurde sie Ärztin und praktizierte in Boston und Washington. 1957 konvertierte sie zum katholischen Glauben. Sie trat den Medical Missions Schwestern bei. Von 1961 bis 1966 arbeitete sie als Gynäkologin in Pakistan (heute Bangladesch). 1969 ging sie an die Universität von St. Louis und wurde später Gynäkologie Professorin an der Georg Washington Universität.

In den 60iger und 70iger Jahren kümmerte sie sich um schwangere Teenager. So kam ihr die Idee für ein *TeenSTAR* Programm.

Mit einem Stipendium von Joseph P. Kennedy Jr. entwickelte sie ihr Vorhaben. Sie betrat eine Mädchen Klasse und fragte einfach: <<Wollt ihr über Frauen-Dinge reden?>>

Sie lehrte ihnen *Natürliche Familien Planung*. Bald wussten die Mädchen alles über ihre fruchtbaren Tage, Hormone, Verhalten und Männer und deren Sexualität. Die Mädchen sollten Entscheidungen treffen. Jedes Detail über Befruchtung und die embryonale Entwicklung

313

eines Ungeborenen sollten sie wissen. Dating, Verantwortung, Verhütungsmittel und deren Limitationen sollten ihnen geläufig sein. Nach drei Monaten hatten die Mädchen ihre Fruchtbarkeit im *Griff.*

Auf Verlangen von Eltern wurde auch für Jungen ein Lehrplan geschrieben. Addiert wurden relevante Dinge, wie das Schreiben von Papst Johannes Paul II., *Theologie des Leibes.*

Diese Dokumente wurden umgeschrieben, um für junge Teenager, ältere Jugendliche, Mütter im Teenager-Alter und junge Erwachsene verständlich zu sein. Lehrer müssen eine 40 Stunden Ausbildung absolvieren und sollen selber nach den Werten von Humanae Vitae leben.

Eltern müssen ihren Kindern erlauben, an dem Unterricht teilzunehmen. Vor, während und nach dem Programm werden die Eltern kontaktiert. Sie sollen auch wissen, worum es geht. Ihre eigenen Fragen können sie auf diese Weise adressieren. Die Veranstalter sind interessiert, wie Eltern das Programm aufnehmen und ob sich ihre Kinder verantwortungsbewusster verhalten.

Viele fragen sich, warum *TeenSTAR* erfolgreicher ist als andere Enthaltsamkeits- oder Keuschheitsprogramme.

Vielleicht sind die üblichen Programme der Sexualaufklärung zu trocken, um Teenagern zu imponieren. *TeenSTAR* hingegen gibt den Jugendlichen eine Orientierungshilfe. Mädchen lernen, wie sie ihre Hormone, ihre Stimmung, ihre Beziehung und ihr Verhalten zum anderen Geschlecht kontrollieren können. Sie bekommen genug Selbstwertgefühl und Eigenständigkeit, um respektvoll miteinander umzugehen.

Studenten sollen in geleiteten Diskussionen die emotionalen, sozialen, intellektuellen, spirituellen Aspekte kennen lernen, damit sie ihre eigenen Entscheidungen treffen können. Man nimmt Jugendliche in einer Gesellschaft ernst, in der normalerweise Sexualität von der Fortpflanzung getrennt wird.

Der Direktor einer US-Amerikanischen Diözese, der für Familienplanung verantwortlich ist, drückte sich folgendermaßen aus: <<Viele Religionen, wie Juden oder Christen, betrachten den

Geschlechtsverkehr als etwas Besonderes. Symbolhaft deutet er auf die totale Hingabe hin. Vorbehaltlos übergibt man sich dem Anderen in einer liebenden Gemeinschaft, die sich vollkommen schenkt>>.

Viele Bischöfe befürworten *TeenSTAR*. Dementsprechend ist die Nachfrage[271]."

15.2 Sex im Focus

„Vielleicht", fällt Mathilde ins Wort. „Ich meine, es könnte sein, dass wir als zivilisierte aufgeklärte Menschen lieber an Fehlinformationen festhalten. Was ich damit sagen will: Margaret Mead wird von vielen der älteren Generation als die *Mutter der Sexuellen Revolution* bezeichnet. Die junge Anthropologin Margaret arbeitete an der Columbia Universität. Ihrer Meinung nach werden die Handlungen eines Menschen mehr durch die Umwelt und Erziehung beeinflusst, als durch genetische Veranlagungen.

Ende der 1920iger Jahre erkundete sie die Ureinwohner von Samoa. Das Resultat ihrer Untersuchungen publizierte sie in dem 1928 erschienene Buch: *Coming of Age in Samoa*. Das Buch versetzte viele Akademiker in pures Erstaunen. Margaret Mead beschrieb eine Idylle, wie man sie nur in Eden vermutet hatte. Die Leser werden in eine fast utopisch anmutende Harmonie des Miteinanders der Stammesleute von Samoa entrückt.

Die schier endlosen Konkurrenzkämpfe oder Klassenunterschiede, wie in der Moderne, schien man dort nicht zu kennen. Margaret war vor allem von dem freien Umgang mit der Sexualität angetan.

Sie war überzeugt, es gibt keine drakonische Moralethik. Margaret Mead beschreibt eine *Hook-up* Kultur, in der *freie Liebe* herrscht und die Teenager von Samoa viele sexuelle Partner haben.

Unsere Christliche Moral, die auf den Naturgesetzen aufbaut, schien widerlegt zu sein. Das Buch verfehlte nicht seine Wirkung, die noch Jahre nach seiner Erscheinung fortbesteht. Es sei das beste anthropologische Buch, das jemals geschrieben wurde, behauptete der Historiker Ted Byfield. Es wurde zur Pflichtlektüre und Orientierungshilfe für alle Anthropologie Studenten, wenn es um Dinge wie die populären Ansichten des Sexualverhaltens, um Sexualkundeunterricht, das Strafrecht oder die Sozialpolitik ging.

Mead's Buch stellt die westliche Sittenlehre in Frage, die ja eigentlich Teenagern nur nutzloses Leid auferlegt, schreibt John Horgan in *Scientific American.* Subsequent beeinflusste das Buch Feministinnen, die Sexuelle-Revolution und den gegenkulturellen Trend der 60igr Jahre. Unsere Sittengesetzt wurden in Frage gestellt. *Es war ja alles nicht so, wie wir es uns vorstellten.* Nun konnte man das Leben wählen, welches uns Vergnügen bereitet.

Margaret Meads Berichte führten unweigerlich zu einer Aufweichung der traditionellen Sexualmoral. Keiner bezweifelte die Validität der Studien oder, dass die Aufzeichnungen mehr eine Wunschvorstellung waren und keineswegs der Realität entsprachen.

Es gab keinem zu denken, dass Mead dreimal verheiratet war. Sie unterhielt viele sexuelle Beziehungen. Darunter auch mit ihrer Kollegin Ruth Benedict, mit der sie zusammen für ihr Buch recherchierte. Als Margaret 1926 ihre Reise nach Samoa antrat, sagte sie ihrem Mann: <<Ich werde Dir treu bleiben, es sei denn, ich finde jemanden, den ich mehr liebe als Dich>>.

Die Akademische Welt schien mehr daran interessiert, endlich beweisen zu können, wie falsch die Christliche Lehre ist. Gott ist tot. Das stellte bereits Nietzsche fest. Jetzt brauchte man nur noch Mead's Forschungsarbeiten, um zu bestätigen, wie überholt, ja schädigend die Werte einer jüdisch-christlichen Tradition waren.

Margaret reiste voreingenommen ab. Sie musste nur noch die Informationen einholen, damit sie ihre schon lange gefassten Schlüsse begründen konnte. In den neun Monaten, die sie auf Samoa verbrachte, war sie keinen einzigen Tag mit auch nur einer Familie zusammen. Die Sprache konnte sie nicht. Ihre Informationen über die sexuelle Kultur des Stammes besorgte sie sich von zwei jungen Mädchen. Mead, die an mehreren Projekten gleichzeitig arbeitete, fehlte die Zeit, um Erwachsene zu interviewen.

Nachdem sie das Vertrauen der Mädchen gewonnen hatte, fing sie an zu ermitteln. Sie merkte nicht, dass sie mit ihren äußerst delikaten und intimen Fragen mit sämtlichen Etiketten des Stammes gebrochen hatte. Die Mädchen schienen sich einen Scherz aus all dem zu machen und lieferten Mead genau die Antworten, die sie wollte, die aber keineswegs mit ihren Gepflogenheiten übereinstimmten.

Margaret war überwältigt. Sie war sich sicher, ihre Freundschaft zu den jungen Mädchen hatte es ermöglicht, die Wahrheit über ihr Sexualleben herauszufinden. Die Kinder hingegen lachten insgeheim über den Witz, den sie sich mit der neugierigen Anthropologin erlaubten. Sie ahnten nicht, dass ihre Aussagen die Akademische Welt Nord-Amerikas verändern würde.

Erst als sich Dr. Derek Freeman Jahre später dazu entschloss, Mead's Forschungsarbeiten zu überprüfen und selber nach Samoa zu reisen, flog alles auf. Nichts von all dem, was Margaret aufgeschrieben hatte, stimmte. Im Gegenteil, Samoa's Einwohner haben eine fast übertriebene Sittensträngе und feste ethische Regeln. Freeman fand sogar die beiden Frauen, durch die Mead zu ihren irreführenden Schlussfolgerungen kam. Er erinnerte sie an Mead's Besuch. Sie kicherten verlegen. Sie erinnerten sich, wie sie der Dame solche schrecklichen Lügen erzählt hatten. Sie vermuteten, die Frau würde ihnen keinen Glauben schenken. Jetzt tat es ihnen leid, die Dame irregeführt zu haben, beteuerten sie.

Die Reaktion der Wissenschaftler auf Freeman und andere Mead-Kritiker kann man sich denken. Diffamierungen und Verleumdungen trafen diejenigen, die es wagten, die neue Weltanschauung zu bedrohen. Vielen Anthropologen bleibt jedoch nichts anderes, als einzugestehen, dass die Arbeit von Mead eine arglistige Täuschung war. Unglücklicherweise hat unsere Kultur Mead's Wunschvorstellungen bereits vollends integriert. Der große Schaden, den sie mit ihrer Arbeit angerichtet hat, ist irreversibel. Die Sexuelle-Revolution verkörperte bereits ihre Ideen. Traditionelle Moralvorstellungen werden ins Lächerliche gezogen. Wir haben uns davon befreit und könnten nun unsere Mitmenschen besser lieben. Vielleicht ist es ironisch, aber wir glauben schlampigen Untersuchungen von Mead mehr, als einer etablierten Moral, die Grundlage unserer Zivilisation ist[272]."

„Die Jugendlichen wissen, dass sie angelogen wurden", sagt Leonhard. „Sie kennen nicht den Alltag vor der Sexuellen-Revolution. Wenn es damals jemand wagte, etwas gegen die *Hook-up* Kultur, gegen die Abtreibungen oder gegen die Pornographie zu sagen, wurde er als *inkompetenter Idiot* hingestellt, der den Jugendlichen keinen Spaß gönnt. Erst jetzt realisieren sie, wie sehr diese als abfällig bezeichneten *Moralapostel* Recht hatten. *Wie wir feststellen können, tut es uns nicht gut, wenn wir uns quasi ohne Verstand mit dem Nächstbesten sexuell ausleben.* Vergewaltigungen und Geschlechtskrankheiten nehmen zu. Millionen von kleinen menschlichen Wesen werden zerfetzt, zergliedert, angesaugt und schließlich als Sondermüll verbrannt. Alles im Namen der reproduktiven Freiheit. Ich könnte noch viel mehr aufzählen. Das einzig Trostreiche bleibt: am Ende siegt die Wahrheit.

Eine Mutter oder Krankenschwester kann einer 13-Jährigen heute nicht mehr erzählen, eine Abtreibung sei kein *big deal*.

Ein Junge, der seit seinem zehnten Lebensjahr pornographische Bilder sieht weiß, dass er sich verändert hat. Teenager möchten nicht, dass man sie anlügt und sie letztendlich unfreiwillige Teilnehmer eines missglückten kulturellen Experiments geworden sind.

Allmählich kommen auch die US-Medien dahinter. Sie räumen ein, dass Pornographie Jugendliche vereinnahmt und deshalb oft Mädchen zu sexuellen Handlungen genötigt werden. Zurück bleibt die Unfähigkeit, sich später emotional zu binden. Bizarrerweise werden diese jungen Männer oft unfruchtbar.

Die Anti-Pornographie Vereinigung erfreut sich momentan vieler neuer Mitglieder. Unter ihnen sind Feministen, aber auch Anhänger der Sexuellen-Revolution, welche sich selber die verheerenden Folgen der Pornographie eingestehen. Sie sind entschlossen, den Exzessen der Sexuellen Freiheit entgegenzutreten. Die Frage bleibt, wann wir anfangen werden, das *Ganzkörper Experiment* zu hinterfragen?

Selbst Hannah Rosin Of Slate, eine entschlossene *Hook-up* Befürworterin, räumt in ihrem neulich erschienen Buch: *The end of Men* ein, dass sich viele sexuell erfahrene Universitäts-Studentinnen am Ende eines langen Tages nach einem romantischen *Abendessen-Date* sehnen. Für viele bleibt *Dating* ein Experiment, welches sie noch nie ausprobiert haben, obwohl es vor der Sexuellen-Revolution eine ganz normale Handlung war. Das *Time Magazine* brachte 2014 den Artikel: Die *Hook-up* Kultur verletzt auch

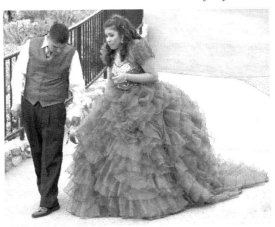

Jungen. Man muss heute nicht mehr erwähnen, wie schmerzlich diese Praktiken für Mädchen sind.

Anhänger der Sexuellen-Revolution bekommen heute nicht genug davon, die sogenannten Konservativen zu beschuldigen, eine *Anti-Sex* Haltung einzunehmen. Wenn man genau hinschaut, kann man zweifelsfrei erkennen, wer die intimste menschliche Erfahrung degradiert und erniedrigt.

Als Professor Chap Clark wissen wollte, was sich hinter der Statistik der sexuell aktiven High School Schüler verbirgt, fand er zu seinem eignen Entsetzen heraus, wie sehr sexuelle Handlungen entmystifiziert worden waren. Kinder sind konditioniert worden, möglichst viele Sexualerfahrungen zu machen. Ein Junge sagte dem Professor: <<Sex ist für uns ein Spielzeug - nicht mehr oder weniger>>.

Trotzdem realisieren immer mehr Menschen, wie sehr die Sexuelle-Revolution nichts als Lügen verkaufte. Der Schauspieler Gavin McInnis merkte bei der Geburt seines Kindes, wie sehr er angelogen wurde über das, was eine Abtreibung ist.

<<Viele haben genug von der versprochenen Utopie der freien Liebe, die uns von hedonistischen Akademikern und drogensüchtigen Hippies vorgegaukelt wurde. Sie ist genauso eine Illusion wie ihre

haschbedingten Halluzinationen. Fragen wir doch die heutige Jugend, ob Pornographie, eine *Hook-up* Kultur oder Abtreibung sie glücklich gemacht haben. Zu lange verwechselte unsere Gesellschaft das reine Vergnügen mit dem wahren Glück. Viele jedoch entdecken die uralten Wahrheiten wieder, die einst von launenhaften Menschen, die ihre eigenen Wünsche rechtfertigen wollten, aufgegeben wurden>>, schreibt der Autor Jonathon van Maren in seinem Blog[273].

Im Juli 2014 sah man in vielen US-Zeitungen Artikel, die eine Art Jagd auf Jungfrauen veranstalteten. So, als ob es sich bei ihnen um eine skurrile neue Spezies handle, die man mit etwas Glück, tief im Urwald des Amazonas finden könnte. Die wenigen Arten, die es davon gibt, haben es auf wundervolle Weise geschafft zu überleben. Konträr zu den Medien, die ihnen aus reiner Profitgier oder auch nur wegen der allgemeinen Belustigung nachstellen.

Wir sollen Jungfrauen durch die Brille von Hollywood sehen. Sie werden uns in Sendungen wie *Very Good Girls* oder in MTV's *Virgin Territory* als Personen vorgestellt, die fast keine menschlichen Charakterzüge aufweisen. Menschen finden sich selbst in sexuellen Handlungen, aber Jungfrauen suchen nicht nach einer sofortigen Befriedigung, sondern widerstehen dem, wonach jeder, der Rang und Namen hat, strebt. Ihre seltsames Gehabe lässt sie bizarr erscheinen.

Der Film *Very Good Girls*, der am 25. Juli 2014 in die US-Kinos gekommen ist, beschreibt zwei junge Damen, die ein Abkommen treffen, ihre Jungfräulichkeit zu verlieren, bevor sie auf die Uni gehen. <<So etwas sei ganz einfach ein Teil des Lebens. Es gehört zum Erwachsenwerden dazu und ist ein ganz normaler Vorgang wie Tod, Freundschaft und Familie>>.

Die Wall Street Journalistin Tanza Rivero lobte den wunderschönen Film, der so realistisch die Zeit von einem Mädchen schildert, das zur Frau wird. Sie selbst und jede Frau würde sich mit den Hauptdarstellern identifizieren können. Naomi Foner, die den Film produzierte und das Drehbuch geschrieben hat, ist überzeugt, dass besonders viele Frauen diesen wirklichkeitsnahen Film anschauen werden. Selten bekäme man so engagierte, ernsthafte und interessierte junge Mädchen auf der Leinwand zu sehen, die sich Gedanken darum machen und Entscheidungen treffen, wie sie eine Frau werden.

Am 16. Juli 2014 begann MTV mit der Serie *Virgin Territory*. 15 junge erwachsene Damen versuchen darin als Jungfrauen zu leben. MTV hatte schon viele ähnliche Sendungen wie: *True Life, 16 and Pregnant, Teen Mom* ausgestrahlt. Der Sender hat eine Partnerschaft mit der *National Campaign to prevent teen and unplanned Pregnancy*.

Es handelt sich um eine Kampagne, die Schwangerschaften, vor allem ungeplante Schwangerschaften, verhindern möchte. Der *Fox News* Journalist Dr. Keith Ablow kritisierte, dass man aus einer Dokumentation aus dem persönlichen Leben Profit schlägt.

Der Übergang von einem Mädchen zur Frau fasziniert die Medien. Sie berichten, wie und wann Amerikas Berühmtheiten ihre Jungfräulichkeit verloren haben. Sie wollen damit verständlich machen, dass auch Schauspieler nur Menschen sind.

Schauspieler, wie Lena Dunham, prahlen mit ihren sexuellen Erfahrungen und geben Ratschläge. Die Jungfräulichkeit zu verlieren sei so einfach, wie zur Wahl gehen. Viele Jungfrauen benutzen ihren Status jedoch auch, um Geschäfte zu machen.

Die 23-jährige Nigerianerin Adokiye bot ihre Jungfräulichkeit einer Radikalen Gruppe an, damit diese 200 entführte Mädchen frei lassen. Auf den Fernsehschirmen von *NBC* sah man Reporter, die fragten, ob man Adokiye kennen würde. Wenn nicht, dann würde man bald von ihr erfahren. Sie sei kein aufgehender Stern, sondern eine Jungfrau. Ihre Geschichte konnte man in vielen andere Zeitungen lesen: wie *Time Magazine, New York Post, New York Daily News, Daily Mail* und *International Business Times*.

So ähnlich verhielt sich die 27-jährige Medizinstudentin Hanna Kern, die als Elisabeth Raine über eine Internetauktion ihre Jungfräulichkeit versteigern wollte. *Huffington Post* schrieb vier Leitartikel über sie. Andere Zeitungen folgten. Die Auktion wurde abgeblasen, als mehr als US$ 800.000 geboten wurden.

Auch andere Storys werden von vielen Zeitungen übernommen. Der kanadischen Teenager Emily Dawson wehrte sich vehement gegenüber dem Abstinenzunterricht in ihrer High-School. Die Zeitungen lobten sie für ihren Mut.

Die Journalistin Jessica Valenti von *The Guardians* schreibt: <<Abstinenz zu verlangen, funktioniert nicht. Man würde damit nur Lügen auftischen. Emily Dawson und ihre Mutter hätten ganz richtig gehandelt den Religionsunterricht, in dem Abstinenz gelehrt wurde, als Menschenrechtsverletzung anzuzeigen. Ob es einem genehm ist oder nicht, Teenager verdienen es, Zugang zu Informationen zu erhalten, die ihnen Gesundheit und Sicherheit verschaffen. Alles andere ist kriminell>>.

Die Reporterin Jenny Kutner von der Zeitschrift *Salon* stimmt dem zu. Ihrer Meinung nach soll man Abstinenz als einen Verstoß gegen die Grundrechte der Menschen ansehen. <<Eigentlich ist alles viel einfacher! Jungfrauen gibt es nicht, es sei denn, man ist super-religiös, und so jemand existiert schon lange nicht mehr. Falls doch noch die religiöse Verpflichtung groß ist, nimmt man die Einhaltung der damit verbundenen Bedingungen ernster. Liegt dagegen das religiöse Engagement auf niedrigem Niveau, kann es zu vermehrten, unbeabsichtigten Handlungen kommen, die ein riskantes sexuelles Verhalten heraufbeschwören. Ein Abstinenzprogramm, gelehrt aus moralischen Gründen, schadet den Leuten, die nicht dieses Glaubensbild teilen>>.

Die Medien machten sich über den *Fox News* Journalisten Steven Crowder lustig, der es als erstrebenswert empfand, bis zur Hochzeitsnacht *zu warten*. Derartige Aussagen von Stars werden oft ignoriert.

<<Man meint fast, Sex ist allgegenwärtig. Sex verkauft sich exzellent auf Titelblättern, im Fernsehen, im Kino und im Internet. So ist es ziemlich ungewöhnlich, wenn sich plötzlich jemand dagegen ausspricht>>, erläuterte der *CBS* Moderatorin Megan Alexander. <<Ich habe mich entschlossen, meine Meinung in dieser Sache kund

zu tun. Ich fühle mich wie viele in den 20iger und 30iger Jahren. Zu groß sind die Belastungen und der Druck, den wir verspüren. Uns wird permanent eingeredet, es wäre normal, sexuell aktiv zu sein. Ich will die Jugendlichen über die andern Möglichkeiten aufklären. Wenn ich diesen Weg gehe, dann wäre das vielleicht auch etwas für sie?>>

Gerade hat Megan den Leitartikel *Marriage Still Matters* im *Whoa Women Magazine* geschrieben. <<An Hollywood dürfen wir uns nicht ausrichten>>, erläuterte sie. Obwohl sie selber darunter leidet, wie sehr Hollywood die *freie Liebe* proträtiert. <<Leute sollten so oft wie möglich sexuell aktiv sein. Dies sei ein so normaler Vorgang wie das Zähneputzen. Mein Wunsch an die nächste Generation ist: dreist, aber auch stolz zu sein, über das was wir sind und was wir bieten können[274]>>."

15.3 Stopp dem Krebs

„Leider ist die ganze Propaganda für freie Liebe nicht so harmlos, wie es den Anschein hat", erwähnt Emily. "Es gibt ein steigendes Risiko an Krebs zu erkranken, wenn man zu früh sexuell aktiv wird oder Kontrazeptiva einnimmt.

Vom 20. bis 22. Juli 2014 fand *die Stopp Gebärmutter-, Brust- und Prostata- Krebs-Konferenz* in West Afrika, Windhoek, Namibia, statt. Die steigende Krebsrate an Brust- und Geschlechtsorganen wird zu einem ernstzunehmend Problem. Als Auslöser werden die langeanhaltenden Einnahmen von Verhütungsmitteln angesehen. Dr. Thandeka Mazibuko, ein süd-afrikanischer Krebsarzt, berichtete den Teilnehmern der Konferenz über seine Erfahrung mit jungen 18-jährigen Frauen, die bereits an Gebärmutterhalskrebs erkrankt sind. <<Das bedeutet, Sex ist ein wichtiger Faktor im Leben dieser Frauen. Es bedeutet auch, dass die Erkrankten schon in einem frühen Alter damit anfingen. Wir behandeln mit einer sieben-wöchigen Strahlentherapie. Danach können die Frauen rein physiologisch keinen Geschlechtsverkehr mehr haben. Einige besitzen zwar noch eine Gebärmutter, sie bleiben jedoch unfruchtbar>>, erläutert Mazibuko. Ziel der Konferenz war es, bis

2030 den Krebs durch Vorsorge ausgerottet zu haben. Wie das geschehen soll, weiß keiner so recht[275]."

„Es gibt eine Studie, die am 21. Juli 2014 in der Fachzeitung *Linacre Quaterly* erschienen ist", sagt Leonhard. Eine Zeitung, die seit 1934 existiert und sich mit bioethischen Fragen in der Medizin auseinandersetzt.

Die Autoren sprechen in dem Artikel von einer Brustkrebs Epidemie. Sie führen zehn Fakten auf, die einen Zusammenhang zwischen Burstkrebs und Verhütungsmitteln erläutern. Es existieren Tonnen von Studien, die zeigen, dass Frauen, die orale Kontrazeptiva benutzen, sich einem hohen Risiko aussetzten, an Brustkrebs zu erkranken. In den USA erkrankt jede achte Frau an Brustkrebs. Der Koautor der Studie, Dr. Kubat verdeutlichte:

<<Diese Daten werden einfach ignoriert. Man muss nicht lange suchen, um den Zusammenhang zwischen chemischen Verhütungsmitteln, einer Abtreibung und Brustkrebs zu sehen. Oft will man nicht wahrhaben, dass alle Verhütungsmittel auf die eine oder andere Weise Wirkmechanismen besitzen, die eine Frühabtreibung hervorrufen. Seit über 40 Jahren verzeichnen wir einen plötzlichen Anstieg an Brustkrebserkrankungen. Das ist kein Zufall. Das bedeutet, dieser Krebs könnte verhindert werden>>.

Dr. Kubat versteht nicht, wieso viele seiner Kollegen diese Tatsachen nicht sehen wollen und auf keinen Fall die *Heilige Kuh der Verhütungsmittel* opfern wollen. Seiner Meinung nach zahlen den Preis die Frauen, die Verhütungsmittel einnehmen. <<Das sei ein wirklicher Krieg, den man gegen Frauen führt>>, schlussfolgert der Arzt und Katholische Priester[276]."

„Ich habe von einer Familien Planungs Konferenz in Kampala, Afrika gelesen", antwortet Emily. "Ugandas Gesundheitsminister nutzte sie, um Jugendliche über Verhütungsmittel aufzuklären. Über Nebenwirkungen, wie Brustkrebs, eventuell eintretenden Unfruchtbarkeit oder das Risiko an HIV/AIDS zu erkranken, wurde nichts gesagt. Die internationale *Planned Parenthood* Organisation verteilt an sehr junge Afrikanerinnen implantierbare Verhütungsmittel. Ungeachtet der Nebenwirkungen, die auf der alleinigen Wirkung von Progesteron beruhen und der Warnungen der Herstellungsfirma Pfizer, sie nicht anzuwenden, wenn man später noch Kinder bekommen möchte. Einige US-Anwälte möchten nun erreichen, dass die Gelder für derartig schädliche Verhütungsmittel gestoppt werden. Unter anderem warf man den Befürwortern von Kontrazeptiva vor, Risiken zu vertuschen.[277].

Allzu unbekannt ist es nicht, Pharmakonzerne anzuklagen. Bayer wurde von den USA wegen Verhütungsmitteln verklagt. Der Konzern brachte unter anderem das *unsichere* Verhütungsmittel Mirena, eine Hormonspirale, auf den Markt. Eine Frau aus Pennsylvania erlitt Komplikationen und musste die Spirale operativ entfernen lassen.

Die Anti-Baby-Pillen der dritten und vierten Generation werden mit immer mehr Misstrauen behandelt. Eine Frau in Frankreich erlitt einen Schlaganfall und ist schwerbehindert, nachdem sie die Bayer Pille *Meliane* schluckte. 2,5 Millionen Frauen nehmen allein in Frankreich Anti-Baby-Pillen[278].

16. HABEN KONTRAZEPTIVA DIE WELT VERÄNDERT

Paul Ehrlich meinte, man müsse die *Populations-Bombe* durch Geburtenkontrolle regulieren. Deshalb solle man dem Trink-Wasser Verhütungsmittel zusetzen. Bevölkerungskontrolleure träumten davon, einen Impfstoff zu entwickeln, der Frauen für Jahre oder für immer sterilisiert.

In den frühen 1990iger Jahren fanden Forscher heraus, dass das menschliche Schwangerschafts-Hormon, chorionic gonadotropine (beta-HCG), mit dem Tetanusimpfstoff vermischt, genau dieser Impfstoff sein könnte. Man könne das Immunsystem austricksen, wenn man es mit einen Impfstoff beta-HCG attackiert. Ohne das Hormon kann sich ein Baby nicht im Mutterleib entwickeln.

Aber wie sollte man afrikanische Frauen dazu bekommen, sich gegen ihre Fruchtbarkeit impfen zu lassen? Sie sehen ihre Fertilität als ein Geschenk an. Sie sind stolz auf ihre vielen Kinder.

Einige dieser Impfstoffe kamen 1993 in Mexiko und 1994 in den Philippinen und Nicaragua zum Einsatz. Lokale Ärzte wunderten sich, dass anstatt der üblichen zwei Impfstoffe, jetzt fünf mal hintereinander gespritzt werden musste. Auch beobachteten sie, dass ihre Patientinnen nach der Impfung Fehlgeburten hatten und keine Kinder mehr bekamen. Ärzte aus Peru ließen den Impfstoff der WHO untersuchen. Dort fand man, dass der Tetanusimpfstoff mit beta-HCG vermischt war. <<Es handle sich um ein Versehen>>, wehrte sich die Weltgesundheitsorganisation.

Die gleichen UN-Organisationen benutzen ihre Impfstoffe in Kenia. Die Kenianische Katholische Medizinische Gesellschaft und die Kenianische Bischofskonferenz verurteilen den Impfstoff. Die Bischöfe waren nicht generell gegen Impfungen. Sie ließen diese Impfstoffe der WHO/UNIEF untersuchen und stellten fest, dass sie mit beta-HCG vermischt waren. Das Parlament stritt dies ab und verunglimpfte stattdessen die Ärzte, die den Mut hatten, das aufzudecken. Schon öfters brachte man Frauen in Kenia nicht den nötigen Respekt entgegen. Ihre Rechte wurden von US-AID erst neulich beschnitten, als man über die Nebenwirkungen der ausgegebenen Verhütungsmethoden, wie die Pille oder auch die Depo-Provera Injektionen schwieg. Acht Prozent der Frauen, die man sterilisierte, wurden nicht informiert, dass die Eileiterdurchtrennung für immer unfruchtbar macht.

Um Licht in das Dunkel zu bringen, nehmen Ärzte Urinproben von Frauen, die kürzlich geimpft wurden. Man fand Anti-Körper gegen das Schwangerschafts-Hormon beta-HCG.

Seit einem halben Jahrhundert will man die Bevölkerung durch Programme der *Familienplanung oder der Reproduktiven Gesundheit* kontrollieren. Die arme Bevölkerung Afrikas hat das Gefühl zu Versuchstieren geworden zu sein[279].

16.1 Auswirkung synthetischer Steroide

Viele Wissenschaftler vermuten, dass Kontrazeptiva die Gesellschaft verändern. Für viele sind sie nicht mehr aus dem täglichen Leben wegzudenken. Das *Journal of Medicine* berichtete im März 2015 über den Effekt, den hormonale Verhütungsmittel auf unser Gehirn haben. Es sei viel gravierender, als man vermutete. Es wird mehr Forschung auf diesem Gebiet gefordert.

<<Hormonale Verhütungsmittel sind seit mehr als 50 Jahre auf dem Markt. Weltweit werden sie von mehr als 100 Millionen Frauen benutzt>>, schreiben Belinda A. Pletzer und Hubert H. Kerschbaum, zwei Neuropsychologen aus Österreich, die mit den Universitäten in Paris, London und Salzburg kooperieren.

<<Obwohl sehr überzeugende Studien vorliegen, wonach endogene Steroide mit Veränderungen der Gehirnstruktur und der Funktion und kognitiven Leistungsfähigkeit im Zusammenhang stehen, hat man die Auswirkungen von synthetischen Steroiden, wie die der hormonellen Verhütungsmittel, auf unsere Kognitionen und das Gehirn kaum untersucht. Basierend auf den wenigen wissenschaftlichen Daten, die wir bisher haben, zeigt sich, dass es neurologische Beeinflussungen und Verhaltensänderungen bei den Leuten gibt, die hormonale Kontrazeptiva einnehmen. Synthetische Steroide sind im Gehirn für maskuline, wie auch feminine Effekte zuständig>>. Die Forscher fordern mehr Studien, besonders, was die Gehirnveränderungen und kognitiven Fähigkeiten betrifft. <<Solche Änderungen der Struktur und Chemie prägen unsere Emotion und Persönlichkeit. Wenn die Mehrheit der Frauen hormonelle Kontrazeptiva einnimmt, kann diese Verhaltensänderung zu einer Verschiebung in der Dynamik der Gesellschaft führen. Da die Pille das wichtigste Instrument für die Bevölkerungskontrolle ist, ist es an der Zeit herauszufinden, wie das Gehirn umfunktioniert wird>>.

Pletzer und Kerschbaum bezeichnen die hormonale Kontrazeption als *ein globales Experiment*. Wenn Athleten Hormone und Steroide einnehmen, nennen wir das *Doping*. Das eigentlich gleiche Verhalten bei

Mädchen und Frauen, die eine Schwangerschaft verhindern wollen, wird von uns nicht nur toleriert, sondern ermutigt.

<<Heranwachsende Mädchen beginnen mit der Einnahme von hormonellen Verhütungsmitteln immer früher, oft kurz nach dem Beginn der Pubertät. Die meisten Studien, die wir haben, wurden jedoch für die postmenopausale Hormonersatztherapie erstellt. Traditionell werden für die medizinische und auch psychologische Forschung männliche Teilnehmer herangezogen, weil man annimmt, dass Hormonschwankungen bei der Frau die Ergebnisse beeinflussen>>. Die wenigen Daten zeigen, dass diese Medikamente grundlegend die Art und Weise verändern, wie Frauen auf Informationen reagieren. Frauen, die Verhütungsmittel nehmen, ändern ihre verbale Kommunikation, ihre Erinnerungen, ihre Emotionen, ja selbst die Wahl ihres Partners steht unter dem Einfluss der Pille.

Einige Forscher kamen zu dem Schluss, dass durch die Pille eine strukturelle Reorganisation des Gehirns vorgenommen wird. Ferner kommt es durch hormonale Kontrazeption zu Launen, die auf einer chemischen Basis beruhen. Störungen wie Depression, Angst, Erschöpfung, neurotische Symptome, Zwang und Wut wurden beobachtet. Die Anzahl der Frauen, die orale Kontrazeptiva benutzen steigt, während das Alter der Ersteinnahme fällt. Die damit verbundenen Veränderungen im Sozialverhalten implizieren erhebliche Folgen für die Gesellschaft[280].

Die Pille beeinflusst unseren Schlaf und erhöht die Stress-Hormone. Rachel G. Albuquerque vom Psychobiologischen Institut der Universität von Sao Paulo, Brasilien, berichtete auf der Sleep Konferenz im Juni 2015 über ihre Akne Studien. In den letzten Jahren tritt diese Hautkrankheit vermehrt auf. Kontrazeptiva werden meist eingesetzt, um Abhilfe zu schaffen. Dr. Albuquerque und ihr Team fanden heraus, dass orale Verhütungsmittel einen Anstieg der Stress-Hormone und Schlafstörungen bewirken. <<Auch wenn Ethinylestradiol ein sehr wirksames Mittel ist, um Akne bei Frauen zu behandeln, führt das Medikament dazu, die Cortisol Konzentrationen im Körper zu erhöhen

und den Schlaf zu beeinträchtigen. Dem Wohlbefinden und der Lebensqualität wird dadurch sehr geschadet>>, sagt die Expertin[281].

In der *New York Times* wurde am ersten März-Wochenende 2015 ein viel beachteter Artikel veröffentlicht, der sich mit Frauen beschäftigt, die zunehmend Psychopharmaka einnehmen. Die Psychiaterin Julie Holland war erschrocken über sehr viele Amerikaner, die immer häufiger zu Antidepressiva greifen. <<Es ist verrückt zu beobachten, dass eine von vier Frauen, aber nur einer von sieben Männern diese Arzneien verlangen.

Frauen verhalten sich oft launisch, was sie der Evolution zu verdanken haben. Sie reagieren empfindlich auf ihre Umgebung, zeigen aber ein sehr großes Einfühlungsvermögen gegenüber den Bedürfnissen ihrer Kinder. Sie reagieren intuitiv gegenüber den Absichten ihrer Männer. Das bildet die Grundlage, damit eine Familie und ihre Nachkommen überleben können. Eine Frau wird eher von ihren Gefühlen als von ihrem Verstand geleitet. So gesehen kann sie eine Feder aus dem Gleichgewicht bringen. Sind Frauen wirklich *hart im Nehmen?*

In der modernen Gesellschaft heißt es, unser Verhalten sei sozial geprägt. Die physiologische Komponente unseres

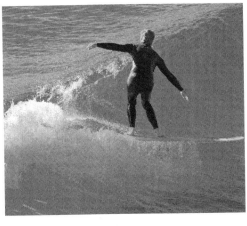

Körpers hat wenig damit zu tun. Es ist eher an der Zeit, Frauen zuzugestehen, ihren Kopf zu gebrauchen und Männern ihr Herz>>.

Julie Holland bezieht sich auf die unterschiedliche Biologie der Geschlechter. Sie hat jeden Tag gestresste Frauen in ihrer Praxis, denen sie helfen möchte.

Ihre Ansichten brüskieren die moderne Gender-Theorie, die der Meinung ist, es bestünden keine Unterschiede zwischen Männern und Frauen.

Der Artikel von Holland verscherzt es sich mit der pro-, aber auch mit der anti-feministischen Ideologie.

Es gibt Wissenschaftler, die überzeugt sind, Frauen könnten ihre Gefühle besser ausdrücken als Männer, weil das weibliche Gehirn fähiger ist, Sprachen zu erlernen, ihr Gedächtnis besser ist und sie sensitiver gegenüber den Gefühlen anderer sind. Sind es nicht auch Frauen, die cleverer sind Aktien zu jonglieren?

Worauf Holland eigentlich aufmerksam machen will: dass Arzneimittelunternehmen Frauen einreden, ihre natürlichen Gefühle, ihre Stimmungsschwankungen seien pathologisch, die man nur mit Antidepressiva und Neuroleptika behandeln könne. Jede x-beliebige Werbung, Talkshows und Zeitungen vermitteln den Eindruck, es würde zur neuen Normalität der Frau gehören, Psychopharmaka einzunehmen.

Die Psychiaterin Holland ist darüber fast ärgerlich. Sie bemerkt: <<Diese Medikamention, die wir fast als absolut notwendig für moderne Frauen erachten, steht im krassen Widerspruch zur Physiologie des weiblichen Körpers. Wir missachten ihr Gehirn, die natürlichen biochemischen Abläufe, die einen funktionierenden Organismus am Leben erhalten.

Ihr Menstruationszyklus, der durch den Hormonhaushalt geregelt wird, bewirkt doch gerade diese Stimmungsschwankungen. Nur deswegen sind sie gereizt, unzufrieden. Manchmal reagieren sie mit Tränen auf die Erwartungen, die man an sie als Mutter und Berufstätige hat.

Es sind die Anforderungen zu Hause, in der Familie oder die Gemeinheiten ihres Vorgesetzten bei der Arbeit, mit denen sie fertig werden muss. Ist es in so einer Situation verboten, sensibel zu sein? Oft lässt sich die Lage mit mehr Schlaf bzw. Sport verbessern. Wenn man so eine Situation durch Antidepressiva beheben will, hilft man den Frauen nicht.

Meist sind es Stimmungsaufheller, die Serotonin enthalten, die man den vermeintlichen Patienten verabreicht, damit sie nicht ihr inneres Gleichgewicht verlieren. Es ist fast so, als ob wir mit Kanonen auf Spatzen schießen würden. Am Ende erreichen wir das Gegenteil.

Frauen können ihre Gefühle überhaupt nicht mehr zeigen. Sie erstarren emotional. Sie sind nicht mehr interessiert an den normalen Tagesabläufen, zeigen weder Wut noch Trauer; haben weniger Empathie und verlieren ihre Kreativität.

Ein künstlich erzeugter, hoher Serotonin-Spiegel im weiblichen Körper bewirkt den Verlust der emotionalen Sensibilität mitsamt seinen natürlichen Schwankungen. Im Endeffekt beobachten Fachleute eine zunehmende Vermännlichung der Frau, die nicht zuletzt das hormonelle Gleichgewicht ausschaltet.

Emotionen und Verhaltensweisen, die wir dem männlichen Organismus zuschreiben, finden wir nun auch bei Frauen. Frauen betrachten sich beispielsweise als unverwundbar. Eine Haltung, die Frauen helfen könnte, in männlich dominierten Unternehmen die Karriere-Leiter nach oben zu klettern>>, erläutert Holland.

Das Interessante an ihrer Studie ist die Feststellung, dass hinter der menschlichen Biologie eine ethische Bedeutung steckt.

<<Wenn man sich schlecht fühlt, physisch oder geistig, will uns unser Körper damit etwas sagen. Wir sollten besser auf ihn hören und versuchen, die Dinge zu verändern. Das ist besser, als sich ein Rezept für Prozac® zu holen und so weiterzumachen wie bisher.

Durch Psychopharmaka vergewaltigen wir eigentlich unseren Körper. Wir ordnen ihm unseren Willen unter. Wir basteln so lange an ihm herum, bis er das tut, was unseren Wünschen entspricht und wir ihn mit den Anforderungen, welche die moderne Welt an ihn stellt, in Einklang bringen>>.

Frauen bekommen heute doppelt so oft Antidepressiva und Medikamente gegen Angstzustände verschrieben als Männer. Man fragt sich warum. Seit mehr als 50 Jahren haben wir die Einstellung, unseren Körper manipulieren zu müssen.

Bevor wir damit anfingen, die Gefühle der Frau zu behandeln, unterdrückten wir die Chemie, welche die Fortpflanzung beeinflusst. Der Grund war der gleiche. Frauen sollten Männern nicht in sozialen oder wirtschaftlichen Bereichen in die Quere kommen. Man brauchte ihre Arbeitskraft und wollte einer Überbevölkerung vorbeugen.

Im Interesse unseres Planeten wollte man weniger Menschen, die eine größere Konsumauswahl zur Verfügung haben. Kontrazeptiva dienten genau diesem Zweck, und Frauen nahmen sie pflichtbewusst ein. Heute schlucken sie Medikamente, die ihnen den Platz zuweisen, den sie in einer leistungsorientierten Welt haben. Eine Welt, die durch die Pille verändert wurde. Wo nur noch der einen Wert hat, der den Anforderungen der Gesellschaft entspricht.

Hat die moderne Geschäftswelt deshalb Psychopharmaka auf den Markt gebracht? Feministinnen und Psychiater haben dieses Thema bisher nicht adressiert.

Holland erläutert: <<Die Gemütsbewegungen einer Frau sind eine ganz normale Reaktion einer gesunden Frau. Es sind keine Symptome einer Krankheit. Emotionen können der Frau sehr viel Macht im guten Sinne verleihen. Heute muss eine Frau ihre Affekte unterdrücken. Ihr wurde beigebracht, sich für ihre Tränen zu entschuldigen und ihren Ärger zu unterdrücken. Ansonsten gilt sie als hysterisch. Die gleichen Vorurteile äußern wir einer Frau gegenüber, die beabsichtigt, Kinder haben zu wollen.

Fruchtbarkeit ist ein Zeichen von Gesundheit und beschreibt nicht eine Krankheit. Es ist eine große Bereicherung für die Frau, ein Kind zu erwarten. Wir erwarten jedoch von ihr, dass sie sich dafür entschuldigt, schwanger geworden zu sein.

Sie muss ihre Angst und Wut darüber unterdrücken, dass wir erwarten, ihrer Fruchtbarkeit nicht gerecht zu werden>>. Holland bezeichnet diese Erwartungshaltung der Gesellschaft schlichtweg als verrückt. <<Wenn Psychiater zumindest die Einsicht hätten, sich diese Vorgänge zuzugestehen, wären wir auf dem richtigen Weg, die Epidemie von psychisch leidenden Frauen einzudämmen[282]>>.

Haben Kontrazeptiva die Welt verändert? Sie sind der Ursprung für alle darauf folgenden reproduktionsmedizinischen Technologien, wie IVF (künstliche Befruchtung), Egg-Cell-Freezing (Einfrieren von unbefruchteten Eizellen), Pränatale Diagnose (vorgeburtliche Untersuchung genetischer Defekte), Abtreibung, Stammzellforschung, Fötozid (Absichtliches Töten eines Föten).

Kontrazeptiva trennten Sex von der Reproduktion. Haben sie letztendlich der Frau mehr Freiheiten gegeben, oder sie eher versklavt[283]?

16.2 Reproduktion, nein danke

Im April 2015 hatte ein Artikel in der New York Times den Titel *No Kids for Me, Thanks*. Kinderlosigkeit ist ein zunehmender Trend. Soziologen führen dies auf die Ichbezogenheit zurück. <<Das *Ich-Ich-Ich*, rund um die Uhr, wird uns schon *in die Wiege* gelegt. Eigentlich sollten wir diese Einstellung, spätestens nach dem Kleinkindalter, verlieren>>, bemerkt Patti Maguire in ihrem Blog[284].

Die heutige Generation geht zu sehr in den weltlichen Anforderungen auf. Kaum einer hat mehr Interesse daran, Kinder zu bekommen. <<Ich werde niemals eine gute Mutter sein>> behauptet eine Frau. Ein anderer erklärt: <<Meine Gene möchte ich keinem anderen wünschen>>."

„Das ist es doch", sagt Leonhard. „Das trifft genau den Titel meines Buches. Sich selber als mangelhaft, ja fast unwürdig zu beschreiben, um Kinder zu bekommen, hat nichts mit einer demütigen Einstellung zu tun. Es zeigt eher, dass wir uns mit unserer von Gott gegebenen Rolle: *Seid fruchtbar und mehret Euch*, nicht mehr identifizieren."

Mathilde unterbricht Leonhards Eifer. „Die *New York Times* bezieht sich auf das Buch: *Selfish, Shallow and Self-Absorbed: Sixteen Writers on the Decision Not to Have Kids*. Einer der Autoren des Buches erinnert sich an Kinder, die sein Tennisspiel störten, währenddessen die Mutter dies einfach tolerierte. Diese Episode dient als Beweis dafür, dass <<Kinder und Eltern die Priorität haben, das zu tun, was immer sie wollen. Ob andere dabei belästigt werden, spielt keine Rolle>>.

Vielleicht handelten die Eltern zu nachsichtig und eventuell hatten sich die Kinder schlecht benommen, nur deswegen kann man doch nicht alle Kinder *über einen Kamm* scheren und behaupten, sie zu verabscheuen. Soll es nur noch Erwachsene auf dieser Welt geben, um dem egozentrischen Verhalten einiger Leute Genüge zu tun?

Eine von fünf Frauen der USA bekommt nie in ihrem Leben Kinder, berichten Wissenschaftler in einer Studie des *Pew Research Centers.* 1970 war es eine von zehn Frauen, die ohne Nachwuchs blieb. Das alles ereignet sich in einer Zeit, in der die moderne Biomedizin in der Lage ist, unfruchtbaren und alten Frauen dazu zu verhelfen, biotechnologisch *designte* Kinder zu bekommen.

Für einige Menschen, die sich eigentlich noch reproduzieren können, zählen Kinder dennoch zu den unbequemen Dingen im Leben. Die Vereinigung *Ausstieg aus der Zeugung* hat mittlerweile viele Anhänger. Es handle sich dabei einfach nur um die andere große Wahl, die Frauen in ihrem Leben treffen können. Eine Tagung, wie Frauen, die ihr Erbe neu definieren (Redefining Feminine Legacy) und kinderfrei glücklich werden können, findet im Oktober 2015 in Cleveland statt.

Auf der Agenda des ersten *Not-Mom-Gipfels* stehen Themen wie Empfängnisverhütung, Probleme am Arbeitsplatz, Haustiere, Reisen, Gesundheit und die lästigen Beziehungen mit verschiedenen Mitmenschen. Auf der *Redefining Feminine Legacy* Webseite kann man weiterhin lesen, wie Frauen ihr Erbe weitergeben können, damit es lange anhält[285].

Aber haben unsere weltlichen Errungenschaften einen langanhaltenden Wert? Vergeht unser Ruhm nicht oft, sobald wir gestorben sind? Eventuell werden unsere Taten noch in Geschichtsbüchern festgehalten. So gesehen können wir nur unsere Kinder in den Himmel mitnehmen.

Vielleicht ist die Gesellschaft an dieser Einstellung nicht ganz unschuldig. Sexualkundelehrer realisieren zunehmend, dass sie jungen

Menschen zu viel Angst vor einer ungewollten Schwangerschaft gemacht haben. Grundschüler wissen, wie man Sex ohne Nachwuchs haben kann. Es wird hingegen fast immer schwieriger für junge Paare, ein Baby zu bekommen.

Neben Umweltfaktoren, die nicht ganz unschuldig an einer zunehmenden Unfruchtbarkeit sind, muss das junge Paar erst einmal umdenken lernen. Es wird immer wieder betont, unter allen Umständen ein Kind zu vermeiden. Der Lehrplan für Dänemarks Sex-Aufklärung wurde bereits umgestellt. Nun erklärt man den Teenagern, wie man schwanger wird.

<<Für viele Jahre haben wir nur über geschützten Sex gesprochen. Wir wollten verhindern, dass Teenager schwanger werden. Nun sehen wir, dass Frauen keine Kinder mehr haben wollen. So müssen wir umdenken, um die Geburtenrate wieder anzuheben. Wir sind nicht das einzige Land das über den demographischen Wandel klagt>>, erläutert Marianne Lomholt, Direktorin des Sexualaufklärungs-Programmes[286].

Lord Winston Hammersmith, einer der renommiertesten In-Vitro-Fertilisations Pioniere, reiste im März 2013 durch Neu Seeland, um Teenager in den Schulen über die Gefahren der Unfruchtbarkeit aufzuklären. Sein Rat war, sie sollen nicht so lange damit warten, Kinder zu bekommen.

<<Ich möchte Leute darauf aufmerksam machen, dass die Fruchtbarkeit sehr schnell bei Frauen abnimmt, je älter sie werden. Das liegt einfach an der Biologie der Frau. Die Gesellschaft muss kinderreiche Familien unterstützen. Es handle sich hierbei um einen ganzheitlichen Ansatz, der uns viel besser dient, als Eizellen einzufrieren oder aufwändige In-Vitro-Fertilisationen>>.

Die Welt fühlt sich sehr schnell zu irgendwelchen Neuheiten, die eine Scheinlösung versprechen, hingezogen. Vielleicht ist uns besser gedient, wenn wir zurück zu den Wurzeln gehen. So wird in stabilen Familienverhältnissen ein effizienter Weg gesehen, Kinder erfolgreich zu erziehen.

<<Die In-Vitro-Fertilisation hat eigentlich nur falsche Hoffnungen geweckt. Ihre Erfolgsrate ist extrem niedrig>>. Als man Lord Winston

darüber fragte, was er davon hält, dass Wissenschaftler GOTT spielen und Embryonen genetisch modifizieren, warnt er vor dieser sehr gefährlichen Technik: <<Um Krankheiten zu vermeiden, sollte man lieber darauf achten, was die Mutter während einer Schwangerschaft konsumiert. Wir müssen die Umwelt in der Gebärmutter ändern. Eine gute Gesundheitsversorgung der Mutter spielt da eine sehr wichtige Rolle[287]>>.

Sind Frauen ohne Kinder wirklich glücklich? Aber warum nehmen kinderlose Paare oft Hunde als eine Art Kinderersatz an? Eine Studie des *Science Magazine* definierte die Interaktion einer Mutter mit ihrem Baby durch Hormone. Wie Wissenschaftler herausfanden, beruht die emotionale Bindung zwischen Mutter und Kind auf dem Hormon Oxytocin. Takefumi Kikusui, ein Tierverhaltensforscher von der Universität von Azabu in Sagamihara, Japan, ist daran interessiert, warum Oxytocin Vertrauen, Muttergefühle und Nächstenliebe hervorbringt. Wenn eine Mutter ihrem Kind in die Augen schaut, steigt sowohl ihr als auch der Oxytocin-Gehalt des Kindes an. Dieser Mechanismus bewirkt, dass das Kind die Blicke der Mutter erwidert, was die Hormonwerte weiterhin erhöht. Das Feedback ist gedacht, um die emotionalen Bindung zwischen Mutter und Kind zu verfestigen, in einer Zeit, wo sich das Kind nicht anders ausdrücken kann.

Kikusui, der seit 15 Jahren Hundebesitzer ist, fragte sich nun, ob derselbe Mechanismus auch auf Hunde zutrifft.

Eine Studie, an der 30 Hunde und ihre Besitzer teilnahmen, bestätigte diese Theorie. Wenn sich Hunde und ihre Besitzer in die Augen schauten, verzeichneten die Hunde einen Anstieg von 130% des Hormons, während bei ihren Besitzern 300% mehr Oxytocin gemessen wurde. Die Studie lässt vermuten, dass eine Beziehung zwischen einem Menschen und seinem Hund die gleiche Oxytocin Kaskade in Gang setzt, die normalerweise zwischen einer Mutter und ihrem Baby stattfindet. Dieser Vorgang mag eine Rolle gespielt haben, um Hunde zu domestizieren.

<<Auch wenn wir Hunde oft als unsere Babies ansehen, heißt das noch lange nicht, dass sie uns umgekehrt als ihre Mütter betrachten>>, erläuterte Jessica Oliva, eine Doktorandin der Monash Universität aus Melbourne in Australien[288].

Die Studie erklärt zumindest, wieso es dem Hund gelungen ist, unser engster Begleiter zu werden. Muttergefühle sind demnach in jeder Frau vorhanden, nur manchmal setzen wir sie anders ein, als von der Natur her vorgesehen[289]."

„Nun Leonhard, wollen sie wirklich darüber ihr Buch schreiben?", fragt Emily. "Sind denn die Information nicht zu erdrückend?" Leonhard schweigt. Er blickt dankbar auf Emily und Mathilde. Ohne sie wäre er sicher noch nicht so weit, sich an sein Werk zu wagen.

ÜBER DIE AUTORIN

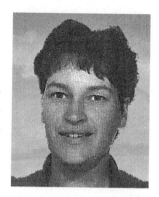

Dr. med. vet. Edith Elisabeth Maria Breburda ist eine national und international anerkannte biomedizinische Expertin. Sie hat zahlreiche Bücher und Artikel in englischer und deutscher Sprache zu brisanten biomedizinischen und bioethischen Themen veröffentlicht. Das Anliegen aller ihrer Bücher und Publikationen ist es, Orientierungshilfen zu geben und Fachwissen in einen leicht verständlichen Text zu verwandeln. So entführt sie auch im vorliegenden investigativen Bericht ihre Leser in eine Welt, die sie selber erleben könnten. Sie verarbeitet biomedizinische Forschung zu einem Roman.

Dr. Breburda, geboren in München, studierte Medizin, Tiermedizin und einige Semester Agrarwissenschaften sowie Psychologie an der Ludwig-Maximilians Universität München, der Freien Universität Berlin und der Justus Liebig Universität Gießen. Sie promovierte 1996 mit "sehr gut" zum Dr. med. vet. mit einer Arbeit über die Regenerierung von kindlichen Frakturen, die sie am Zentrum für Experimentelle Orthopädie der Philipps-Universität Marburg anfertigte. Danach folgten wissenschaftliche Tätigkeiten über Knochenersatzmaterialien an der Klinik für Experimentelle Unfallchirurgie der Universität Gießen. Nach einem kurzen Lehraufenthalt am Institut für Veterinär-Anatomie, -Histologie und -Embryologie der Universität Leipzig ging sie 2001 für weitere Forschungsarbeiten an die University of Wisconsin-Madison/USA, der Metropole der US-Stammzellforschung.

LITERATUR

[1] Sandin S. et al.: Autism and Mental Retardation Among Offspring Born After In Vitro Fertilization. JAMA The Journal of the American Medical Association, Vol. 310, No. 13. Julie 2013

[2] White H.: Incest is 'no longer taboo' thanks to contraception/homosexuality, says Australian judge. LifeSiteNews.com, 11. Juli 2014

[3] Breburda E.: Australien/USA: Kontroversen um Inzest, Missbrauch, Beichtgeheimnis und Abtreibung. Christliches Forum, 14. Juni 2014

[4] Breburda E.: Biotechnology and God's creation. Bioethics. FIAMC, Rom, Mai, 2014

[5] Hucho F. et al.: Gentechnologiebericht, Analyse einer Hochtechnologie in Deutschland, Berlin-Brandenburgische Akademie der Wissenschaften. Elsevier, Band 14, 1. Auflage 2005

[6] Breburda E.: Biotechnologie contra Gottes Schöpfung. Christliches Forum, 17. April 2014

[7] Underwood E.: Stem Cell Study Scrambles Egg Debate, Again, SCIENCENOW, July 10, 2012

[8] Ben-Nun I.F.et al.: Generation of induced pluripotent stem cells from highly endangered species. Nature Methods, 2011

[9] Breburda E.: Verheißungen der neuesten Biotechnologien. Christiana Verlag, 2010

[10] Strachey J.: The Complete Psychological Works of Sigmund Freud, Vol. 16

[11] Tendulkar D.G.: Wisdom for all Times. India, 1978

[12] Breburda E.: Genmanipulierte Kinder - haben wir noch nichts gelernt? Kathnet, 17. Juli 2012

[13] Demeestere I. et al.: Live birth after autograft of ovarian tissue cryopreserved during childhood. Human Reproduction, 14. Mai 2015

[14] Bentley A.: When you can't conceive. 1 in 8 couples in the U.S. struggles to get and stay pregnant. Orange County Register, 17. Jan. 2015

[15] Hilgers T.: Building a Culture of Life in Women's Health Care. http://www.popepaulvi.com/about.php, 2015

[16] Hug A.: Menschen, Der Herr ist groß und unergründlich sind seine Wege. 1. Dezember 2011

[17] Turner R. und Butler K.: This mum has helped couples give birth to 300 miracle babies at her 'baby farm'. Mirror, 7. Februar 2015

[18] Relph S.: Good morning Britain's Charlotte Hawkins gives birth to her first child. Mirror, 8. Feb.2015

[19] Breburda E.: Embryonenspende: Die einzige Chance, aus dem Gefrierschrank zu entkommen. Christliches Forum, 16. Jan. 2015

[20] Breburda E.: Künstliche Befruchtung, Third-Party-Reproduktion und das Leid der Betroffenen. Christliches Forum, 10. Jan. 2015

[21] Spar D.L.: The Baby Business: How Money, Science and Politics Drive the Commerce of Conception. New York Times, 19. June 2008

[22] Breburda E.: Das Café Baby. Kathnet, 16. Dezember 2011

[23] Saraceno J.: Last Chance Babies. Sure they Do it- but should they? AARP Bulletin, Vol 56. #1, January-February 2015

[24] Breburda E.: Neuer Trend: Späte Mutterschaft durch künstliche Befruchtung und Eizellspende. Christliches Forum, 13. Februar 2015

[25] Berchelmann K.M.: She is having a Baby....after 49! Aleteia, 26. August 2014

[26] Dhanagom C.: 42 and pregnant: how a sonogram image changed an older mother's decision to abort. LifeSiteNews, 4. May 2012

[27] Baklinski T.: Doctors told woman with two wombs she couldn't get pregnant. Then the test came back positive. LifeSiteNews, 22. Oktober 2014

[28] Günther K.-H. : Mayer -Rokitansky-Küster-Hauser, Doccheck, 19. Oktober 2011,

[29] Sawer P.: Woman born with no womb gives birth to miracle twins. The Telegraph, 31. Jan. 2015

[30] http://lexikon.freenet.de/Dionysoskult

[31] May B.W.: Don't know how to defend Marriage? Here are 5 great tips. Aleteia, 6. Feb. 2015

[32] De Soto B.: Why are Catholics so obsessed with Sex. Aleteia, 2. Feb. 2015

[33] Hymowitz K.S.: The single-mom catastrophe. Los Angeles Times, 3. Juni 2012

[34] De Soto B.: Why are Catholics so obsessed with Sex? Regina Magazine, 1. Feb. 2015

35 Bastigkeit M.: Kryokonservierung: Reif für die Ei(s)zeit. DocCheck News, 8. September 2014

36 USCCB, "Life-Giving Love in an Age of Technology (http://www.usccb.org/upload /lifegiving-love-age-technology-2009.pdf), 2009

37 Congregation for the Doctrine of the Faith: Dignitas Personae (http://www.vatican.va/roman_curia/congregations/cfaith/documents/rc_c on_cfaith_doc_20081208_dignitaspersonae_en.html)(http://www.vatican.va/ roman_curia/congregations/cfaith/documents/rc_con_cfaith_doc_20081208 _dignitas- personae_en.html) 13; 2008

38 USCCB, "Life-Giving Love in an Age of Technology". pp. 6-7, 2009

39 Wills S.: The real reason teacher Emily Herx was fired for using IVF. And all she had to do to keep her job. Aleteia, Education, 5. Januar 2015

40 Eberstadt M.: The vindication of Humanae Vitae. First Things, August 2008

41 Hunold G.W.: „Humane Vitae" In: Lexikon für Theologie und Kirche. 3. Auflage Herder, 2006

42 Paul PP VI.: Humane Vitae, über die Weitergabe des Lebens. II.10, 25. Juli 1968

43 Latkovice M.S.: Humane Vitae and the Tyranny of Technology. Truth and Charity Forum, Jan. 2015

44 Wisconsin State Journal v. 27. Oktober 2014

45 Synder M.: Halloweens heidnische Wurzeln, Kopp Verlag, 16. 10. 2014, http://info.kopp-verlag.de/neue-weltbilder/spiritualitaet-und-weisheitslehren /michael-snyder/halloweens-heidnische-wurzeln.html

46 Ewing J.: Fascination and Trappings of the Occult and their unexpected consequence. Society/Aleteia, 25. Oktober 2014

47 Adams B.: On Wisconsin: A Deodorant salesman adds to his repertoire. Wisconsin State Journal, 26. Oktober 2014

48 Breburda E.: Altes und neues Heidentum: Nervenkitzel und okkulte Faszination um Halloween. Christliches Forum, 2. November 2014

49 Wergin C.: Amerikas Problem mit der überbehüteten Kindheit. Die Welt, 29. Januar 2015

50 Harmon C.: Diocese of Baton Rouge: Priest cannot testify about confession in abuse case. The Catholic World Report, 8. Juli 2014

51 Breburda E.: Verschiedenes Maß. LebensForum, 3. Quartal, Nr. 111, 2014

[52] Bourne L.: Louisiana diocese denounces court for compelling priest to break seal of confession. LifeSiteNews, 17. Juli 2014

[53] Schultz R.: Red Caboose board president says center followed rules, will appeal license revocation. Wisconsin State Journal, 18. Juli 2014

[54] Breburda E.: Australien/USA: Kontroversen um Inzest, Missbrauch, Beichtgeheimnis uns Abtreibung. Christliches Forum, 14. Juli 2014

[55] Operation Rescue Staff: Planned Parenthood performed abortion on teen, returned her to sex abuser: shock lawsuit. LifeSiteNews, 11. Juli 2014

[56] Planned Parenthood Manager offers to help sex ring, gets fired. https://www.youtube.com/watch?v=L9Zj9yx2j0Y

[57] Breburda E.: Abtreibung und Planned Parenthood - unheilvolle Zusammenhänge. St. Josefs-News Austria, 5. 2. 2011

[58] Breburda E.: Die 13-jährige Anna-Opfer von Inzest und Missbrauch-trug ihr Baby aus: "Josey ist das größte Geschenk meines Lebens!" Christliches Forum, 27. Feb. 2013

[59] Wahlberg D.: Childhood stress can reconfigure biology, UW-Madison research says. Wisconsin State Journal, 24. 7. 2014

[60] Ellis M.: Oxytocin: the monogamy hormone? Medical News Today, 26. Nov. 2013

[61] Koch E.: Das Leben mit der Maus. Der Tagesspiegel, 20. 01 .2023

[62] Field T. et al.: Rat Massage Research Helps Premature Babies Thrive. The Golden Goose Award. Science Magazine, 19. September 2014

[63] Jaekel J. et al.: Effects of maternal sensitivity on low birth weight children's academic achievements. The Journal of Child Psychology and Psychiatry, Online published, 30. Sept. 2014

[64] Kosfeld M. et al.: Oxytocin increases trust in humans. Nature, 435 (7042): 673-6, June 2 2005

[65] Zak P.: Vertrauen, Moral-und Oxytocin. Technology, Entertainment and Design, http://www.ted.com/talks/paul_zak_trust_morality_and_oxytocin/transcript?language=de, Nov. 2011

[66] Radulovic J.: Fear-enhancing effects of septal oxytocin receptors. Nature Neuroscience, DOI: 10.1038/nn.3465, 21. July 2013

[67] Breburda E.: Monogamie des Menschen von der Natur vorgesehen. Zenit, 9. Oktober 2014

[68] Sacher J.: Relationship of Monoamine Oxidase a distribution volume to postpartum depression and postpartum crying. Neuropsychopharmacology, 30. July 2014

[69] Breburda E.: 16, schwanger. Teenager-Schwangerschaften sind weder erstrebenswert noch eine Katastrophe. Die machen erst Eltern draus. Aktion Lebensrecht für alle, 28. März 2010

[70] http://www.pedouins.org/credo.html

[71] Jayson S.: I-Generation has no off switch. USA Today, Feb. 10, 2010

[72] Andersen K.: For the first time ever, the majority of American adults are single. LifeSiteNews, 12. Sept. 2014

[73] Siggins D.: Children of married parents less likely to be anti-social: British government report. LifeSiteNews, 14. September 2014

[74] Aspen Brain Forum: Shaping the developing brain: Prenatal through early childhood. Fifth Annual Aspen Brain Forum, November 11-13, 2014

[75] Scott J.R. et al.: Vanishing Twin Syndrome. American Pregnancy Association, 07. 2014

[76] Müller M.: Der verloren Zwilling. http://www.mmwcoaching.ch/therapien /verlorener_zwilling/verlorener_zwilling.html

[77] Tyrell S.M.: Powerful ultrasound images show unborn babies reacting when their moms smoke. The Pulse, LifeSiteNews, 26. März 2015

[78] Goksan S. et al.: fMRI reveals neural activity overlap between adult and infant pain. eLife, 21. April 2015

[79] University of Oxford: Babies feel pain like adults. Science Daily, 21. April 2015 and

[80] Gobel D.: Gebärmutterentzündung Sandtigerhai. Medizinische Bilder, DocCheck, 20.04.2012

[81] Singh L.: Babies have become just another product to buy... and discard. LiveSiteNews, 6. August 2014

[82] Bartens W.: Gefahr für Geburtskomplikationen steigt. Süddeutsche Zeitung, Gesundheit, 9. Januar 2014

[83] Nerin C. et al.: Compounds from multilayer plastic bags cause reproductive failures in artificial insemination. Scientific Reports 4, Article Number 4913, 09. May 2014

[84] Hamad R. et al.: Impact of cigarette smoking on histone (H2B) to

protamine ratio in human spermatozoa and its relation to sperm parameters. Andrology, 14. Jul. 2014

[85] Blamer J.: Smoking mother's may alter DNA of their children. Science-News, Biology, 28. July 2014

[86] O'Leary B. et al.: Particle, a triples-forming long ncRNA, regulates locus-specific methylation in response to low-dose irradiation. Cell Reports, Volume 11, Issue 3, 21. April. 2015

[87] Kastilan S.: Geschenk fürs ganze Leben. Frankfurter Allgemeine, 19.8.2014

[88] Patenaude W.L.: Toxins and Human Life. The Catholic World Report, 14. August 2014

[89] Aho-Ritter A.: Müttersterblichkeit: Bis die Geburt euch scheidet. DocCheckNews, 5. Mai. 2015

[90] Bourne L.: Brain dead woman kept alive 54 days to give birth to healthy baby boy. LifeSiteNews, 4. May 2015

[91] Breburda E.: Chemotherapie bei Schwangeren: Nur minimales Risiko für Ungeborene. Kathnet, 20. Februar 2012

[92] Andersen K.: Mom with grapefruit-sized brain tumor risked her life to save her baby. LifeSiteNews, 12. Nov. 2014

[93] Baklinski T.: 19-year-old woman with an inoperable brain tumor plays in NCAA opening game. End of Life, LifeSiteNews, 4. Nov.2014

[94] Desmond J.F.: After Brittnay Maynard, will more States embrace assisted suicide? Daily News, National Catholic Register, Nov. 13. 2014

[95] Smith W.: Assisted suicide causes PTSD: Study, The Pulse, LifeSiteNews, 25. November 2014

[96] Leung L.: Recht auf Tod. DocCheckNews, 13. 11. 2014

[97] Schadenberg A.: Canada's Supreme Court decision allows assisted death for depression. LifeSiteNews, 17. Feb. 2015

[98] Leung L.: Recht auf Tod. DocCheckNews, 13. 11. 2014

[99] Gunning K.F.: Jedermann hat das Recht auf Leben. Der Internist, Juni 2000

[100] Operation Rescue: The abortionist injected Sarah's brain with poison: but she didn't die … until 5 years later. The Pulse, 10. März 2015

[101] Djerassi C.: Unbefleckte Empfängnis; Einfrieren von Eizellen. Süddeutsche, 14. Nov. 2014

102 Pentin E.: Cardinal Müller: Attack on Marriage are a 'suicide of humanity'. Daly News, National Catholic Register, 19. Nov. 2014

103 Hasson M.R.: As marriage culture collapses, liberal want to sterilize poor and minority woman. Politics, Aleteia, 5. November 2014

104 Breburda E.: Die Zerstörung der klassischen Familie durch neue reproduktive Techniken. Christliches Forum, 25. November 2014

105 Hasson M.R.: As marriage culture collapses, liberal want to sterilize poor and minority woman, Politics, Aleteia, 5. November 2014

106 Ives D.: "Old fashioned! offer's Polar opposite of "Fifty shades of Grey". Aleteia, 13. Feb. 2015

107 Mohler A.: 50 Shades of Grey isn't just an evil movie- it's the next stage in the evolution of porn. LifeSiteNews, 13. Feb. 2015

108 Desmond J.F.: Fifty Shades of Grey's meets target. NCRegister, 14. Feb. 2015

109 Breburda E.: Der Sadomaso-Kinofilm "Fifty Shades of Grey" verharmlost sexuelle Gewalt. Christliches Forum, 21. Feb. 2015

110 Bushman B.: Unhappy marriages due to low blood sugar? Science, 14. April 2014

111 Reichenbach A.: Neurophysiologische Grundlagen des Lernens. Paul-Flechsig-Institut für Hirnforschung, Leipzig, 17. April 2007

112 Hebb D.H.: The Organization of Behavior. Psychology Press, 1949, 1. May 2002

113 Desmond J.: Psychiatrist: How Fifty Shades of Grey changes your mind and body. National Catholic Register, 18. Feb. 2015

114 Armstrong P.M.: An Exorcist warns of the Dangers of "Fifty Shades of Grey". Aleteia, 20. Feb. 2015

115 Jansen J.: Teenager arrested for „Fifty Shades" inspired rape: How did we get there? LifeSiteNews, 26. Feb. 2015

116 Breburda E.: Kirche und Fachleute waren vor dem Sadomaso-Kinofilm "Fifty Shades of Grey". Christliches Forum, 10. März 2015

117 Sharma R.: India's sons must learn to respect India's daughters. UCA.news, UCANews, ASIA's most trusted independent Catholic News Source, 6. März. 2015

118 Breburda E.: Zunehmende Vergewaltigung durch frauenfeindliche

Mentalität in Indien. Christliches Forum, 28. März 2015

[119] Kalpakgian M.: The enslavement of women by liberation: Egg Freezing. Truth and Charity Forum, 26. Jan. 2015

[120] Breburda E.: Selektion bei unerwünschten Mehrlingsschwangerschaften. Assistierte Reproduktion und Pränataler Fetozid. Zenit, die Welt von Rom aus gesehen. 31. August 2011

[121] Breburda E.: Stich in Herz und Seele. Aktion Lebensrecht für Alle eV, Jul. 1. 2012

[122] Fiano C.: Dr. Phil show sympathetically highlights mom who wants to have her disabled adult children killed. LifeSiteNews, 17. April 2012

[123] Corriveau A.: Taking Mercy. http://www.globalnews.ca/taking+mercy/ 6442597182/ story.html

[124] Breburda E.: Mercy-Killing- Ein viel diskutiertes Thema. Scivias, 25. April 2012

[125] Von Ornum W.: One Family's ordeal with Lennox-Gastaut Syndrome. Health, Aleteia, 11. September 2014

[126] Libertas Forum: Waking up after 15 years in a coma, Spanish man has a new perspective on euthanasia. My father had faith and didn't unplug me, says Miguel Parrondo. Halth, Aleteia, 30.6. 2014

[127] Po-Wah J.T.L.: Unborn human Lives: Genetic Intervention from a Chinese Confucian perspective. Tagungsdokumentation. Jahrestagung des Nationalen Ethikrates, 2003

[128] Blackwell T.: 67% of Canadians support legalizing assisted suicide: Poll. National Post, Ontario, December 29, 2011

[129] Breburda E.: Wird Selbstmord salonfähig? Kathnet, 13. Januar 2012

[130] Lederer E.: Koma: Ziemlich sicher wahrscheinlich tot. DocCheck News, 25. Februar 2015

[131] Breburda E.: Forscher zweifeln Vegetativen Status an. ALFA Lebensforum, #99. 3. Quartal 2011

[132] Breburda E.: USA: Gehirntod - Pro und Contra machen Schlagzeilen. Zenit, die Welt von Rom aus gesehen. 12. Juli 2011

[133] Donner S.: Mirkoglia: Gesundheitswächter im Gehirn. dasGEHIRN.info, Der Kosmos im Kopf, 1. November 2014

[134] Wills S.: Making-Super Mice: First, You Take an Aborted human Baby.

Aleteia, 8. Dezember 2014

[135] Breburda E.E., Dambaeva S.V., Golos T.G.: Selective: Distribution and Pregnancy-Specific Expression of DC-SIGN at the Maternal-Fetal Interface in the Rhesus Macaque: DC-SIGN is a Putative Marker of the Recognition of Pregnancy. Placenta, 27, 11-21, 2006

[136] Schmitzer S.: Apoplex: Glia bildet Neu-Ronen. DocCheckNews, 10. Dezember 2014

[137] Max-Plank-Institut: Tübinger Forscher wollen Versuche an Affen einstellen. Süddeutsche Zeitung, 3. Mai 2015

[138] Breburda E.: Stammzellforschung in den USA auf Abwegen. FIAMC, World Federation of the Catholic Medical Association, Bioethics, 9. Februar 2013

[139] Breburda E.: Wisconsin: Aufstand gegen Pro-Life Gouverneur. Kathnet, 20. Februar 2011

[140] Thomson J. A., Itskovitz-Eldor J., Shapiro S. S., Waknitz M. A., Swiergiel J. J., Marshall V. S., Jones J. M.: Embryonic stem cell lines derived from human blastocysts. Science, 282: 1145-1147. PMID: 9804556, 1998

[141] Breburda E.: Promises of New Biotechnologies, Kindle Amazon Ebook, 25. März 2011

[142] Ritter K. und M: Nobel Prize Stem cell, cloning work take honors. Wisconsin State Journal, 9. Oktober 2012

[143] Breburda E.: Embryonale Stammzellforschung: Grenzen wissenschaftlicher Hoffnungen. Kathnet, 16. Mai 2011

[144] Breburda E.: Für die embryonale Stammzellforschung braucht man Eizellen. Gefährliches Verfahren der Gewinnung, viele ethische Probleme. Zenit, 19. August 2011

[145] Breburda E.: Aktuelle Medizin-Nobelpreise: Wird es einst Wunschkinder aus Hautzellen geben? Christliches Forum, 10. Oktober 2012

[146] Breburda E.: Promises of New Biotechnologies, Scivias, 29. September 2011

[147] Albrecht J. und Kastilan S.: Können wir es besser? Frankfurter Allgemeine, Gentechnik, 23.03.2015

[148] Kaiser J. und Normile D.: Chinese paper on embryo engineering splits scientific community. Science, 24. April 2015

[149] Jinek M. et al.: A programmable dual-RNA-guided DNA endonuclease in

adaptive bacterial immunity. Science, 337 (6096): 816-21, 17. August 2012

150 Schmitzer S.: Designerbabys: Bastelstunde mit Embryo. DocCheckNews, 15. Juni 2015

151 Alanyali I.: Eine Diva kämpft um ihre Embryos. Die Welt 5.5.2015

152 Breburda E.: Human experiments being held with potentially dangerous human embryonic stem cells. Diocese of Madison, Catholic Herald, Dec. 07, 2010

153 Bartens W.: Die Wunderheiler, Übertreibungen in der Medizin. Süddeutsche, 10. Dezember 2014

154 Breburda E.: Zerstörend für menschliche Embryonen und Forscher. Kathnet, 09. Mai 2011

155 Breburda E.: Interna einer US-Uni: Meinungsfreiheit nur für die Mehrheitsmeinung? Kathnet, 04. April 2011

156 Breburda E.: USA-Katholiken im Konflikt: Jobverlust oder Exkommunikation? Kathnet, 2. Februar 2012

157 Breburda E.: USA: Krankenhaus ist nicht länger 'katholisch'. Kathnet, 27. Januar 2012

158 Cary A: Who is Sister Keehan? LifeSiteNews, 28. Februar 2012

159 Breburda E.: 'Power-Nonne' untergräbt Autorität der katholischen US-Bischöfe. Kathnet, 16. März 2012

160 Breburda E.: Obamacare im Praxistest: Millionenstrafe für katholisches Unternehmen. Kathnet, 1. Oktober 2012

161 Breburda E.: Wie es christlichen Standesbeamten und den Kindern ergeht. Kathnet, 28. Juli 2011

162 Mills L.: The dreaded rape exception: will you compromise? LifeSiteNews, 18. November 2014

163 Christi J.: I was raped while on a business trip, and my husband and I chose Life. Society, 19. Dezember 2014

164 Weigel G.: To Defend the Disposable. Aleteia, Society, 21. December 2014

165 Breburda E.: Neue Studie zur Weltbevölkerungszunahme bis 200 ist fragwürdig. Christliches Forum, 29. Sept. 2014

166 Kaczor C.: The End of Pro-Life Physician? Truth and Charity Forum Newsletter, 10. December 2012

167 Bob C.: Arizona sued over abortion drug limits. The Arizona Republic, 3.6.2014

168 siehe Frauenarzt 2003, 8:882-5 und Homepage

169 Breburda E.: Neues Prostaglandinpräparat in Amerika zugelassen. Zenit, 10. Juni 2011

170 Weatherb S.: Doctors who oppose abortion should leave family medicine: Ontario College of Physicians. LifeSite News, 19. Dezember 2014

171 Breburda E.: USA: Zwei Reproduktionsmediziner hören auf die Stimme ihres Gewissens. Kathnet, 17. Juni 2011

172 Spagat E.: Fireworks flash, fizzle and fail. Wisconsin State Journal, 6. 7. 2012

173 Breburda E.: USA: Katholiken fordern Gewissensfreiheit. Kathnet, 13. Juli 2012

174 Breburda E.: Mehr denn je für die Rechte der Ungeborenen in den USA kämpfen. Kathnet, 9. November 2012

175 Berry D.S.: Little Sisters Disciples oft he Lamb. His spouses, small and well-loved. Regina, 3. Oktober 2014

176 Akin J.: Is the HHS taking aim at Babies with Down Syndrome? National Catholic Register, 2. April 2012

177 Breburda E.: Mercy-Killing. Ein vieldiskutiertes Thema. Scivias, 25. April 2012

178 Johnson B.: Wife tells husband to choose between their baby and with Down's, or divorce: he chose the baby. LifeSiteNews, 6. Feb. 2015

179 Higdon B.: Fashion, Dignity and Down Syndrome. Truth and Charity Froum, 16. Feb. 2015

180 The Arizona Republic: Music therapy leads teenager with Down syndrome to youth symphony. Friday 15. April 2014

181 Breburda E.: Embryonen-Gentests contra Lebensrecht. Christliches Forum, 8. Mai 2014

182 Flanders N.: 11-year old with Down Syndrome helps create new law to help parents choose life. LifeSite News, 4. August 2014

183 Breburda E.: Gefährliches Gebet. ALfA Ev. Lebensforum, 92 -4/2009

184 Breburda E.: Benzinbombe auf betende Lebensrechtler geworfen-Täterin verhaftet. Christliches Forum, 29. März 2015

[185] Olmsted T.: Pro-Life-Messe in der Jesuitenkirche von Phoenix/Arizona/ USA, htpp://catholicweb.com/bulletins/66815Feb-14-2010.pdf, 24. Januar 2010

[186] Kensche C.: Das ist kein Leben, das ist nur ein Gewebeklumpen. Die Welt 17. 03. 2015

[187] Papst Benedict XVI: Ansprache an die Vollversammlung der Kongregation für die Glaubenslehre, 31. Januar 2008

[188] Papst Benedikt XVI: Ansprache in der Wiener Hofburg, 7. September 2007

[189] Allen V.: Outrage as agony aunt tells TV audience 'I would suffocate a child to end it's suffering'. Mail Online News, 5. October 2010

[190] Wills S. E.: Dad of daughter with Down's Syndrome delivers an earful to Richard Dawkins. Aleteia, SCI/Environment, 23. August 2014

[191] Van Ornum W.: The Genocide of Sensitive Men. Boys with Klinefelter syndrome are being aborted due to ignorance and false assumptions. Aleteia Health, 7. August 2014.

[192] HetLaaststeNieuws: Nathan krijgt euthanasie na mislukte geslachtsoperatie. HLNBE, 1.10.2013

[193] Breburda E.: Embryonen-Gentest contra Lebensrecht. Christliches Forum, 8. Mai 2014

[194] Strauer B.E.: "Nutz' die Dinger, bevor sie in den Gully kommen". Cicero Magazin, 6. Juni 2008.

[195] Breburda E.: Verheißungen der neuesten Biotechnologien, Christiana, ISBN: 3717111728, ISBN-13: 978-3717111726, 7. 7. 2010

[196] Saunders P.: Profound Wonder is the way to welcome Babies with fatal conditions. Aleteia, Society, October 30, 2013

[197] Czeizel A.E. and Dudas I.: Prevention of first occurrence of neural tube defects by periconceptional vitamin supplementation. N. Engl. J. Med, 327:1832-1835, 1992

[198] Holmes L.B., Briscoll S.G., Atkins L.: Etiologie heterogeneity of neural-tube defects. N Engl J Med, 294:365-369, 1976

[199] Jaquier M.: Meist gestellte Frage zur Anencephalie. anencephalie.info, 05. 07. 2012

[200] Aubes S.: Baby Rachel's Legacy.thegiftofrachelslife.blogpost.co.uk, 07/2012

[201] Van den Heuvel M.: Neonatologie: Früher wird alles besser. DocCheck, 8.

April 2015

202 Saunders P.: Profound Wonder is the way to welcome Babies with fatal conditions. Aleteia, Society, 30. Oktober 2013

203 LaPlante J.R.: Miracle Baby Is a 'Messenger of God'. Daily News, National Catholic Register, 23. October 2014.

204 Andersen K.: Woman whose lawsuit made late-term abortion legal, now a pro-life activist, is critically ill in hospital. LifeSiteNews, 23. Sept. 2014

205 Siggins D.: Mom glad she refused abortion after her water broke at 16 weeks. LifeSiteNews, 23. September 2014

206 Smith J.R.C.: Sproul gives an uncertain sound on abortion after rape and incest. LifeSiteNews, 23. September 2014

207 Baklinski P.: Woman who chose life after brutal rape at 12 has no regrets; says her daughter was worth the pain. LifeSiteNews, 30. Januar 2015

208 Kelsey M.: After being raped at 13, this girl bravely rejected abortion: then the unthinkable happened. LifeSiteNews, Jan. 14. 2015

209 Foster P.: Elevated germline mutation rate in teenage fathers. The Royal Society Proceedings B, 18. February 2015

210 Stricherz M: Former Teen Sex Slave: Government Blamed me for my own Exploitation. Aleteia, 25. February 2015

211 Andersen K.: Obama's solution to the rape of undocumented kids in U.S. holding facilities? Abortion. LifeSiteNews, 26. Febrary 2015

212 Desmond J.F.: Out of Prison but not Alone. National Catholic Register, 11. Januar 2013

213 Breburda E.: Wohin sollen sie gehen, wenn sie aus dem Gefängnis entlassen werden? Kathnet, 15. Januar 2013

214 Sand C. et al.: Peripuberty stress leads to abnormal aggression, altered amygdala and orbitofrontal reactivity and increased prefrontal MAOA gene expression. Ecole Polytechnique Federal de Lausanne, 15. 01. 2013

215 Bravo K.E.: Redefining the pro-life Narrative. Theobriafoundation.org

216 Czienskowski P.: Das Kind ist weg, die Gedanken bleiben. Die Welt, Panomra, 03. 09. 2014

217 Kruszelnicki K.: Pro-Life atheist presents a powerful secular case against abortion. Aleteia, Society, 08. August 2014

218 Breburda E.: Leben wie ein Hund in Amerika. Christliches Forum,

(https://www.youtube.com/watch?v=xeyg5g7MHIU) 28. März 2014

[219] Cordova R.: Dog talk. Cesar Millan. Arizona Republic, 3. März 2015

[220] Smith W.J.: Elderly man dies while using CPR in effort to save wife with Alzheimer's. Assisted Suicide, LifeSiteNews, 12. Sept. 2014

[221] Best J.: Body bizarre: Meet the man born with his head UPSIDE-DOWN. Mirror, 1. Sept. 2014

[222] Ärzteblatt.: Italienischer Minister wiederholte Euthanasie-Vorwürfe. Ausland, 22. März 2006

[223] Forum Libertas: Lives not worth living: The Nazi Eugenic dream in our own time. Health, Aleteia, 14. September 2014

[224] Jalsevac J.: Australian couple abandons surrogate twin with Down syndrome, keeps healthy sister. LifesiteNews, 4. August 2014

[225] Singh L.: Babies have become just another product to buy- and discard. Bioethics, 6. August 2014

[226] Reuters.: Paare mit Babies von Leihmüttern an Ausreise gehindert. Spiegel Online 15. 08. 2014

[227] Krempach J.C.: 'Baby Gammy' raises awareness for true nature of 'surrogate motherhood'. But the European Court of Human Rights has no qualms...Turtle Bay and Beyond-International Law, Policy and Institutions, 12. August 2014

[228] Dr. Johannes Videoblog, Die Pille danach: Gefährliche Freigänger, DocCheckNews, 27. 03. 2015

[229] Newman R.: The 5 ways the sexual revolution has divorced us from each other. Aleteia, 2. April 2015

[230] http://www.panorama.it/news/cronaca/dolce-gabbana-lunica-famiglia-quella-tradizionale/

[231] Mainwaring D.: Nature vs. Synthetics: What's at Stake in the Dolce and Gabbana controversy. The Public Discourse, 2. April 2015

[232] Breburda E.: Die Missachtung der Schöpfungsordnung und das veränderte Familienbild in den USA. Christliches Forum, 20. April 2015

[233] Lenzen-Schulte M.: Deine Zwillinge gehören mir. Leihmütter für Homosexuelle. FAZ, 4. April 2015

[234] Westhead R.: Troubling questions surround surrogate-born children in India. The Star (Toronto Edition), 26. April 2010

235 Breburda E.: Promises of New Biotechnologies. Paperback Scivias, 28. 10. 2011

236 Bellware K.: White woman who sued sperm bank over black Baby says it's not about race. Huff Post, 2. Oktober 2014

237 Baklinski T.: Swedish feminists condemn surrogacy: a global trade with women and children's bodies, Bioethics LifeSiteNews, 23. Okt. 2014

238 Hilton E.: The new 'biological colonialism'. LifeSiteNews, 3. January 2013

239 Wills S.: Growing Babies in Artificial wombs: Inevitable? Desirable? Moral? Technology, 13. August 2014

240 Breburda E.: Problemfall Leihmutterschaft: Feministinnen in Schweden protestieren. Christliches Forum, 16. November 2014

241 Vogel G.: U.K. report says proposed IVF technique is likely safe. Science Insider, 3. Juni 2014

242 Breburda E.: Leihmütter im Visier. Zenit, die Welt von Rom aus gesehen. 11. Juni 2014

243 Aho-Ritter A.: IVF: Flotter Dreier per Gesetz. DocCheckNews, 30. März 2015

244 Albrecht J. und Kastilan S.: Können wir es besser? Frankfurter Allgemeine, Gentechnik, 23 .03. 2015

245 Lamphier et al.: Don't edit the human germ line. Nature, 12. März 2015

246 Vogel G.: Don't edit embryos, researchers warn. Science/AAAS News, 3. 13. 2015

247 Breburda E.: Genetische Manipulationen an menschlichen Embryos mit unabsehbaren Folgen. Zenit, die Welt von Rom aus gesehen, 3. April 2015

248 Smith W.J.: Global warming alarmist calls children 'carbon legacies'. The Pulse, 6. August 2014

249 Breburda E.: Abtreibungs-Horrorhaus in Philadelphia. Kathnet, 24. Januar 2011

250 Breburda E.: Sie sagten Nein! Krankenschwestern verweigerten Abtreibungen. Kath.net, 19. Januar 2013

251 Breburda E.: USA: Geschlechtskrankheiten nehmen zu, doch die US-Regierung drosselt das Abstinenz-Programm. Christliches Forum, 3. Juni 2013

252 Johnson B.: Judge may still force mentally ill Catholic woman to have an abortion. LifeSiteNews, Jan. 20. 2012

[253] Breburda E.: USA: Gerichtlich erzwungene Abtreibung bei schizophrener Patientin? Kathnet, 23. Januar 2012

[254] Waggoner M.: The Arizona Republic, 11. Januar 2012

[255] Breburda E.: Zwangssterilisation in den USA. Opfer des Staates North Carolina sollen Entschädigung bekommen. Zenit, Die Welt von Rom aus gesehen, 12. Januar 2012.

[256] Breburda E.: New York: Die "Pille danach" kostenlos für Mädchen ab 14. Kathnet, 2. Oktober 2012

[257] Siggins D.: Wild-eyed craziness: New video proves statutory rapists can buy Plan B to cover up their crimes. LifeSite News, 21. November 2013

[258] Andersen K.: IUD best choice for underage girls: American Academy of Pediatrics. LifeSiteNews, 30. September 2014

[259] Pro Familia: IUD-überarbeitete WHO-Leitlinien und neue Forschungsergebnisse aktueller WHO-Studien. Familienplanungs-Rundbrief, Nr. 3, Oktober 2004

[260] Hodges M.: New study suggests doctors push new mothers to get an IUD immediately after birth. LifeSiteNews, 9. June 2015

[261] Andersen K.: IUD best choice for underage girls: American Academy of Pediatrics. LifeSiteNews, 30. September 2014

[262] Andersen K.: Feminist mom to pediatricians: Premarital sex is A-OK, but my daughter isn't getting it. LifeSiteNews, 1. October 2014

[263] Weatherbe S.: Gardasil linked to deaths and disabilities after young girls vaccinated. LifeSiteNews, 14. February 2015

[264] Aho-Ritter A.: HPV: Die deutsche Nadelscheu. DocCheck, 12. Februar 2015

[265] Wehner J.: Unfruchtbarkeit: Störungen der hormonellen Steuerungen. Medizininfo

[266] Wahlberg D.: Still no ruling in Mount Horeb sisters' HPV vaccine injury claim. Wisconsin State Journal, 20. October 2014

[267] Mosher S. und Crnkovich E.: Teenage girl becomes infertile after Gardasil vaccination. Population Research Institute, 12. October 2012

[268] Jenese J.: Gardasil ingredient caused sterility in lab rats. http://pop .org/content/teenage-girl-becomes-infertile-after-gardasil-vaccination. 31. 10. 2012

269 Andersen K.: New study 'disproves' MMR-autism link? Not so fast: pro-life vaccine expert. LifeSiteNews, 8. Juni 2014

270 Breburda E.: Autismus durch Impfstoffe aus den fötalen Zell-Linien abgetriebener Kinder? Christliches Forum, 10. Juli 2014

271 Wills S.: Why Teen STAR is uniquely successful in motivating abstinence among teens. Education, Aleteia, 28. August 29014

272 Van Maren J.: Margaret Mead and the quackery that undergirded the Sexual Revolution. Family, LifeSite, 3. September 2014

273 Van Maren J.: This is the true face of the sexual revolution. I apologize in advance. Abortion, Pornography, LifeSiteNews, September 8. 2014

274 Yoder K.: Media prey upon strange new species: Virgins. LifeSiteNews, 29. Juli 2014

275 Baklinski T.: African researchers warn early sexual activity increases risk of cancers. LifeSiteNews, 29. Juli 2014

276 Hansen S.L.: Lincoln priest contributes to medical article linking contraception, breast cancer. Southern Nebraska Register, 11. Juli 2014

277 Correnti L.: Injectable contraceptives are dangerous- so why are we pushing them on the poor? The Pulse, 6. August 2014

278 Handelsblatt: Bayer wegen Verhütungsmittel verklagt. Agence France Press, 28. 01. 2013

279 Mosher S.M.: Who's behind the program to sterilize Kenyan Women without their consent? Aleteia, 14. November 2014

280 Andersen K.: Scientists: Hormonal contraceptives may alter behavior; widespread use could lead to 'significant consequences for society'. LifeSiteNews, 2. März 2015

281 Yasgur B.S.: Why the Pill may impair sleep. MPR First Report, 8. Juni 2015

282 Moynihan C.: Women are being overmedicated so they'll stop being Women? NY Times story causes outrage. Aleteia, 5. März 2015

283 Breburda E.: Künstliche Verdrängung natürlicher Zyklen und Gefühle der Frauen in unserer Zeit. Christliches Forum, 6. April 2015

284 Maguire P.: New York Times: No Kids for me, Thanks. Society, Aleteia, 17. April 2015

285 The NotMom.com, Celebrating women without children by choice or by chance. http://thenotmom.com/the-not-mom-summit-2015/

[286] Roberts S.: The New Sex Ed: Have babies before it's too late! Society, Aleteia, 16. April 2015

[287] Roberts S.: Fertility treatment pioneer calls for caution. Demography is Destiny. MercatorNet.com, 13. März 2014

[288] Grimm D.: How dogs stole our hearts. Science, 16. April 2015

[289] Breburda E.: USA: Der Trend zur absichtlichen Kinderlosigkeit wächst weiter. Christliches Forum, 27. April 2015

Made in the USA
Charleston, SC
25 June 2015